西京 消化内镜 病理 对照图谱

早期胃癌篇

主 编
韩 英 刘志国 李增山

副主编
郭冠亚 赵 芯 崔丽娜

人民卫生出版社
·北 京·

图书在版编目（CIP）数据

西京消化内镜病理对照图谱．早期胃癌篇/韩英，
刘志国，李增山主编．—北京：人民卫生出版社，
2022.7
ISBN 978-7-117-32728-2

Ⅰ.①西… Ⅱ.①韩… ②刘… ③李… Ⅲ.①消化系
统疾病－内窥镜检－图谱②胃癌－内窥镜检－图谱 Ⅳ.
①R570.4-64②R735.204-64

中国版本图书馆 CIP 数据核字（2021）第 277350 号

西京消化内镜病理对照图谱　早期胃癌篇
Xijing Xiaohua Neijing Bingli Duizhao Tupu　Zaoqiweiaipian

主　　编	韩　英　刘志国　李增山	
出版发行	人民卫生出版社（中继线 010-59780011）	
地　　址	北京市朝阳区潘家园南里 19 号	
邮　　编	100021	
印　　刷	北京华联印刷有限公司	
经　　销	新华书店	
开　　本	889×1194　1/16　　印张：14　　插页：15	
字　　数	383 千字	
版　　次	2022 年 7 月第 1 版	
印　　次	2022 年 7 月第 1 次印刷	
标准书号	ISBN 978-7-117-32728-2	
定　　价	148.00 元	

E－mail　pmph @ pmph.com

购书热线　010-59787592　010-59787584　010-65264830

打击盗版举报电话：010-59787491　　E-mail：WQ @ pmph.com
质量问题联系电话：010-59787234　　E-mail：zhiliang @ pmph.com

编 委

005

主编简介

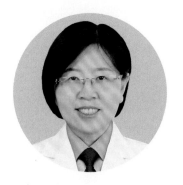

韩　英

教授、主任医师、博士研究生导师

西京医院消化内科主任，教育部"长江学者奖励计划"特聘教授。从事消化系统疾病一线医教研工作30余年，以第一完成人的身份获省部级科技成果一等奖3项，获吴杨奖、中国医师奖等奖励或荣誉。

学术任职：

- 中华医学会内科学分会前任主任委员
- 中华医学会肝病学分会副主任委员
- 中国医师协会内科医师分会副会长
- 陕西省医师协会消化医师分会会长

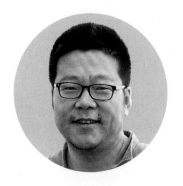

刘志国

副教授、副主任医师、硕士研究生导师

擅长消化道肿瘤及癌前病变的内镜治疗。2014年入选DDW内镜世界杯，在世界肠胃病大会（Gastro）2013、全国消化道早癌学术研讨会、中国消化内镜学年会等国际/全国性大会多次进行内镜操作演示，受邀在美国消化疾病周（DDW）、欧洲消化疾病周（UEGW）做大会报告。

学术任职：

- 中华医学会消化内镜学分会委员
- 中华医学会消化内镜学分会食道疾病学组副组长
- 中国医师协会内镜医师分会消化内镜专业委员会委员
- 中国医师协会内镜医师分会内镜健康管理与体检专业委员会副主任委员

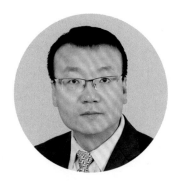

李增山

教授、主任医师、博士研究生导师

西京医院病理科副主任。从事临床病理诊断工作20余年，专长消化系统和头颈部疾病，曾在日本国立癌症中心和美国哈佛医学院进行外科病理诊断研修工作，获中国人民解放军院校育才奖"银奖"、陕西青年科技奖等荣誉。

学术任职：

- 中华医学会消化病学分会消化病理学组副组长
- 陕西省抗癌协会肿瘤病理专业委员会副主任委员
- CNAS医学专业委员会委员及医学实验室评审员

前　言

这是一本给临床内镜医生刚开始接触早癌时的参考用书,以实用性为主,对于理论内容介绍并不多,更多的是针对具体病例的解释和说明。考虑到早期胃癌的内镜下表现异质性强、理论进展迅速,故不是每个病变的判断都一定正确,这也反映了目前内镜诊断的局限性和编者自身认识的局限性。

本书提供的病例包括三部分内容:术前内镜检查、术后离体标本图片,以及内镜表现与病理的联系。

第一部分是术前内镜检查,多使用奥林巴斯公司推出的 HQ290 胃镜完成。此内镜本身是筛查用镜,但附带近焦功能,可以进行一定程度的放大,因而在筛查的时候就可以进行一定程度的精查评估;而且由于是定焦内镜,因而可以很容易切换放大状态和非放大状态。该内镜可以让我们的早癌发现与初步判断更容易,适合于刚进入早癌领域的医生操作,因而用 HQ290 内镜拍摄的照片可更有助于新手入门;但其缺点在于不能进行高倍率放大,在精细部位的鉴别上可能会存在一些局限性。

第二部分是使用放大内镜拍摄离体标本。目前因受困于没有合适的成像设备,特别是在特殊光的条件下,普通实体显微镜拍摄的黏膜结构不够清晰;而使用放大内镜拍摄标本图片不但在成像条件上与体内一致,而且因体外没有呼吸心跳的影响和消化道管壁的高低起伏,可以更容易地拍摄出质量高的照片,同时也可以作为年轻医生培训的一个手段。当然,体外与体内黏膜的情况是有所区别的,这是我们在判断结果时需要注意的地方。

第三部分是内镜表现与病理之间的联系。该部分由内镜医生从他们的角度执笔,再由病理科医生进行修改,虽然在病理科专家来看,这一定是粗浅而不精确的,但可能更适合非病理专业内镜医生的思维和理解。胃癌的异质性高,很难用一个固定的标准来解释,很多时候是一种多因素叠加的模糊判断,我们试图将内镜图片与病理切片相对应,尝试用更直观的解说方式协助各位内镜医生更有效地认识和发现早癌,希望能有所裨益。

为了这本新书,我们开设了网络讨论平台,欢迎大家对学习中的困难和疑惑进行讨论,针对具体病例的讨论不但有助于提高大家的知识水平,而且便于我们在今后的更新中进行修改。我们也专门在该网络平台发起了书中涉及病例的评选,请读者选出最没有帮助的 5 个病例,以便在今后的再版工作中改进和完善。对于参加投票的读者,我们将视情况赠予再版书以示感谢。

本书的成功出版离不开编写团队的辛勤工作及无私付出,在此谨向参与编写的各位专家、学者致以衷心的感谢。由于编写过程中涉及内镜与病理的学科协作沟通,书中难免存在差错与疏漏,敬请广大读者给予批评指正和建议。

参与投票请扫二维码

韩　英　刘志国　李增山

目 录

理论篇

第一章
胃癌的早期诊断

随着内镜下治疗技术的进步,胃癌的早期诊断已经不仅仅局限于发现病变,而是在提高早期发现率的同时,对病变的性质、浸润深度,以及边界进行详细的评估(图 1-0-1*),以便确定是否需要和能否进行内镜下干预。如果发现及时且处理得当,内镜技术完全可以完成从诊断、治疗到随访的全部过程。

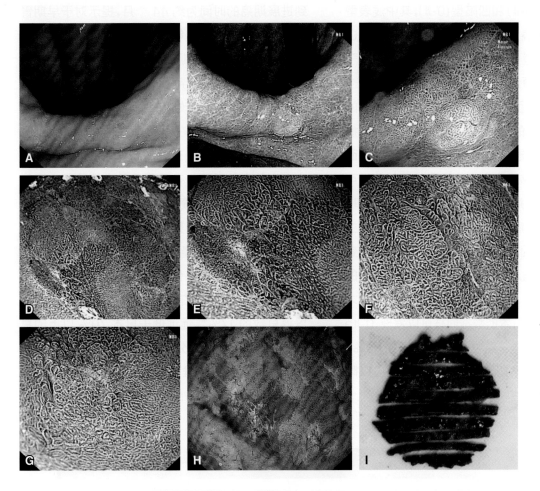

图 1-0-1 早期胃癌的内镜下诊断与治疗

A. 胃角后壁可见片状黏膜浅凹陷,色调略白;B. 窄谱成像(narrow band imaging,NBI)远景黏膜边界不明显;C. NBI 低倍放大可见局部黏膜改变,略呈凹陷,表面微结构和微血管改变;D. 切除标本 NBI 图像可见病变呈浅表凹陷(0-IIc)型改变,有边界,范围约直径 2cm 大小,无溃疡,符合内镜下切除指征;E~G. NBI 放大图像可见局部黏膜微血管增生、密度增高,表面微结构不显著,呈塌陷表现,符合未分化癌诊断;H. 结晶紫染色可见病变呈浅凹陷,散在微结构消失区域;I. 内镜切除标本提示胃角凹陷型印戒细胞癌,侵及黏膜固有层,周缘及基底切缘阴性。

---

* 图号编码规则:为方便病例对照查询,1~4 章中没有特定病例对应的图片中间一律用"0";从第五章开始,中间序号标识对应的病例号。

1. 早期胃癌的发现

想要提高早期胃癌的发现率，首先需要了解早期胃癌在内镜下的表现，其次是采用合适的观察方法和措施来减少漏诊情况，这两者都具有重要地位。

早期胃癌在内镜下的大体形态可以分为隆起型(0-Ⅰ)、浅表型(0-Ⅱ)和凹陷型(0-Ⅲ)，其中浅表型可以继续分成浅表隆起型(0-Ⅱa)、浅表平坦型(0-Ⅱb)和浅表凹陷型(0-Ⅱc)[1,2]。其鉴别要点在于浅表平坦型病变厚度不超过活检钳张开时的单个钳厚度，浅表隆起型不超过活检钳闭合时两钳的厚度，对大体分型的详细区分有助于正确描述病变，而且对区分良恶性病变有一定帮助。根据西京医院265例胃黏膜病变大体类型的汇总分析可以发现，早期癌类病变的主要形态是0-Ⅱa、0-Ⅱc和0-Ⅱa+Ⅱc，而非癌病变则多以0-Ⅰ和0-Ⅱa为主(图1-0-2)。其原因可能在于胃内的良性黏膜病变多数为增生性息肉及腺瘤，而早期胃癌在0-Ⅱb的阶段发现较为困难，多数在出现明显凹陷病变后才更容易发现。参考日本的数据同样可以发现，0-Ⅱa和0-Ⅱc的病变占据了所发现早期胃癌的80%~90%[3]，提示对于早期胃癌发现的关注点应以隆起和凹陷型病变为主。

早期胃癌在局限黏膜层的阶段进展非常缓慢，如图1-0-3所示0-Ⅱc型病变，经过为期两年的随访后仍然是黏膜内癌，因此对高危患者及时复查、严密随访是提高早期胃癌诊断率的关键。以往小样本的自然病史随访研究发现，半数发展到进展期癌的时间为约44个月，提示对于早期胃癌的筛查时间是有足够的缓冲余地的[4]。从胃癌发生的过程来看，早期胃癌多数都经历了从0-Ⅱb到0-Ⅱc/0-Ⅱa，最后到0-Ⅱc+Ⅱa的形态变化过程[5]，有隆起/凹陷改变的病变比起浅表平坦的病变更容易被发现，在早期胃癌的最后阶段及时仔细检查并处理仍是有效提高早期发现率和患者生存率的有效手段。在我国目前内镜诊断水平较落后、发展仍不够均衡的现阶段，强调隆起及凹陷型病变的发现可能更具有现实意义。

即便只是强调隆起/凹陷型病变的发现，目前我国的胃癌漏诊率仍然很高。以西京医院的早期胃癌发现率来看，在经治病例中，早期胃癌仅占胃癌总数的17%*，远远低于日本70%以上的早期胃癌发现率；一部分客观原因在于日本与我国执行的病理诊断标准不同，对于早期胃癌的判断差别较大；且不能除外的是，内镜检查在我国尚属

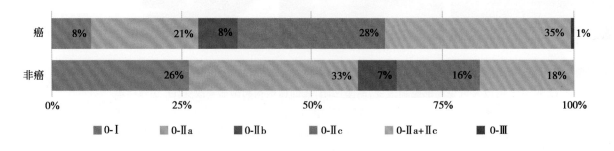

图 1-0-2　西京医院 265 例胃黏膜病变的大体类型与性质

---

* 高级别上皮内瘤变未列入，2015 年统计数据。

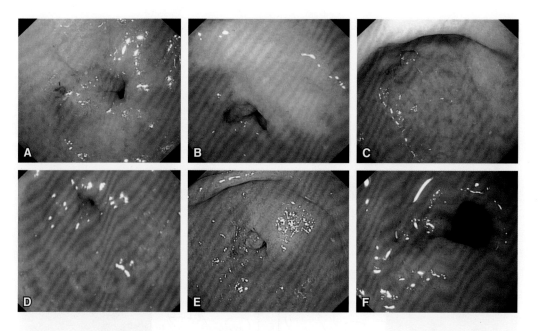

图 1-0-3 早期胃癌代表性病例的病程进展

A. 2011 年 4 月发现幽门处前壁 0-Ⅱc 型病变,边界不规则,尽管没有进行放大观察也仍然高度怀疑为早期胃癌,但活检仅提示低级别瘤变;B. 2011 年 5 月复查;C. 2011 年 6 月复查提示病变进展不明显,建议观察;D. 2011 年 9 月复查;E. 2012 年 4 月复查考虑病变进展,活检仍为低级别瘤变;F. 2013 年再次活检提示高级别瘤变,由于病变位置内镜下切除较困难,建议外科手术,术后病理:黏膜内癌,淋巴结阴性。

于相当廉价的检查手段,任务负荷重,人力、物力无法满足高质量内镜检查的要求,因而会出现普遍的"重量不重质"问题;但更多的原因在于主观上对早期胃癌的发现不够重视、认识不足,因此从主观原因上入手,还是有望令早期胃癌发现率有一定程度提高的。

有可能提高早期胃癌发现率的措施包括:

(1)注意高危人群的检查:目前对于早期胃癌,公认的高危特征为男性、年龄大于 50 岁、幽门螺杆菌(helicobacter pylori,HP)感染、胃内有萎缩肠化表现,以及有胃癌家族史。

(2)注意好发及易漏诊部位的观察:胃癌好发部位常在胃窦近端、胃角和胃体下部,小弯多于大弯,后壁多于前壁。随着人们饮食和生活方式的转变,远端胃癌所占比例呈下降趋势,而近端胃癌呈上升趋势。此外,胃镜检查容易发生漏诊的部位包括贲门小弯及胃底、胃体小弯、胃体后壁及大弯侧皱襞,对这些部位的精细观察非常重要(图 1-0-4)。而避免遗漏的重要手段就是形成固定的检查顺序,保证每个部位都能被检查到(图 1-0-5)[6]。

(3)提高前处置的质量:胃内黏液容易影响对浅表病变的观察,通常采用链霉蛋白酶、二甲硅油及碳酸氢钠($NaHCO_3$)组成的混合溶液在检查前 15~30 分钟嘱受试者缓慢吞服,可以起到较好的去黏液效果。

(4)控制检查时的给气量:通常要求在患者耐受的情况下充分给气,以便将皱襞展开,从而更利于观察是否存在病变;但同时也应考虑适度的问题,过度充气容易造成一些浅表病变不够明显,反而容易造成漏诊,并且也会大大增加贲门撕裂的风险。

(5)适度麻醉有助于发现病变:适当给予镇静、镇痛有助于提高患者的耐受度,咽部麻醉、静脉复合麻醉及插管全身麻醉都是可以考虑的麻醉方式。但应注意,麻醉时贲门常有内陷,齿状线部分观察不清,要注意在翻转时进行仔细观察,避免漏诊。

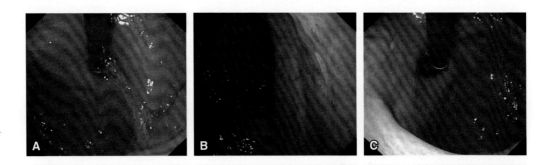

图 1-0-4 贲门漏诊病例

A. 贲门翻转观察未见异常;B. 正向观察可见纵行小溃疡;C. 翻转时使用小钮扭转观察贲门小弯侧,可见病变已引起皱襞的改变,外科切除术后提示 pT1aN1。

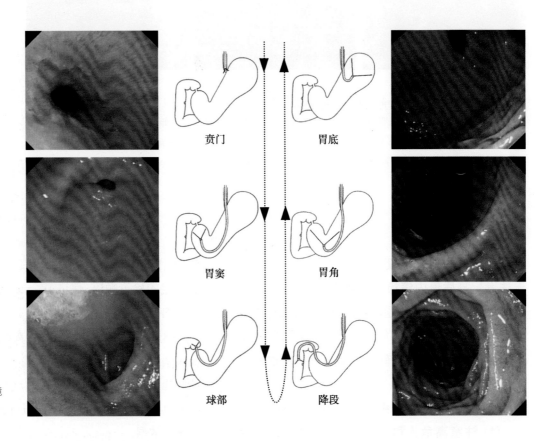

图 1-0-5 胃的内镜检查顺序[6]

（6）警惕多发病变:早期胃癌患者常会出现同时性或异时性病变,不能仅仅满足于发现眼前的病变,还要留意是否存在多发性病变。

（7）选择高分辨率内镜和辅助染色方式协助病变发现:随着内镜技术的发展,内镜及辅助检查手段,如染色内镜、放大内镜都有了极大进步,在临床检查中合理应用这些技术有助于提高早期胃癌的发现概率。而鼻胃镜这些检查舒适感较好,但图像质量不佳的内镜,应尽量仅在特殊情况下选择性应用,以减少漏诊的发生[7]。

（8）详细进行摄片并记录以便追溯:目前多数单位内镜中心已经实现了工作站电子化,因此摄片数量不再是瓶颈因素,尽可能用更多的图片记录检查过程有助于追溯漏诊的原因,避免再犯同样的错误,如图 1-0-6 所示,贲门小弯侧病变在 2014 年发现是黏膜癌,但追溯 2011 年的图片可以发现当时已经有黏膜局部的改变。

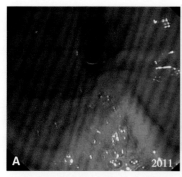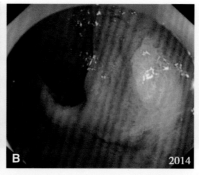

图1-0-6　早期胃癌代表性病例

A. 2011 年胃镜检查时留存的电子图像;B. 2014 年发现贲门小弯侧病变。

2. 早期胃癌的性质判断

判断病变性质通常需要精细观察病变的表面微结构和微血管,常用的方法包括放大内镜、染色内镜、光学增强技术等。

(1)放大内镜:可以观察到病变表面微结构和微血管的改变,因而也是观察的基础,通常在最高倍时可以将病变处放大 80~100 倍,足以观察到需要观察的改变,但在最高焦距的情况下,若要获得满意的摄片,对镜身的稳定状况要求很高,通常需要 2mm 的软性透明帽辅助。奥林巴斯新一代290 系列内镜具有了近焦功能,可以将黏膜放大到 40 倍,虽然最高倍数有所降低,但因其为固定焦距对焦容易,低倍放大对镜身稳定性要求不高,在常规检查中具有一定的应用价值。

(2)染色内镜:又称色素内镜,通过一定浓度的指示剂或色素溶液对消化道黏膜进行染色,能够增加病灶与周围背景黏膜的对比差异,协助判断病变性质。

胃内最常使用的黏膜染色剂是靛胭脂和醋酸:①靛胭脂是对照性染料,不被黏膜吸收,喷洒后可通过染料沉积的对比显色,勾勒出黏膜结构;②醋酸则主要是直接作用于黏膜上皮,通过细胞内蛋白的可逆性变性,导致黏膜的一过性白化,在放大内镜下呈现出立体化的微结构,进而显著增加黏膜结构的对比度,并且由于癌性黏膜的白化

时间远远短于非癌黏膜,动态观察有助于判断病变性质和边界。

(3)光学增强技术:也可称为光学染色,是利用黏膜中血管对不同波长光线的吸收反射程度不同,形成更为清楚的反差,因为光学增强技术可以实现一键式切换,因而目前该方式已经越来越受到关注。窄谱成像(narrow band imaging,NBI)是奥林巴斯公司较早研发的光学增强技术,其能利用滤光片过滤出窄谱的蓝光和绿光,蓝光对浅表的微细血管显示好,而绿光穿透性更高,对深部较粗的血管分支显示更好。由于 NBI 技术面向市场较早,奥林巴斯借此在内镜市场上有了较高占有率,进而使该技术成为了最为常用的光学增强技术。富士公司也推出了一种被称为蓝激光成像(blue laser imaging,BLI)的光学增强技术,其成像原理与 NBI 有所区别,不是应用滤光片,而是采用固定波长的激光作为光源,因此其优势在于可以将亮度调得更高,但其观察使用的是蓝光和白光,因此可能在具体判断上与 NBI 存在一定差异。此外,宾得公司也推出了自己的光学增强技术,但目前相关研究文献较少,仍有待于进一步研究。

发现病变后(图 1-0-7A)需要对病变的性质进行判断,目前多数人接受的是 Yao 等制订的早期胃癌诊断标准,简称"VS 诊断标准",即在

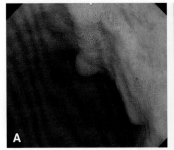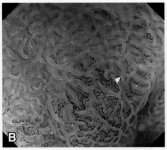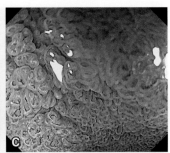

图 1-0-7 早期胃癌代表性病例

A. 胃体下部小弯侧可见浅表隆起型（0-Ⅱa）病变；B. 口侧放大观察可见边界线存在，病变表面微血管增生、扩张扭曲、管径不一；C. 肛侧放大观察血管改变由于白色不透光物质（WOS）的存在影响观察，可见腺体结构不一致，边界线不清晰。

内镜下可以发现病变与周围组织间具有边界线（demarcation line，DL），并同时有表面微血管（图 1-0-7B）或微结构的改变（图 1-0-7C）[8]。

此外，内镜下还可以对胃癌早期的分化程度进行一定的判断（表 1-0-1），既往研究提示高分化腺癌的表面血管多为小叶内环型 -1（Inter-lobular loop pattern-1，ILL-1）和网格状，分化不好的腺癌则表现为小叶内环型 -2（ILL-2）或树枝状血管[9]（图 1-0-8）。通常认为高分化病变呈现规则的袢状结构（图 1-0-8A）或完全的网格样结构（图 1-0-8D）；中分化病变则呈现不规则的袢状结构（图 1-0-8B）或不完全的网格样结构（图 1-0-8E），但在体内鉴别较为困难，需要进行高倍放大观察。而且由于胃癌的异质性较高，因而鉴别高分化与中分化的临床意义有限。但对于明显以中分化为主的病变，

需要考虑是否伴有未分化成分的可能性。

分化型癌与未分化癌的内镜下表现不同是由于其发生机制和生长方式存在差异，未分化癌多数发生于腺管颈部，破坏原有的正常结构，在黏膜固有层内浸润式生长，因此黏膜表面不一定能观察到明确的癌性改变；由于浸润造成的腺体塌陷可使黏膜层变薄，形成白色浅凹陷，可将其作为一种观察特征。未分化癌的判断标准多来自日本的研究结果，特别是在混合型胃癌的判断上，而我国因 HP 感染率高，胃内炎症重，内镜表现可能存在一定程度的差异。如在胃内炎症明显的情况下，树枝状血管可能并不明显（图 1-0-8C），离体标本观察可更为清晰（图 1-0-8F）。同时需要注意，日本未分化癌的概念中包括低分化腺癌、黏液腺癌、印戒细胞癌及 WHO 界定的未分化癌。

表 1-0-1 分化型胃癌与未分化型胃癌的鉴别要点

鉴别点	分化型胃癌	未分化型胃癌
颜色	发红	退色
凹陷处形态	平滑、凹凸不平、浅	无结构、岛状黏膜残留、深
边缘形状	平坦	界线明显、断崖样
背景黏膜	萎缩肠化	非萎缩
表面微结构	不规则	无结构或改变不明显
表面微血管	网格样、ILL-1	树枝样、ILL-2

注：ILL-1. 小叶内环型 -1；ILL-2. 小叶内环型 -2。

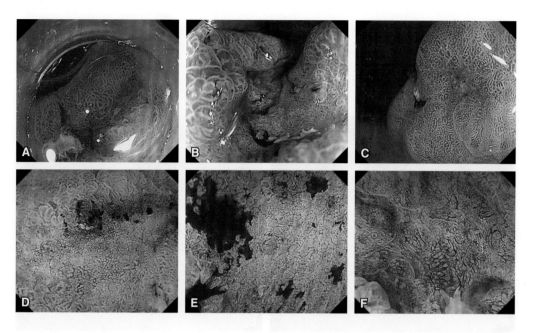

图 1-0-8　早期胃癌与分化相关的微血管形态[9]

贲门高分化腺癌的在体（A）及离体（D）图片，可见体内显示出明显的袢状结构，在体外呈现规则的网格形态；贲门中分化腺癌的在体（B）及离体（E）图片，可见体内仍显示出明显的袢状结构，在体外呈现不规则的网格形态；胃角混合型腺癌的在体（C）及离体（F）图片，可见体内显示出明显的袢状结构，在体外呈现明显的树枝状血管形态，提示有未分化成分。

　　判断病变性质除了需要观察表面微血管和微结构的改变外，还可以观察几种特别的黏膜改变，这有助于判断病变性质，如白色不透光物质（white obstacle substances，WOS）[10]、白色球样物（white globe appearance，WGA）等。

　　WOS 本质上是黏膜表面的脂质相关物质，其与胃癌本身并无直接关系，但其在黏膜表面的分布常可影响对微结构和微血管的观察。既往的研究显示，其分布与黏膜表面结构有一定程度的相关性，分布不均匀的 WOS 常常提示表面结构和血管的改变（图 1-0-9D、E、F）。

　　WGA 是在胃癌中观察到的另外一种结构，在胃癌中的出现频率并不算高，文献报道仅为21.5%，但其特异性较高，经病理检测证实其为扩张腺腔内的上皮组织坏死碎片（intraglandular necrotic debris，IND）（图 1-0-9C、D）[11]。

　　活检也是评估病变性质的常用手段之一。在内镜能够精细判断病变性质前，多数情况下对早期胃癌的诊断是通过组织活检明确的。值得注意的是，活检与最终切除标本的吻合率一直不尽如人意，术前活检提示为高级别上皮内瘤变的病例，术后病理仅有 39.1% 仍为高级别上皮内瘤变。造成这种情况最大的原因可能在于，早期胃癌的异质性较高，通过局部组织判断病变性质较为困难，而且病理科医生在局限的组织中获得的信息有限，会造成报告偏保守的问题，同时也有内镜医生活检位置不当，没有选择病变最重位置的问题。另外，活检会破坏病变形态，一旦病理检测不能明确诊断，会造成二次内镜评估的困难。因此，目前更为推荐的是进行定向活检，所谓定向就是在进行放大精查的前提下，选择最有可能是肿瘤的部位取 1~2 块组织活检，既往的研究也提示，在 NBI 放大下进行靶向活检可将活检标本与病理标本的诊断吻合率从 65% 提高到 95%[12]。

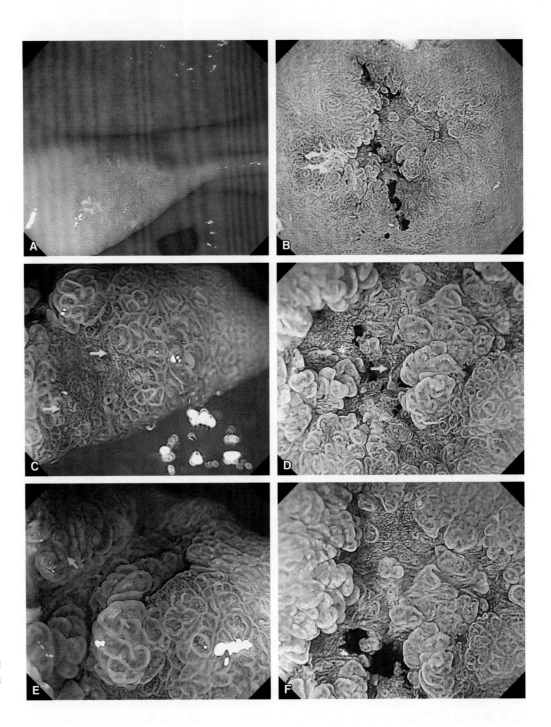

图 1-0-9　白色不透光物质和白色球样物的内镜下表现

A. 胃窦小弯近前壁可见直径 1cm 大小的 0-Ⅱc 型病变,表面覆苔;B~F. NBI 下可见表面微血管及微结构的改变,近病变周缘可见直径 1~2mm 大小白色球样物存在(图 C、D 绿箭头处),周围黏膜可见不规则的 WOS 存在(图 D、E、F 蓝箭头处)。

3. 早期胃癌的浸润深度判断

由于早期胃癌一旦到达黏膜下层便会容易出现淋巴结转移，不适于进行内镜下局部切除，因此评判是否适合内镜治疗重要的一环就是评价癌的浸润深度，目前最常用的手段多数集中在白光下形态判断及超声内镜（endoscopic ultrasonography，EUS）等技术，CT、MRI等对术前评估淋巴结情况有一定帮助，但对局部浸润深度的判断意义不大。

白光下形态的评估是最主要的内镜下评估手段，可清楚观察病灶的颜色、形态、周围黏膜变化等大体特点，常见的白光下黏膜下层浸润表现如表1-0-2所示，同时，还能通过改变胃腔内气体量或用活检钳协助判断胃壁的柔韧度。在研究者既往对429例早期胃癌病例的评估中，发现溃疡、高年龄、皱襞改变、显著发红（remarkable redness）、表面不规则隆起/凹陷（图1-0-10）、边缘平台样抬高（图1-0-11）及肿瘤大小都是提示黏膜下层浸润的危险因素。但白光形态评估深度的最大问题在于很难进行定量判断，单一指标

表1-0-2　早期胃癌黏膜下层浸润的白光内镜表现

黏膜下癌
不规则/结节样表面隆起
不规则/结节样表面凹陷
边缘平台样抬高
皱襞融合、截断、杵状改变、变细
显著发红
大体类型

的价值相对有限。Abe等[13]将边缘平台样隆起、肿瘤大小、显著发红和表面改变作为指标分别赋值，提出了"深度判断评分≥3分提示黏膜下层深浸润"的标准，可能是改善白光内镜评估效果的一个有意义的探索。

超声内镜可以直接观察到黏膜下层浸润，因而也被寄予厚望，希望能够有助于更好地正确发现黏膜下微浸润。既往荟萃分析提示，超声内镜对于T1期病变的灵敏度可达83%，特异度可达96%[15]。但研究者对242例早癌病例的回顾性

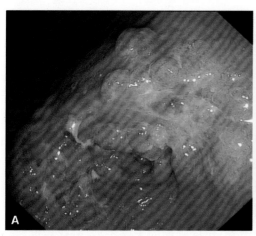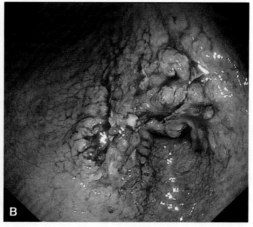

图1-0-10　有表面不规则隆起及凹陷的深浸润胃癌病例

A. 白光所见；B. 靛胭脂染色所见。

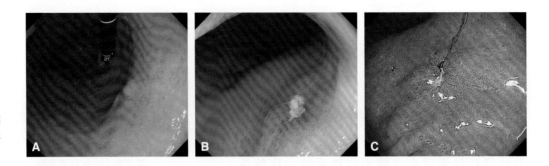

图1-0-11 早期胃癌黏膜下层深浸润的平台样隆起[13,14]

图 A、B、C 均为平台样隆起的病变,其隆起在病变周围高低不一致,其中 C 图要与皱襞的杵状改变相区分,但因两者都提示深浸润,发生误判也不会带来诊治策略的改变。

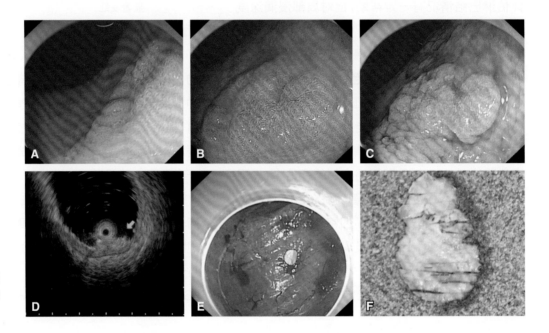

图 1-0-12 早期胃癌超声内镜过判浸润深度[16]

A. 白光内镜所见;B. 窄带成像内镜所见;C. 靛胭脂染色后内镜下可见胃窦小弯侧近胃角 1.5cm×1.0cm 大小黏膜扁平隆起,表面可见小凹陷;D. 超声镜可见黏膜层增厚回声不均,侵及黏膜下层浅层(绿箭头处);E. 行内镜黏膜下剥离术切除;F. 病理回报部腺体高级别上皮内瘤变(红色标记处),局灶黏膜内腺癌(蓝色标记处,侵及黏膜固有层,黏膜四周切缘及基底未查见癌组织)

分析[16]显示,超声内镜对消化道早期肿瘤微浸润深度判断的总准确率为 72.3%,整体上对黏膜下微浸润的判断准确性仍不尽如人意,常常出现过判(图 1-0-12)及漏判(图 1-0-13)的问题。Choi 等[17]也通过一项比较超声内镜和普通内镜判断早期胃癌浸润深度准确性的大规模研究发现,超声内镜对 T1m 和 T1sm 的诊断准确率仅为 69.0% 和 68.8%,与普通内镜(73.7%)相比仍偏低。超声内镜判断消化道早期肿瘤浸润深度的准确性会受到肿瘤大小和位置的影响,尤其在胃部早期肿瘤中,过判的问题较为突出,占比可达 26.9%[16]。究其原因,可能是由于病变处伴发溃疡时所导致的黏膜下纤维化容易影响判断[18,19]。实际上,其他多种因素,包括肿瘤的大体类型、分化程度、是否伴随溃疡形成及探头的频率等,均可影响超声内镜判断浸润深度的准确性[17][20]。

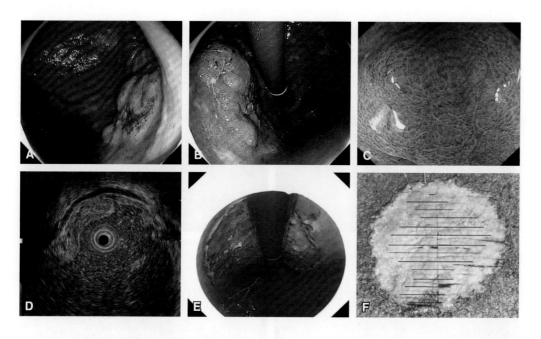

图1-0-13 早期胃癌超声内镜漏判浸润深度[16]

A. 白光内镜所见；B. 窄带成像内镜下可见胃体后壁5.0cm×4.5cm大小的黏膜丘样隆起，表面膨隆；C. 窄带成像下放大观察可见肿瘤性血管增生；D. 超声内镜可见黏膜层增厚，黏膜下层完整；E. 行内镜黏膜下剥离术切除；F. 病理回报腺体高级别上皮内瘤变（红色标记处），局部癌变为中分化腺癌（蓝色标记处，侵及黏膜下层，查见脉管侵犯，癌组织浸润距黏膜肌层下缘约1488.19μm），切缘及基底未查见癌组织。

4. 早期胃癌的边界判断

由于放大内镜结合NBI及染色技术的进步，通常对于隆起及凹陷型病变的边界判断不会过于困难，需要警惕的就是除隆起及凹陷型改变之外，病变是否同时具有平坦型的部分，或者本身就是平坦型的病变[21]。

胃内做染色内镜时最常使用的黏膜染色剂是靛胭脂和醋酸，通过不同的机制显示病变的边界。醋酸染色常可与靛胭脂或NBI结合使用，能够更好地观察病变的边界。此外，当病变血管改变不明显、肿瘤性质诊断不确定的时候，也可以考虑醋酸喷洒观察表面结构改变，可以更容易确定病变的性质（图1-0-14）。值得注意的是，对于平坦型病变，染色后边界的界定较为困难。既往研究显示，在356例病例中，通过染色内镜，其中81.1%可以明确病变的边界，12.9%可以通过NBI结合放大内镜明确边界；而在其他边界无法判断的病变中（6%），0-IIb和未分化癌占相当大的比例[22]。这提示如果对0-IIb型病变进行内镜治疗，在考虑未分化癌的情况下，应该适当扩大切除范围。

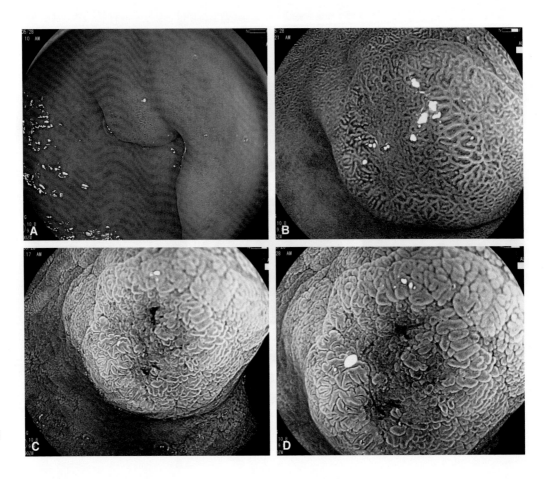

图1-0-14 早期胃癌的醋酸染色

A. 幽门口前壁可见平坦黏膜改变；B. NBI 放大表面血管改变不明显；C、D. 醋酸染色可见表面微结构异型明显，考虑肿瘤诊断。

参考文献

［1］ KATAI H,SANO T. Early gastric cancer:concepts,diagnosis,and management. International Journal of Clinical Oncology volume,2005,10(6):375-383.

［2］ JAPANESE GASTRIC CANCER ASSOCIATION. Japanese classification of gastric carcinoma:3rd English edition. Gastric Cancer,2011,14(2):101-112.

［3］ 田邊 寬,岩下 明,太田 敦,他.—早期胃癌の時代的変遷—臨床病理学的変遷.胃と腸,2018,53(5):525-533.

［4］ TSUKUMA H,OSHIMA A,NARAHARA H,et al. Natural history of early gastric cancer:a non-concurrent,long term,follow up study. Gut,2000,47(5):618-621.

［5］ IWAI T,YOSHIDA M,ONO H,et al. Natural History of Early Gastric Cancer:a Case Report and Literature Review. J Gastric Cancer,2017,17(1):88-92.

［6］ 刘志国,郭学刚.上消化道内镜的规范化操作.临床消化病杂志,2008,20(4):197-202.

［7］ KAISE M. Advanced endoscopic imaging for early gastric cancer. Best Pract Res Clin Gastroenterol,2015,29(4):575-587.

［8］ YAO K,ANAGNOSTOPOULOS G K,RAGUNATH K. Magnifying endoscopy for diagnosing and delineating early gastric cancer. Endoscopy,2009,41(5):462-467.

［9］ ELEFTHERIADIS N,INOUE E,IKEDA H,et al. Effective optical identification of type "0-IIb" early gastric cancer with narrow band imaging magnification endoscopy,successfully treated by endoscopic submucosal dissection. Ann Gastroenterol,2015,28(1):72-80.

［10］ YAO K,IWASHITA A,TANABE H,et al. White opaque substance within superficial elevated gastric neoplasia as visualized by magnification endoscopy with narrow-band imaging:a new optical sign for differentiating between adenoma and carcinoma. Gastrointest Endosc,2008,68(3):574-580.

［11］ DOYAMA H,YOSHIDA N,TSUYAMA S,et al. The "white globe appearance"(WGA):a novel marker for a correct diagnosis of early gastric cancer by magnifying endoscopy with narrow-band imaging (M-NBI). Endosc Int Open,2015,3(2):E120-124.

［12］ JIANG H,TU H M,QIAO Q,et al. Effect of route of preoperative biopsy on endoscopic submucosal dissection for patients with early gastric cancer. Asian Pac J Cancer Prev,2014,15(20):8917-8921.

［13］ ABE S,ODA I,SHIMAZU T,et al. Depth-predicting score for differentiated early gastric cancer. Gastric Cancer,2011,14(1):35-40.

［14］ CHOI J,KIM S G,IM J P,et al. Endoscopic prediction of tumor invasion depth in early gastric cancer. Gastrointest Endosc,2011,73(5):917-927.

［15］ MOCELLIN S,MARCHET A,NITTI D. EUS for the staging of gastric cancer:a meta-analysis. Gastrointest Endosc,2011,73(6):1122-1134.

［16］ 赵芯,任贵,吕文浩,等.内镜超声对消化道早期肿瘤黏膜下微浸润判断的准确性.中华消化内镜杂志,2016,33(2):80-84.

［17］ CHOI J,KIM S G,IM J P,et al. Comparison of endoscopic ultrasonography and conventional endoscopy for prediction of depth of tumor invasion in early gastric cancer. Endoscopy,2010,42(9):705-713.

［18］ YANAI H,MATSUMOTO Y,HARADA T,et al. Endoscopic ultrasonography and endoscopy for staging depth of invasion in early gastric cancer:a pilot study. Gastrointest Endosc,1997,46(3):212-216.

［19］ SAVIDES T. A blind comparison of the effectiveness of endoscopic ultrasonography and endoscopy in staging early gastric cancer. Gastrointest Endosc,2000,51(5):635-636.

［20］ PARK J M,AHN C W,YI X,et al. Efficacy of endoscopic ultrasonography for prediction of tumor depth in gastric cancer. J Gastric Cancer,2011,11(2):109-115.

[21] KAWAHARA Y,TAKENAKA R,OKADA H,et al. Novel chromoendoscopic method using an acetic acid-indigocarmine mixture for diagnostic accuracy in delineating the margin of early gastric cancers. Dig Endosc,2009,21(1):14-19.

[22] NAGAHAMA T,YAO K,MAKI S,et al. Usefulness of magnifying endoscopy with narrow-band imaging for determining the horizontal extent of early gastric cancer when there is an unclear margin by chromoendoscopy(with video). Gastrointest Endosc,2011,74(6):1259-1267.

第二章
早期胃癌的治疗

随着内镜检查质量的提高和设备的进步,越来越多的胃癌可以在较早的阶段被发现,内镜下的治疗也成为可能,多种多样的治疗方法应运而生(表 2-0-1)。

表 2-0-1　内镜下黏膜病变切除治疗的代表性事件

时间	手术方式	部位	发明者
1955	硬镜息肉切除术	结肠	Rosenberg
1973	广基息肉的内镜下息肉切除术	结肠	Dehyle
1980	双圈套器息肉切除术	胃	Takekoshi
1983	肾上腺素高渗盐水注射辅助的内镜切除术	胃	Hirao
1984	剥离式活检术(strip-off biopsy)	胃	Tada
	内镜下食管黏膜切除术(endoscopic esophageal mucomembran resection,EEMR)	食管	Makuuchi
1992	透明帽辅助黏膜切除术	食管	Inoue
1994	发明"IT 刀"	—	Takekoshi
1996	内镜下黏膜剥离术	胃	Kosokawa & Ono

1. 内镜下治疗方法简述

内镜下治疗根据处理方式可分为毁损性处理和切除性处理,通常毁损性处理的根治可能性要低于切除性处理。常见的毁损性处理包括尼龙圈套扎、冷冻、氩离子体凝固术(argon plasma coagulation,APC)等。如 APC 处理巴雷特食管(Barrett esophagus,Barrett 食管),尽管在一部分病例中可以起到根治的作用,但长期复发率可以高达 50%[1];不过毁损性处理在便利性、技术要求等方面仍然具有一定优势,因此可在特定病例中得到应用(图 2-0-1)。

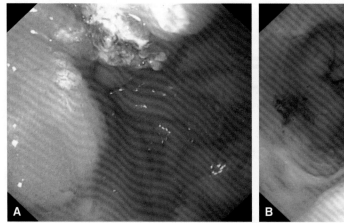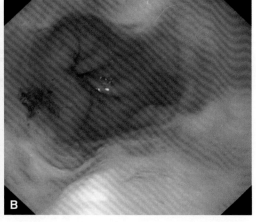

图2-0-1 APC处理贲门增生

A. 贲门处病变考虑良性增生处经 APC 处理;B. 8 年后复查未见明确复发。

射频消融(radiofrequency ablation,RFA)是近年来研究较多的毁损性治疗方式,主要是应用在 Barrett 食管及相关病变上。因欧美地区 Barrett 食管发生率高,且此部位的治疗方法较为局限,因而 RFA 得到了广泛关注,既往研究证实其可将 Barrett 食管癌变率从 26.5% 降至 5.0%[2],但复发的问题仍难以解决,特别是经 RFA 处理后常可见到鳞状上皮爬行到柱状上皮之上,一旦残留的柱状上皮为肿瘤性的,则会造成内镜下难以发现的病变,也称埋藏腺体(buried gland),容易耽误治疗时机。因此,目前对射频消融治疗的选择考虑应局限在异型增生和 Barrett 食管本身的控制上,且要避免对有明确癌性病变的病例使用[3]。也有报道发现,选择 RFA 与内镜下黏膜切除术(endoscopic mucosal resection,EMR)[4]、内镜下黏膜剥离术(endoscopic submucosal dissection,ESD)[5]等进行联合治疗可能具有更高的应用价值。

尼龙圈套扎多用于粗蒂病变,直接切除出血风险大,可用尼龙圈套扎于病变基底部,待病变组织自行脱落或在尼龙圈上切除病变组织(图2-0-2)。尼龙圈质地较软,需根据病变大小选择尽量小的尼龙圈进行套扎,否则会导致套扎位置不够满意,并增加操作难度。需要注意的是如果合并使用圈套器切除病变,需要在尼龙圈上方留一定的安全距离,以免尼龙圈发生早期脱落,造成术后出血。可用金属夹在尼龙圈处加固减少尼龙圈脱落风险。值得注意的是,尼龙圈套扎病变的残留率很高,其应用应限制在带蒂病变,对于亚蒂病变及平坦病变会进一步增加残留率,通常不应选用。

常见的根治性处理包括息肉切除术(polypectomy)、内镜下黏膜切除术(EMR)(图2-0-3)、内镜下黏膜剥离术(ESD)等。其中息肉切除术方法最为简单,但只适用于较小的带蒂病变,而 EMR 则可以用于处理较小的隆起或扁平病变,直径超过 2cm 的平坦病变则需要用 ESD 切除。由于早期胃癌多为平坦类型,单纯的息肉切除术在胃内应用较少,多用于切除小的增生性病变。

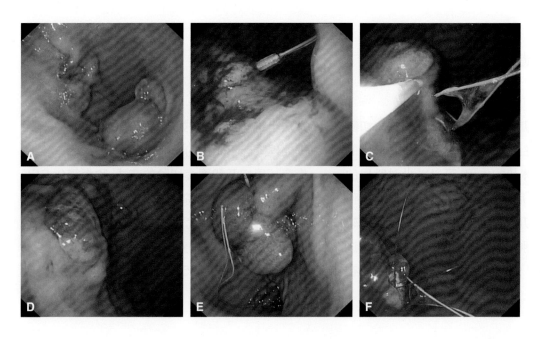

图 2-0-2 尼龙圈套扎处理胃多发增生性息肉病例

A、D. 胃内多发增生性息肉;B、E. 部分病变采用尼龙圈套扎处理;C. 胃体上部大弯侧病变圈套切除过程,未行尼龙圈处理;F. 胃体上部大弯侧病变切除后出现动脉性出血。

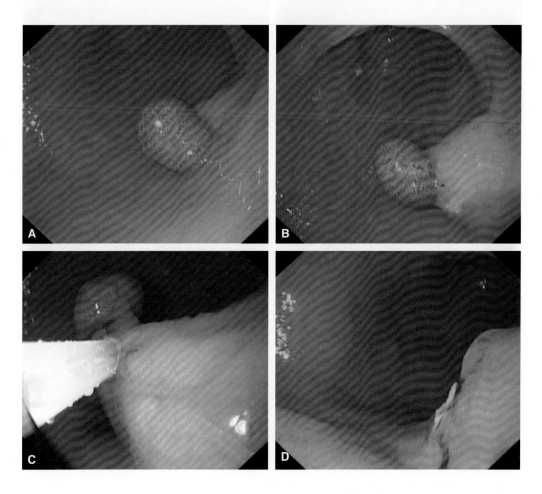

图 2-0-3 EMR 处理 0-Ip 早期胃癌病例

A. 胃体下部后壁可见直径 1cm 大小的短蒂隆起;B. 黏膜下注射隆起病变;C. 圈套器圈套于病变基底部电凝切除;D. 创面干净,病理回报高级别瘤变。

2. 内镜下黏膜切除术

内镜下黏膜切除术(EMR)相较于息肉切除术增加了黏膜下注射的步骤(图2-0-3),其最大的优势在于由于液体垫的作用,可以减少对肌层的损伤,进而减少术后迟发穿孔的风险。但其操作本质上仍是圈套切除,对于切除边界的控制比较困难,而胃内早期肿瘤性病变多数为平坦型,也进一步影响了EMR的治疗效果。研究者们后期在方法上进行了改进,如圈套切除的方法现可以用于处理隆起不明显的小病变(图2-0-4),还有结合病变环周切开和圈套切除的方式,称为简化ESD(simplified ESD)或杂交ESD(hybrid ESD),对切除边界的控制更为优良,与ESD相比操作时间也能相对缩短,对小病变的治疗是一种比较理想的处理方式[6](图2-0-5)。

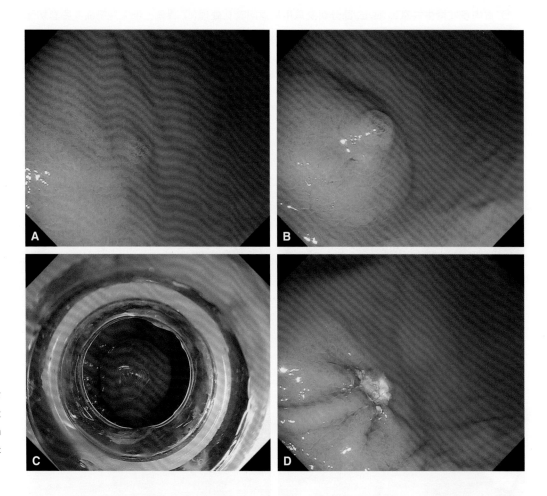

图2-0-4 内镜下套扎法黏膜切除术(EMR with ligation device,EMRL)处理胃息肉病例

A. 胃体上部大弯侧可见直径0.5cm的黏膜浅丘样隆起;B. 黏膜隆起后圈套器直接圈套较为困难;C. 使用套扎器吸引使病变处形成隆起型的人工息肉;D. 圈套器圈套电凝切除。

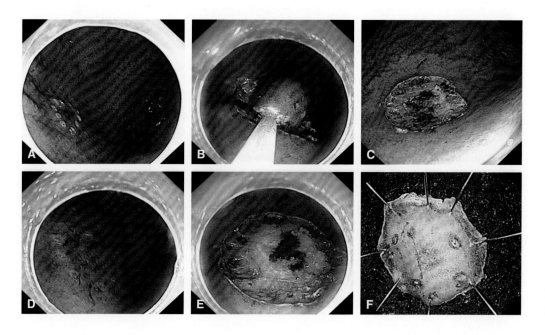

图 2-0-5　简化 ESD 处理胃病变病例

A、D. 胃体中部大弯侧可见直径 1cm 大小黏膜改变；B、E. 黏膜下注射隆起病变并进行环周切开，圈套器圈套完整切除病变；C、F. 切除后创面及病变体外大体所见，病理提示神经内分泌肿瘤，切缘阴性。

3. 内镜下黏膜剥离术

　　EMR 切除的病变多数在直径 2cm 以内，对于超出此大小的病变既往通常采用内镜下分片黏膜切除术（endoscopic piecemeal mucosal resection，EPMR）的方法切除，但复发率较高，且分片切除后对病变的浸润深度在病理检测方面难以评估，而 1996 年以后出现的内镜下黏膜剥离术（ESD）能更好地解决这两个问题。ESD 本质上属于微创的个体化治疗，针对性强、创伤小、患者易耐受，同一患者可接受多次 ESD 治疗，一次可以进行多部位治疗，并且术后可以保持更好的消化道功能、生存质量高[7]。另外，ESD 边界控制好，拥有较理想的整块切除率，从而可以获得更完整的组织病理标本，以提供精确的肿瘤组织学分期依据[8]。

　　ESD 的步骤包括：标记病变周缘；黏膜下注射隆起病变；在病变肛侧用针刀开口；IT 刀进行环周切开；黏膜下剥离完整切除病变（图 2-0-6）。ESD 出现以后极大地扩展了内镜下早期病变切除的使用范围，使得早癌的切除不再局限于大小或形态。但同时，内镜治疗过程较前更为复杂化，也增高了手术相关并发症的发生率，对内镜医生提出了更高的操作要求。

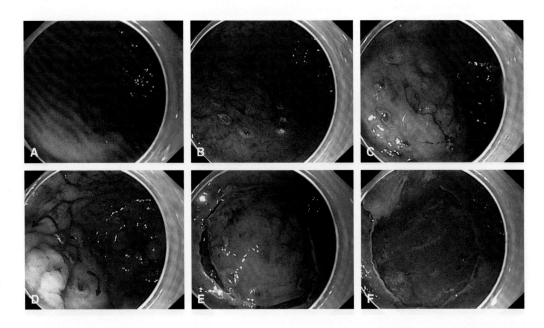

图2-0-6 ESD处理早期胃癌的病例

A. 胃窦前壁可见直径 2cm 大小的 0-Ⅱc 型病变;B. 标记病变周缘;C. 黏膜下注射隆起病变;D. 在病变肛侧用 Dual 刀开口(红箭头弧线指示开口方向);E.IT 刀进行环周切开;F. 黏膜下剥离完整切除病变。

ESD 操作过程中的关键因素:

(1)黏膜下注射液的选择:最为常用的是生理盐水注射液,加入少量靛胭脂或亚甲蓝增加对比,以更好地显示黏膜下层,另外还需加入少量肾上腺素,有助于减少术中出血的发生[9]。有研究显示采用黏稠液体可以延长液体垫的维持时间,有助于减少反复注射的次数,从而缩短操作时间,常用的液体包括透明质酸[10]或甘油果糖[11]。既往研究对不同液体垫的维持时间进行了比较,发现效果最好的是全血,但因其影响黏膜下剥离视线而被限制了应用。

(2)内镜切开刀的选择:切开刀的选择很多,以切开方式划分可分为前向切开刀和侧向切开刀。

1)前向切开刀的代表是针刀、Dual 刀、Flush 刀等,其特点是通常有一个较小的头端用于切割,典型的动作是推进式切开(图 2-0-7),其优势在于操作比较直观,可以进行较为精细的剥离和电凝。

2)侧向切开刀最具代表性的是 IT 刀,其前端绝缘,不能用于切割,只能用刀臂来进行切割,典型动作是横向进行摆动或者自远而近地进行拖拉动作(图 2-0-7),其优势在于绝缘头可以作为支点来支撑水平的切割动作,理论上在难以精细操作时更具有安全性,但其使用需要一定技巧,对于初学者有一定的接受难度。

新近上市的剪刀式切开刀,如富士公司的 ClutchCutter 刀[12]、住友公司的 VS 刀及奥林巴斯的电切开钳[13]也属于侧向切开刀,由于其采用剪刀式设计,操作更为容易,但切割效率容易受到影响。对于初学者来说,除部分简单病变外,很难用一支切开刀完成全部工作,通常推荐以前向切开刀和侧向切开刀合用的方式完成操作。如图 2-0-6 所示,用 Dual 刀进行初始的切开,提供 IT 刀进入的缺口,再用 IT 刀完成主要的剥离工作。进一步累积经验后,可考虑提高技巧,减少耗材的使用,但在起步阶段应主要考虑操作的安全性。

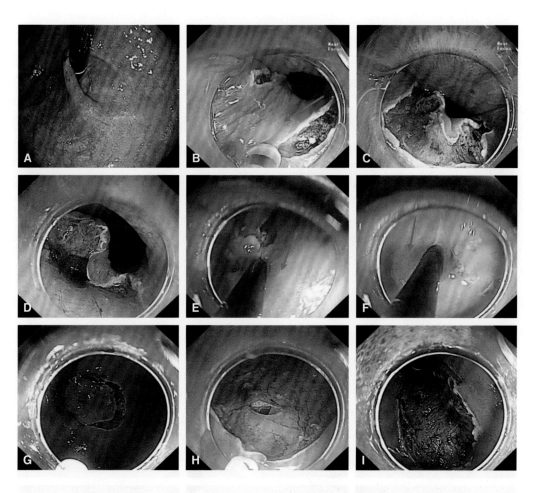

图2-0-7 ESD切开刀的使用

以贲门小弯侧病变(图A)为例说明 ESD 切开刀的使用,此例以口侧开始的方式,在进行了标记并在黏膜下注射隆起过程完成后,先使用 Dual 刀在后壁侧由口侧至肛侧进行推进式切开(图B,该病变切除顺序如蓝箭头所示),对于后壁侧和前壁侧切开的先后顺序取决于病变的位置,如果病变靠近后壁,需要先切开后壁侧,避免后切开时由于病变回缩而难以靠近,反之亦然。同样考虑到回缩的问题,可以先将口侧的黏膜保留不切,将两侧切开后再切开口侧黏膜。用前向刀切开时的深度通常很难一步到位,可以采用浅切开并逐渐深入的方法明确切开的深度是否合适(图C)。进一步剥离口侧黏膜下组织,待病变回缩到胃内时(图D),翻转镜身,使用 IT 刀采取拖曳式的运刀方式(图E和F蓝箭头所示)将病变环周完全切开(图G),进一步剥离黏膜下组织。需要注意在翻转镜身的状态下,对前向切开刀的使用需要谨慎,因其切割延长线正对固有肌层,如切割不慎,容易造成肌层损伤(图H),而在正镜的状态下,将病变置于6点位时,其切割延长线对着黏膜,不容易造成肌层的损伤。切除创面如图I所示。

(3)剥离深度的控制:胃部 ESD 的剥离深度通常认为需要贴近肌层,主要原因包括[14]:黏膜下血管呈树枝状分布,通常有几支主要供应血管相对较粗,对这些血管进行合适的处理可以减少术中出血(图2-0-8),如果剥离层次过浅会遇到更多的血管分支,造成更多的术中出血;近端胃黏膜下浅层有明显的筋膜组织,切开刀切开困难,而且中间有大量的脂肪、结缔组织和血管分布,从其下方剥离更容易分清层次(图2-0-9);保留更多黏膜下组织有助于进行病理分析;此外,胃壁较厚,剥离较深时对肌层的轻微损伤不容易造成术后迟发穿孔。

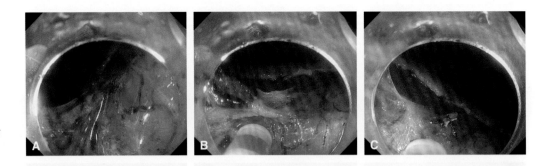

图 2-0-8　胃黏膜下血管的处理

在发现黏膜下血管穿通支时需要将周围组织剥离,暴露血管(图 A);热活检钳或电刀选择"软凝模式"(效果 6,100w)对血管进行烧灼,待局部组织发白后(图 B),选择"快速电凝"(效果 3,40w)切断血管(图 C),可达到减少出血的目的。

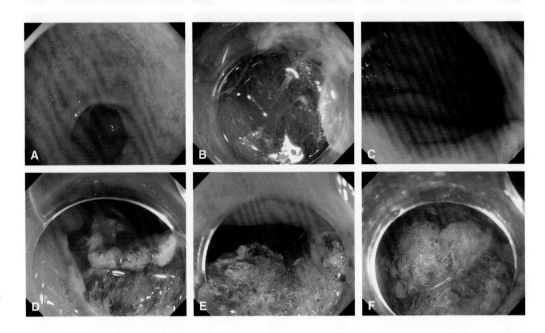

图 2-0-9　胃的黏膜下筋膜组织

胃黏膜下存在着数量不等的筋膜组织,一般由结缔组织、脂肪和血管等组成,通常在远端胃较少、近端胃较多,与患者的一般情况也有相关性。如胃窦前壁的 0-IIa 小病变(图 A),切开黏膜后可见疏松的黏膜下组织,没有明确的筋膜组织存在(图 B);近端胃的 0-IIc 小病变(图 C),切开黏膜浅层可见结缔组织中广泛存在的增粗血管,大量脂肪组织散布在黏膜下组织中(图 D)。脂肪组织的存在一方面影响内镜下对于黏膜下层血管的视线,另外其导电性不佳,切割过程中脂肪组织液化溅落在内镜头端容易造成视野的模糊(图 E)。解决的主要方式是在近固有肌层处进行剥离,此处的筋膜组织及脂肪组织相对较少,容易保持较好的视野(图 F)。

（4）纤维化的处理：早期胃癌最常见的类型是0-Ⅱc或0-Ⅱa+Ⅱc型病变，常伴有溃疡表现，因而也容易造成纤维化。发生纤维化的风险因素包括溃疡、肿瘤直径≥3cm、凹陷型改变等[15]。纤维化很容易影响到剥离的速度及层次，在极端情况下还可因层次不清造成术中穿孔或肌层的损伤。解决纤维化的问题在于从没有纤维化的部分开始进

行剥离，在遇到纤维化后，就可以根据纤维化层次假想出剥离的层次，用前向切开刀进行逐层的剥离，从而达到安全剥离的目的，在胃角等部位也可以考虑在周围组织切开、层次建立的前提下，使用IT-2刀进行纤维化处的剥离（图2-0-10）。需要注意的是，在纤维化的情况下应该避免使用圈套器圈套切除，否则容易造成病变残留的问题[16]。

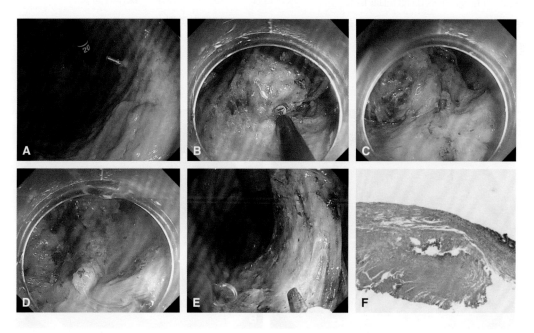

图 2-0-10　纤维化情况下的剥离策略

胃体中下部小弯侧可见0-Ⅱc凹陷病变，口侧可见活检后出血时止血用的金属夹残留（图A），黏膜下注射后，从隆起较好处的边缘进行环周切开，IT-2刀侧向剥离黏膜下组织，形成黏膜下剥离的层面（图B）。可见局部大量纤维化组织的存在（图C），沿剥离层面的假想线进行剥离，注意仍使用IT-2刀头端钩住边缘的黏膜下组织进行小范围的旋镜动作，略下压进行切割（图D），剥离后创面无穿孔（图E），病理组织图像可见病变中央大量瘢痕组织存在（图F）。

4. 内镜下切除并发症的处理与预防

随着病例数量的增多,内镜下切除根治的比例逐渐增高,并发症的发生率逐渐下降,内镜下手术正在成为越来越安全的治疗方法[17]。

常见的内镜下切除并发症包括出血和穿孔。出血分为术中出血和术后出血,通常并不把术中出血作为并发症看待,除非出血量特别大,已影响到手术的完成或需要输血来纠正。术中出血与患者状态、病变状态、技术、操作者能力等多种因素相关(表 2-0-2)[18,19]。通常控制术中出血最好的方法就是预凝,提前把可能会导致出血的血管处理掉,而一旦出现术中出血,通常采用切开刀或热凝钳进行电凝处理止血(图 2-0-11)。

表 2-0-2　内镜下黏膜切除术中出血的影响因素

影响因素	术中出血	术后出血
患者状态	年龄	年龄
	合并疾病	合并疾病(如肾衰竭)
		合用药物(如抗凝药物、激素)
		病史
病变状态	大小	大小
	位置	位置
	溃疡	复发病变
	浸润深度	大体类型
技术选择	电工作站设定	操作时间长
	切开刀类型	
操作者能力	经验	术中控制出血差

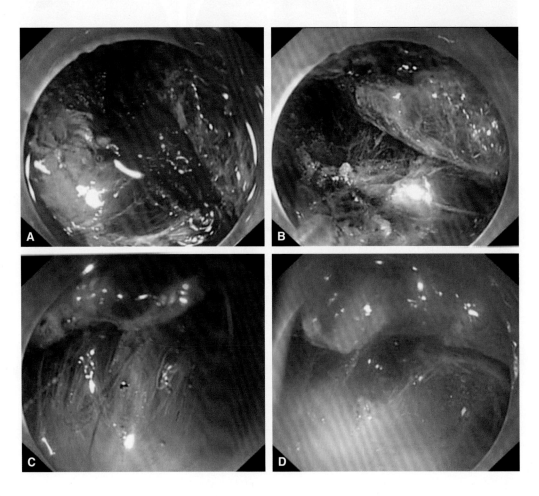

图 2-0-11　ESD 术中对于出血的处理

A. 黏膜下剥离过程中出现出血;B. 热凝钳处理出血点;C. 剥离过程中发现较明显的血管;D. 电凝预处理后切开。

术后出血是较为常见的并发症。对于内镜下出血最为有效的处理方法就是金属夹夹闭或热凝钳处理。图 2-0-12 显示了 EMR 术后出血采用热凝钳止血的过程。ESD 也有一定的术后出血率，经荟萃分析其发生率约在 2.6%[20]。一般说来，如果发现术后出血，需要尽快进行内镜干预，时机越早越容易达到止血的目的；当然，能预防术后出血的发生是最好的。

通常当创面较小时，可以考虑金属夹来夹闭创面，而较大创面只能考虑提前处理好血管残端，以减少出血的风险。既往研究中，提示有助于减少术后出血的措施包括：①大剂量应用质子泵抑制剂来提高胃内 pH[21]；②提供合适的创面保护[22,23]，但需要警惕是否会影响到创面愈合[24]；③通过术前检查提前发现高危病例[25]。术后出血通常是与各种风险因素相关的小概率事件，并不容易预测。胃窦通常术中出血不多，但却有一定术后出血的概率，而贲门及近端胃病变的术中出血通常比较明显，术后则相对风险较小。多数情况下，内镜干预可以有效处理术后出血，但的确有控制不佳，需要血管介入干预的病例[26]。

穿孔是另一项较为常见的内镜下切除的并发症。术后迟发穿孔非常罕见，但后果非常严重。术中穿孔更为常见，多数出现在剥离层次难以判断，或者病变位置较深必须穿孔才能切除病变时。图 2-0-13 显示的是一例胃窦黏膜下病变，剥离过程中发现病变位于胃壁肌肉深层，切除后造成较大穿孔，采用尼龙圈结合金属夹进行创面的关闭，术后病理考虑转移癌。预防穿孔需要在剥离困难的时候注意剥离层次，尽可能保留部分结构以预防穿孔，这对操作者的控制能力和判断力有一定要求。

除出血穿孔外，其他的并发症还包括发热[27]、蜂窝组织炎[28]、贲门／幽门狭窄等，在临床工作中需要谨慎对待，及时处理并发症，保证治疗效果。

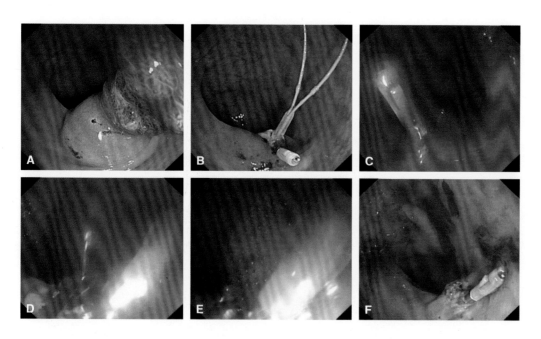

图 2-0-12　EMR 术后出血病例

A. 直肠短蒂隆起型病变黏膜下注射隆起；B. 尼龙圈套扎后圈套器圈套切除，金属夹夹闭固定尼龙圈；
C. 术后 8 小时出现动脉性出血；D~E. 清理后用热凝钳电凝止血；F. 止血后的创面。

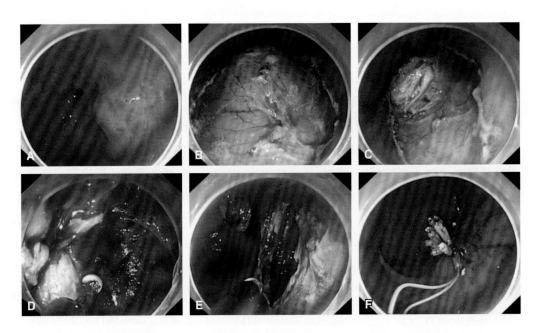

图 2-0-13 黏膜下
病变切除造成穿孔
的病例

A. 胃窦后壁可见直径 2cm 的黏膜丘样隆起；B. 去除黏膜层后可见病变位于胃壁肌肉层内；C. 继续
深切病变，可见与周围境界不清；D. 剥离过程中出现穿孔；E. 病变切除后可见较大胃壁穿孔；F. 尼龙
圈结合金属夹方法进行创面的关闭，术后病理考虑转移癌。

参考文献

[1] SALIGRAM S,TOFTELAND N,WANI S,et al. Long-term results of the mucosal ablation of Barrett's esophagus:efficacy and recurrence. Endosc Int Open,2015,3(3):E189-194.

[2] PHOA K N,VAN VILSTEREN F G,WEUSTEN B L,et al. Radiofrequency ablation vs endoscopic surveillance for patients with Barrett esophagus and low-grade dysplasia:a randomized clinical trial. JAMA,2014,311(12):1209-1217.

[3] SPECHLER S J,SOUZA R F. Barrett's esophagus. N Engl J Med,2014,371(9):836-845.

[4] HAIDRY R J,LIPMAN G,BANKS M R,et al. Comparing outcome of radiofrequency ablation in Barrett's with high grade dysplasia and intramucosal carcinoma:a prospective multicenter UK registry. Endoscopy,2015,47(11):980-987.

[5] NEUHAUS H,TERHEGGEN G,RUTZ E M,et al. Endoscopic submucosal dissection plus radiofrequency ablation of neoplastic Barrett's esophagus. Endoscopy,2012,44(12):1105-1113.

[6] BAE J H,YANG D H,LEE S,et al. Optimized hybrid endoscopic submucosal dissection for colorectal tumors:a randomized controlled trial. Gastrointest Endosc,2016,83(3):584-592.

[7] CHOI J H,KIM E S,LEE Y J,et al. Comparison of quality of life and worry of cancer recurrence between endoscopic and surgical treatment for early gastric cancer. Gastrointest Endosc,2015,82(2):299-307.

[8] ONO H,YAO K,FUJISHIRO M,et al. Guidelines for endoscopic submucosal dissection and endoscopic mucosal resection for early gastric cancer. Dig Endosc,2016,28(1):3-15.

[9] RUTTER M D,CHATTREE A,BARBOUR J A,et al. British society of gastroenterology/association of coloproctologists of great britain and ireland guidelines for the management of large non-pedunculated colorectal polyps. Gut,2015,64(12):1847-1873.

[10] YAMAMOTO H,YUBE T,ISODA N,et al. A novel method of endoscopic mucosal resection using sodium hyaluronate. Gastrointest Endosc,1999,50(2):251-256.

[11] URAOKA T,FUJII T,SAITO Y,et al. Effectiveness of glycerol as a submucosal injection for EMR. Gastrointest Endosc,2005,61(6):736-740.

[12] AKAHOSHI K,MOTOMURA Y,KUBOKAWA M,et al. Endoscopic submucosal dissection for early gastric cancer using the clutch cutter:a large single-center experience. Endosc Int Open,2015,3(5):E432-438.

[13] YANO T,ONO H,DOI T,et al. Endoscopic submucosal dissection using a new scissors-type electrosurgical knife:a first-in-human feasibility study. Endoscopy,2014,46(9):754-757.

[14] TOYONAGA T,NISHINO E,MAN I M,et al. Principles of quality controlled endoscopic submucosal dissection with appropriate dissection level and high quality resected specimen. Clin Endosc,2012,45(4):362-374.

[15] HIGASHIMAYA M,OKA S,TANAKA S,et al. Outcome of endoscopic submucosal dissection for gastric neoplasm in relationship to endoscopic classification of submucosal fibrosis. Gastric Cancer,2013,16(3):404-410.

[16] CHEDGY F J,BHATTACHARYYA R,KANDIAH K,et al. Knife-assisted snare resection:a novel technique for resection of scarred polyps in the colon. Endoscopy,2016,48(3):277-280.

[17] SUZUKI H,ODA I,SEKIGUCHI M,et al. Process of technical stabilization of gastric endoscopic submucosal dissection at the National Cancer Center in Japan. Turk J Gastroenterol,2014,25(6):619-623.

[18] FUJISHIRO M,CHIU P W,WANG H P. Role of antisecretory agents for gastric endoscopic submucosal dissection. Dig Endosc,2013,25 Suppl 1:86-93.

[19] PARK C H,LEE S K. Preventing and Controlling Bleeding in Gastric Endoscopic Submucosal Dissection. Clin Endosc,2013,46(5):456-462.

[20] SUGIMOTO M,JANG J S,YOSHIZAWA Y,et al. Proton pump inhibitor therapy before and after endoscopic submucosal dissection:a review. Diagn Ther Endosc,2012,791873:1-11.

［21］LIU N,LIU L,ZHANG H,et al. Effect of intravenous proton pump inhibitor regimens and timing of endoscopy on clinical outcomes of peptic ulcer bleeding. J Gastroenterol Hepatol,2012,27(9): 1473-1479.

［22］HUANG R,PAN Y,HUI N,et al. Polysaccharide hemostatic system for hemostasis management in colorectal endoscopic mucosal resection. Dig Endosc,2014,26(1):63-68.

［23］TSUJI Y,FUJISHIRO M,KODASHIMA S,et al. Polyglycolic acid sheets and fibrin glue decrease the risk of bleeding after endoscopic submucosal dissection of gastric neoplasms (with video). Gastrointest Endosc,2015,81(4):906-912.

［24］KWON C I,KIM G,KO K H,et al. Bio-sheet graft therapy for artificial gastric ulcer after endoscopic submucosal dissection:an animal feasibility study. Gastrointest Endosc,2015,81(4):989-996.

［25］TSURUMARU D,KAWANAMI S,KOMORI M,et al. Prediction of intraoperative bleeding during endoscopic treatment in patients with early gastric cancers:utility of contrast-enhanced MDCT gastrography and the wall-carving image technique. Jpn J Radiol,2013,31(4):237-242.

［26］KOMATSU O,MATSUSHITA T,KISHIMOTO K,et al. Transcatheter arterial embolization for uncontrolled bleeding during endoscopic submucosal dissection of the stomach. Clin J Gastroenterol,2014,7(3):219-222.

［27］黄蕊,张林慧,张荣春,等. 内镜黏膜下剥离术后发热相关危险因素分析. 中华消化内镜杂志,2014,31 (2):72-75.

［28］AJIBE H,OSAWA H,YOSHIZAWA M,et al. Phlegmonous gastritis after endoscopic submucosal dissection for early gastric cancer. Therap Adv Gastroenterol,2008,1(2):91-95.

第三章
早期胃癌内镜治疗的预后

内镜下黏膜剥离术 (ESD) 极大地扩展了内镜下切除的应用可能性和适应证，从 1996 年至今已经积累了较多的研究数据，证实内镜下切除早期胃癌，不仅在技术上可行，而且具有较好的预后和术后生活质量 (图 3-0-1)。但需要谨记的是，ESD 本质上是内镜下的局部切除，因而不能处理有潜在淋巴结转移风险的病变。

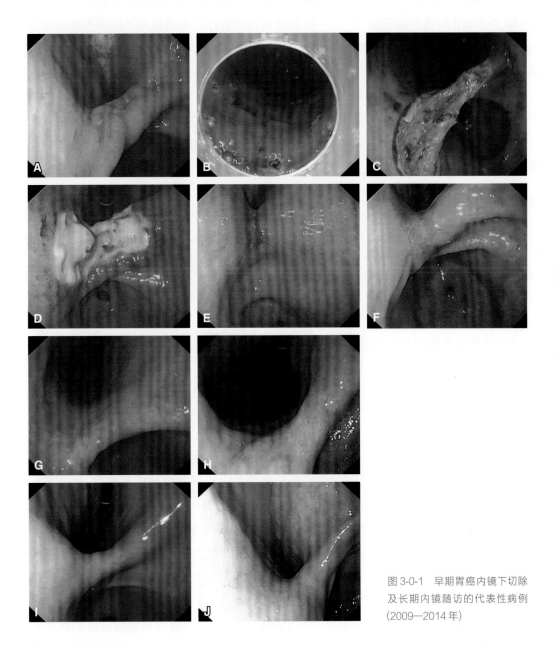

图 3-0-1　早期胃癌内镜下切除及长期内镜随访的代表性病例 (2009—2014 年)

A~C. 2009 年 ESD 手术过程；D、E. 2009 年术后 1 月、半年随访时内镜下创面情况；F~J. 分别为 2010、2011、2012、2013 和 2014 年随访内镜下所见。

1. 早期胃癌的内镜下切除指征及预后研究

早期胃癌内镜下切除指征(表 3-0-1),来自于2000 年 Gotoda 等[1]对日本国立癌症研究中心5 265 例外科胃切除手术的淋巴结转移情况的研究分析,这一指征在之后十余年的研究中已被广泛证实是可执行的标准,但目前尚不清楚是否有优化空间。需要注意的是,对于早期胃癌来说,目前 ESD 术后标本多按 2~3mm 间隔制备石蜡切片,临床上常可以见到局灶深浸润的 ESD 标本,而外科手术切除标本的石蜡块最严格的标准是按5mm 间距切片,这些病变是否能在外科手术标本检查中得出正确分期还有争议[2]。因此,该内镜切除指征仍有待于进一步通过生存分析来明确其限定的范围是否得当。

表 3-0-1　内镜下切除指征

适应证	病变
绝对适应证	分化型黏膜癌、无脉管侵犯、无溃疡、直径≤2cm
扩大适应证	1. 分化型黏膜癌、无脉管侵犯、无溃疡、直径 >2cm 2. 分化型黏膜癌、无脉管侵犯、有溃疡、直径≤3cm 3. 分化型黏膜下癌浸润深度≤500μm、无脉管侵犯 4. 未分化癌、直径≤2cm

(1) 符合绝对适应证的病变预后:淋巴结转移风险不超过 1%,长期生存预后结果与外科手术无显著差异。既往研究发现符合绝对适应证的病变,淋巴结转移率非常低,仅在 0~0.65%[1][3,4],因此可以预见其内镜下切除的预后应该非常好。从既往的研究数据中可见,该类病变患者长期生存率与外科无显著差异[5]。考虑到手术的致死率在0.35%[6],而 ESD 在 0.07%,因此对于绝对适应证应该推荐 ESD 作为首选治疗方法。

(2) 符合扩大适应证的病变预后:淋巴结转移风险不超过 1%,但长期生存预后的数据仍欠缺。尽管整体上符合扩大适应证的病变的淋巴结转移率仍较低,仅为 0~0.4%[1,4],但具体数值在不同研究中可能由于研究人群的差别而不同,且 1~4各分组之间也存在差异,如既往一项研究分析了行胃癌根治术治疗的早期胃癌术后淋巴结转移情况,其结果中符合扩大适应证中 1~3 项的早期胃癌淋巴结转移率分别为 1.2%、3.6% 和 9.0%[3]。特别需要注意的是,在 Gotoda 等建立指征的原始文献中,项目 3 和 4 的病例数仅为 145 例和141 例,因此其代表性是存疑的[1]。特别是未分化型病变是 2010 年才列入指南,对其处理的恰当性更是争议很多[7]。其原因一方面可能在于未分化癌本身就是一个包括低分化腺癌、印戒细胞癌等在内的混杂体,很难用单一的标准衡量;其次是未分化癌的边界界定困难,造成其治疗成功率偏低。以目前的研究显示,符合扩大标准的未分化型病变的长期生存率与外科手术无显著差异[8,9],但研究中病例数都偏少,不足以得出确定性结论。

近年来随着日本前瞻性长期预后研究结果的陆续发表,扩大适应证中的项目 1 和 2(JCOG0607研究)[10]已于 2018 年被第 5 版《日本胃癌治疗指南》列为绝对指征[11],项目 4(JCOG1009/1010研究)[12]也被列入绝对指征[13]。既往对于指征的定义标准在近年研究中被广泛使用,也是本书中相关病例所处时间点(2015—2020 年)在临床实践中的指导标准,而最新指征尚未积累足够丰富的数据,为便于阐述及避免误解,本书内容仍统一沿用原有的绝对适应证和扩大适应证(表 3-0-1)。

(3) 符合扩大适应证与绝对适应证的病变预后对比:目前的研究多倾向于两者在局部复发率上无显著差异,而在异时性病变的发生率、治愈性切除率、整块切除率和 R0 切除 (完全切除) 率上，符合扩大适应证病变者要低于符合绝对适应证病变者。并且，符合扩大适应证病变的并发症，如穿孔和出血的发生率更高[7][14,15]。

目前来自日本最多的数据包括符合绝对适应证的病例 6 456 例，符合扩大适应证的病例 4 202 例，结果显示在局部复发率上，符合绝对适应证病变者的仅为 0.22%，符合扩大适应证病变者仅为 1.26%，远处转移率分别为 0% 和 0.14%；对所有复发的病例进行危险因素分析，可见多数为水平切缘阳性或未知的非根治病例，远处转移病例共 6 例，仅有一例既没有黏膜下浸润也没有低分化成分[16]。这些研究结果提示：内镜下切除的指征从长期预后来说是可以接受的。

2. 非治愈性切除及应对策略

非治愈性切除包括几种不同情况：水平切缘阳性、垂直切缘阳性、脉管侵犯，以及切缘阴性的超指征病变，其处理原则有一定差异。下文中这些情况的处理原则只代表目前 (2021 年) 的主流观点，因为尚缺乏大规模的临床数据验证。目前，对于非治愈性切除的术后风险判断已经从原来的 R0 切除改变到 eCura 评级，即从原来只关心切缘过渡到了关注切缘及淋巴结转移风险[17]。eCura 评级是 Hatta 等基于 1 101 例非治愈性切除病例的随访结果，分析获得风险因素而建立的分级标准。其中肿瘤大小 (直径≥3cm)、肿瘤浸润深度 >500μm、血管浸润和垂直切缘阳性分别赋值 1 分，淋巴管侵犯赋值 3 分；以≤1 分为低危组，淋巴结转移风险为 2.5%；2~4 分为中危组，淋巴结转移率为 6.7%；≥5 分为高危组，淋巴结转移风险为 22.7%。通过 eCura 评级，可以对患者术后的风险进行定量分级评估，有助于根据患者具体情况进行个体化临床决策。

(1) 水平切缘阳性的病例：可以根据具体情况考虑追加处理方案。对于整块切除的分化型胃癌，可考虑追加内镜下切除治疗，特别是高龄、有严重合并症的患者[18]。但需要谨慎探讨其切缘阳性的原因，如果病变边界不够明确，且继续内镜切除干净的可能性不大，则建议外科追加手术切除。特别是对于低分化胃癌及未能整块切除的病例，因其边界难以确认，应行腹腔镜或开腹追加外科手术治疗[19]；不建议单纯随访和 APC 治疗[20]。

(2) 垂直切缘阳性或有脉管侵犯的病例：考虑到淋巴结转移的风险，应行腹腔镜或开腹追加外科手术治疗[21]。单纯的高龄因素不应成为拒绝手术的理由[22,23]。但也有报道提示，在追加外科与不追加手术间没有后续生存率上的区别[24]。需要注意的是，对于切除标本直径 >5cm 的 ESD 病例，采用腹腔镜追加胃切除术有一定困难[25]。

(3) 切缘阴性的超指征病变病例：包括浸润深度 >500μm、溃疡性病变直径≥3cm 或未分化癌直径≥2cm 等情况。这部分的病例处理非常困难，应该与患者及其家属积极沟通情况，共同作出决定。部分分化型癌，尽管浸润深度 >500μm，但如果黏膜下浸润面积有限且浸润前端的分化较好，也可以考虑保守处理[26]。对怀疑有淋巴结侵犯的病例，也可以考虑前哨淋巴结导航手术 (sentinel node navigation surgery)[27]，但目前没有充足的循证医学证据支持。保留胃的广泛淋巴结清扫也是可以考虑的术式 (图 3-0-2)，但容易造成术后胃瘫，需要根据具体情况选择处理方案。

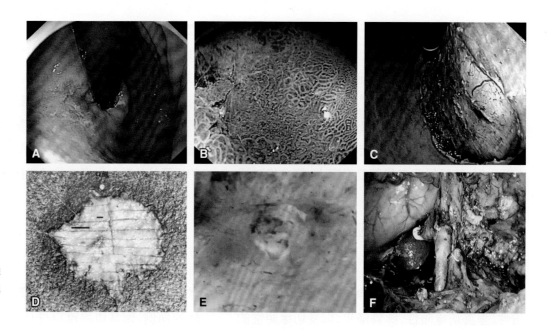

图 3-0-2　内镜下非治愈性切除后的单纯淋巴结清扫病例

A. 贲门小弯侧可见一直径 10mm 的 0-Ⅱc 型病变；B.NBI 显示病变边界；C. 切除后的创面；D. 切除标本病理复原图，主要为高分化腺癌；E. 局灶有低分化成分，黏膜下深浸润；F. 保留胃的淋巴结清扫术中影像（该患者 2 年后复查 CT 提示淋巴结增大，超声穿刺提示高分化腺癌）。

（4）造成非治愈性切除的原因：通常为诊断错误、技术不足和组织学诊断问题。在对 182 例非治愈性切除病例的分析中，发现诊断错误的比例为 48.4%，技术不足占 32.4%，组织学诊断问题占 19.2%（图 3-0-4）[28]。多因素分析提示大病变、操作时间长和内镜医生经验欠缺是技术不足所致

非治愈性切除的危险因素，近端胃及黏膜下浸润是术前诊断错误的独立风险因素。

既往研究中利用病变大体类型、部位、大小及活检病理等多个因素建立了对治愈性切除预测的贝叶斯数学模型，模型的曲线下面积可达 78%（95%CI 75%~81%）（表 3-0-2）[29]。

表 3-0-2　数学模型评估内镜下实现治愈性切除的可能（贝叶斯后验概率矩阵）[29]　　单位：%

大体类型	位置	直径大小 < 20mm			直径大小 ≥ 20mm		
		低级别瘤变	高级别瘤变	癌	低级别瘤变	高级别瘤变	癌
隆起型	中	85	74	42	66	49	20
	上	91	83	56	77	62	30
	下	93	86	61	81	67	35
凹陷型	中	93	87	64	83	70	38
	上	96	92	75	89	80	51
	下	97	94	79	91	83	57
平坦型	中	97	94	79	91	83	57
	上	98	96	87	95	90	69
	下	98	97	89	96	91	74

3. 内镜下切除后随访及异时性病变

随访对于内镜切除的患者是非常必要的,其目的主要在于:①对治愈性切除的病例,验证其病理检测的正确性;②对非治愈性切除且能考虑复查的病例,可以严密监测复发情况;③及时发现同时性及异时性病变。复查间隔对于根治性病例可以按每年1次的频率复查5年,以后根据情况适当延长。因为这部分患者属于胃癌高发人群,对

其的筛查应终身持续[30]。而对于疑似有病变或非治愈性切除的病例,应考虑术后6个月加做1次复查[31]。对于个别病变发展较快的病例,间隔1年的随访策略可能会错过合适的内镜下诊断和治疗时机,降低内镜下治愈性切除的可能,但这部分病变通常是明确指征外的情况,半年随访一般难以对此类病例的生存率产生实质影响(图3-0-3)。

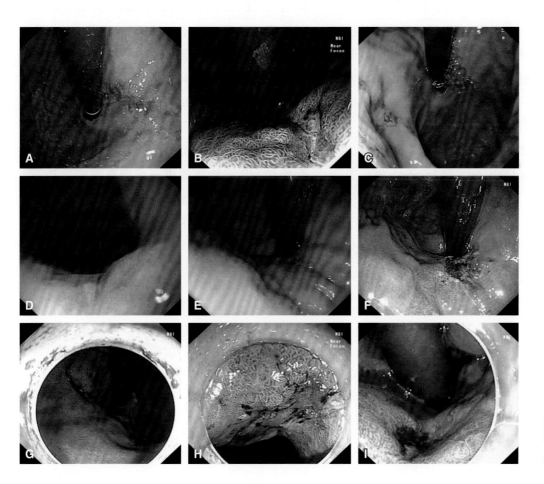

图 3-0-3 内镜下随访后不能根治切除的病例

A. 贲门小弯侧可见线状黏膜改变,不能除外贲门撕裂后修复性变化;B. 近焦 NBI 观察可见局限性黏膜微结构紊乱,活检提示高级别瘤变;C. 1 年前胃镜翻转检查未见明确病变;D. 正镜可见局限性黏膜改变,不能确认病变;E. 3 个月后复查出现皱襞集中,考虑进展癌改变,活检仍提示高级别瘤变;F.NBI 下边界清晰,建议服用抑酸剂后考虑内镜下切除;G. ESD 手术中可见病变略呈"平台样"隆起;H、I. NBI 近焦观察可见病变处边界清晰,有局部微结构改变;

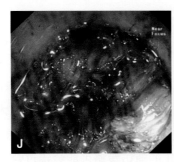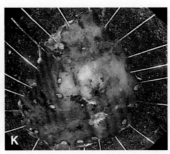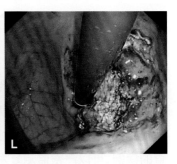

图 3-0-3(续)

J. 剥离过程中见黏膜下纤维化严重;K. 切除病变标本提示中 - 低分化腺癌,基底切缘阳性;L. 术后创面,追加外科手术提示 pT4N0。

原位复发多数与非治愈性切除相关,与病变大小和位置联系紧密[32];而对根治性 ESD 病例来说,则是非常罕见的情况,多数与术后病理分析质量相关,即非根治性病例误判为根治性病例(图 3-0-4)。根治性病例出现远处转移的情况非常罕见,但也并非不存在[33],因此对于癌变的病变需要同时复查 CT 以除外淋巴结转移[34]。

治愈性切除的 ESD 病例术后最常出现的是异时性病变(metachronous lesion),据报道其发生率在 10% 左右,但其中一部分可能属于同时性病变的漏诊[35,36],两者的区别主要在于发现的时间,异时性病变指治疗后超过 12 个月发现的新病灶[37],大部分该类病灶出现在胃内原发病灶的邻近部位,且组织病理类型相同。异时性病变的高危因素包括年龄、家族史、幽门螺杆菌(HP)感染、胃部萎缩、吸烟史等。其中针对 HP 的研究结果争议较多,有研究提示 HP 清除可以减少异时性病变[38],但多数研究认为 HP 造成的萎缩等改变已经形成,HP 清除对胃癌异时性病变发生率无明显影响[31][39];也有研究显示持续 HP 阳性可能进一步增高胃癌风险[40]。结合这些研究,仍建议对 HP 阳性患者采取清除治疗,而成功清除 HP 后仍应考虑到发生异时性胃癌的可能性[21]。

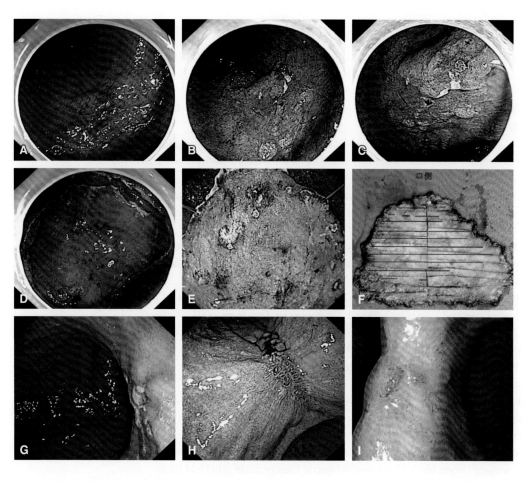

图 3-0-4　内镜下切除早期胃癌病理错报病例

A. 内镜下可见片状发红区域,边界不清;B. NBI 下可见病变范围直径≤3cm;C. NBI 下观察病变口侧;D. 环周切开范围;E. 切除标本口侧黏膜;F. 切除标本病理复原图,病理提示高 - 中分化腺癌,局部浸润深度 765μm,可见口侧有癌残留,病理未报;G. 术后 1 个月复查口侧可见隆起;H. 术后 2 个月复查局部可见隆起,有自发性出血;I. 术后 9 个月复查可见口侧黏膜改变,活检提示高级别瘤变。

参考文献

[1] GOTODA T,YANAGISAWA A,SASAKO M,et al. Incidence of lymph node metastasis from early gastric cancer:estimation with a large number of cases at two large centers. Gastric Cancer,2000,3 (4):219-225.

[2] 刘敏,黄蕊,刘志国. 术前考虑为M3-SM1层的食管浅表鳞癌是否适于内镜下治疗. 中华消化内镜杂志, 2017,34(1):14-17.

[3] FENG H,WANG Y,CAO L,et al. Lymph node metastasis in differentiated-type early gastric cancer: a single-center retrospective analysis of surgically resected cases. Scand J Gastroenterol,2016,51(1): 48-54.

[4] CHOI K K,BAE J M,KIM S M,et al. The risk of lymph node metastases in 3 951 surgically resected mucosal gastric cancers:implications for endoscopic resection. Gastrointest Endosc,2016,83(5): 896-901.

[5] CHOI I J,LEE J H,KIM Y I,et al. Long-term outcome comparison of endoscopic resection and surgery in early gastric cancer meeting the absolute indication for endoscopic resection. Gastrointest Endosc,2015,81(2):333-341.

[6] KIKUCHI S,KATADA N,SAKURAMOTO S,et al. Survival after surgical treatment of early gastric cancer:surgical techniques and long-term survival. Langenbecks Arch Surg,2004,389(2):69-74.

[7] DAI J,HUANG X,LU B,et al. Evaluation of the expanded criteria of endoscopic submucosal dissection for early gastric cancers:a meta-analysis. Digestion,2015,92(4):227-235.

[8] KIM Y I,KIM Y W,CHOI I J,et al. Long-term survival after endoscopic resection versus surgery in early gastric cancers. Endoscopy,2015,47(4):293-301.

[9] PYO J H,LEE H,MIN B H,et al. Long-term outcome of endoscopic resection vs. surgery for early gastric cancer:a non-inferiority-matched cohort study. Am J Gastroenterol,2016,111(2):240-249.

[10] HASUIKE N,ONO H,BOKU N,et al. A non-randomized confirmatory trial of an expanded indication for endoscopic submucosal dissection for intestinal-type gastric cancer(cT1a):the Japan Clinical Oncology Group study(JCOG0607). Gastric Cancer,2018,21(1):114-123.

[11] JAPANESE GASTRIC CANCER A. Japanese gastric cancer treatment guidelines 2018(5th edition). Gastric Cancer,2020,24(1):1-21.

[12] TAKIZAWA K,ONO H,HASUIKE N,et al. A nonrandomized,single-arm confirmatory trial of expanded endoscopic submucosal dissection indication for undifferentiated early gastric cancer: Japan Clinical Oncology Group study(JCOG1009/1010). Gastric Cancer,2021,24(2):479-491.

[13] ONO H,YAO K,FUJISHIRO M,et al. Guidelines for endoscopic submucosal dissection and endoscopic mucosal resection for early gastric cancer(second edition). Dig Endosc,2020,33(1):4-20.

[14] PARK S W,LEE H,PARK C H,et al. Endoscopic and oncologic outcomes according to indication criteria of endoscopic resection for early gastric cancer:a systematic review and meta-analysis. Surg Endosc,2016,30(4):1270-1281.

[15] PENG L J,TIAN S N,LU L,et al. Outcome of endoscopic submucosal dissection for early gastric cancer of conventional and expanded indications:systematic review and meta-analysis. J Dig Dis, 2015,16(2):67-74.

[16] TANABE S,ISHIDO K,KOSAKA T,et al. 211 long term outcomes and prognosis of endoscopic submucosal dissection for early gastric cancer:a multi-institutional joint study. Gastrointestinal Endoscopy,2015,81(5):AB124-125.

[17] HATTA W,GOTODA T,OYAMA T,et al. A scoring system to stratify curability after endoscopic submucosal dissection for early gastric cancer:"eCura system". Am J Gastroenterol,2017,112(6): 874-881.

[18] TOYOKAWA T,OHIRA M,TANAKA H,et al. Optimal management for patients not meeting the inclusion criteria after endoscopic submucosal dissection for gastric cancer. Surg Endosc,2016,30 (6):2404-2414.

[19] LEE J H,KIM J H,KIM D H,et al. Is surgical treatment necessary after non-curative endoscopic resection for early gastric cancer? J Gastric Cancer,2010,10(4):182-187.

[20] ODA I,GOTODA T,SASAKO M,et al. Treatment strategy after non-curative endoscopic resection of early gastric cancer. Br J Surg,2008,95(12):1495-1500.

［21］ONO H,YAO K,FUJISHIRO M,et al. Guidelines for endoscopic submucosal dissection and endoscopic mucosal resection for early gastric cancer. Dig Endosc,2016,28(1):3-15.

［22］KUSANO C,IWASAKI M,KALTENBACH T,et al. Should elderly patients undergo additional surgery after non-curative endoscopic resection for early gastric cancer? Long-term comparative outcomes. Am J Gastroenterol,2011,106(6):1064-1069.

［23］ABE N,GOTODA T,HIRASAWA T,et al. Multicenter study of the long-term outcomes of endoscopic submucosal dissection for early gastric cancer in patients 80 years of age or older. Gastric Cancer,2012,15(1):70-75.

［24］NOH G Y,KU H R,KIM Y J,et al. Clinical outcomes of early gastric cancer with lymphovascular invasion or positive vertical resection margin after endoscopic submucosal dissection. Surg Endosc,2015,29(9):2583-2589.

［25］EBIHARA Y,OKUSHIBA S,KURASHIMA Y,et al. Totally laparoscopic gastrectomy for gastric cancer after endoscopic submucosal dissection:a propensity score matching analysis. Langenbecks Arch Surg,2015,400(8):967-972.

［26］HAN J P,HONG S J,KIM H K,et al. Risk stratification and management of non-curative resection after endoscopic submucosal dissection for early gastric cancer. Surg Endosc,2016,30(1):184-189.

［27］ICHIKURA T,SUGASAWA H,SAKAMOTO N,et al. Limited gastrectomy with dissection of sentinel node stations for early gastric cancer with negative sentinel node biopsy. Ann Surg,2009,249(6):942-947.

［28］TOYOKAWA T,INABA T,OMOTE S,et al. Risk factors for non-curative resection of early gastric neoplasms with endoscopic submucosal dissection:Analysis of 1,123 lesions. Exp Ther Med,2015,9(4):1209-1214.

［29］LIBâNIO D,DINIS-RIBEIRO M,PIMENTEL-NUNES P,et al. Mo1045 predicting clinical outcomes of gastric endoscopic submucosal dissection using a bayesian approach. Gastrointestinal Endoscopy,2016,83(5):AB440.

［30］ABE S,ODA I,SUZUKI H,et al. Long-term surveillance and treatment outcomes of metachronous gastric cancer occurring after curative endoscopic submucosal dissection. Endoscopy,2015,47(12):1113-1118.

［31］KOBAYASHI M,SATO Y,TERAI S. Endoscopic surveillance of gastric cancers after Helicobacter pylori eradication. World J Gastroenterol,2015,21(37):10553-10562.

［32］TAKENAKA R,KAWAHARA Y,OKADA H,et al. Risk factors associated with local recurrence of early gastric cancers after endoscopic submucosal dissection. Gastrointest Endosc,2008,68(5):887-894.

［33］OYA H,GOTODA T,KINJO T,et al. A case of lymph node metastasis following a curative endoscopic submucosal dissection of an early gastric cancer. Gastric Cancer,2012,15(2):221-225.

［34］MIN B H,KIM E R,KIM K M,et al. Surveillance strategy based on the incidence and patterns of recurrence after curative endoscopic submucosal dissection for early gastric cancer. Endoscopy,2015,47(9):784-793.

［35］SEKIGUCHI M,SUZUKI H,ODA I,et al. Favorable long-term outcomes of endoscopic submucosal dissection for locally recurrent early gastric cancer after endoscopic resection. Endoscopy,2013,45(9):708-713.

［36］ABE S,ODA I,SUZUKI H,et al. Short- and long-term outcomes of endoscopic submucosal dissection for undifferentiated early gastric cancer. Endoscopy,2013,45(9):703-707.

［37］NASU J,DOI T,ENDO H,et al. Characteristics of metachronous multiple early gastric cancers after endoscopic mucosal resection. Endoscopy,2005,37(10):990-993.

［38］BAIK G H,BANG C S,SUK K T,et al. Tu1718 Helicobacter pylori eradication for the prevention of metachronous recurrence after endoscopic resection of early gastric cancer:a meta-analysis. Gastrointestinal Endoscopy,2015,81(5):AB570.

［39］YANAOKA K,OKA M,OHATA H,et al. Eradication of Helicobacter pylori prevents cancer development in subjects with mild gastric atrophy identified by serum pepsinogen levels. Int J Cancer,2009,125(11):2697-2703.

［40］KIM Y I,CHOI I J,KOOK M C,et al. The association between Helicobacter pylori status and incidence of metachronous gastric cancer after endoscopic resection of early gastric cancer. Helicobacter,2014,19(3):194-201.

病例篇

第四章
典型病例的大体类型分布

早期胃癌的异质性要显著高于食管和结肠肿瘤,而对于初学者来说,根据大体类型来区分典型的早癌是比较快捷的方式。本书病例篇即根据大体类型,对 38 个早期胃癌典型病例进行分类,分别按 0-Ⅱc、0-Ⅱa、0-Ⅱb、0-Ⅰ 和特殊类型分章节进行展示。图 4-0-1 所示为西京医院 419 例胃黏膜病变的大体类型分布,可见在胃黏膜病变中,最多的

还是 0-Ⅱc 型病变,这也是早期胃癌最常见的形态。

大体类型与肿瘤的性质是有相关性的[1],如隆起型病变更多的是分化型肿瘤,平坦型病变含低异型度高分化腺癌、平坦伸展型癌、非全层未分化癌,而凹陷型病变则涵盖未分化及分化型等多种类型(图 4-0-2),其鉴别也需要一定经验的累积。

值得注意的是,大体类型在不同充气状态、体内或

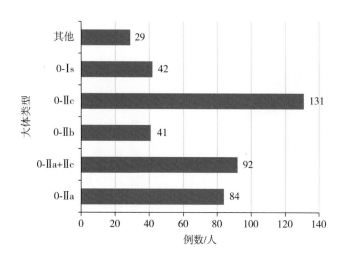

图 4-0-1 胃黏膜病变的大体类型分布(西京医院数据)

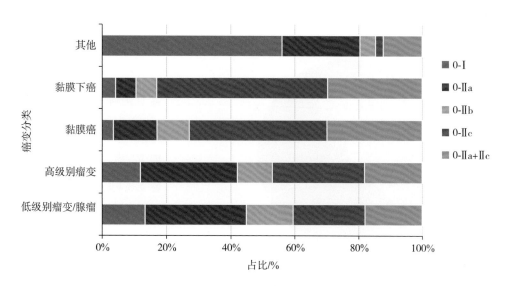

图 4-0-2 大体类型与病变性质的关系(西京医院数据)

体外都是有差别的,由于黏膜下浸润造成的隆起型病变在体内可能并不明显,但在体外展平时就会变得显著,因而不能过于机械地进行判断。统计数据中不同大体类型的病变性质构成的详细情况如图 4-0-3~ 图 4-0-7 所示。

O-Ⅱc 型病变:近半数为黏膜癌,而低级别瘤变 / 腺瘤所占比例相对较低,值得注意的是,O-Ⅱc 是黏膜下癌最常见的大体类型,统计数据中显示其在 O-Ⅱc 型病变中可占 19%(图 4-0-3)。

O-Ⅱa 型病变:通常以低级别上皮内瘤变、腺瘤、高级别上皮内瘤变、黏膜内癌等局限的肿瘤性病变为主,这几项在统计数据中可以占整体的84%,黏膜下浸润癌非常少见,仅占 4%(图 4-0-4)。

但在 O-Ⅱa 基础上出现 O-Ⅱc 型改变后,其黏膜下癌的发生比例明显升高,可达 15%。

O-Ⅱb 型病变:在临床上发现相对较少,性质分布也比较分散(图 4-0-5)。按目前胃癌的发生阶段来看,O-Ⅱb 型病变处于胃癌发生的更早阶段,随着病变发展,逐步呈现出隆起与凹陷,因而鉴别困难,但随着内镜检查手段的不断提高,早期胃癌发现经验的不断累积,O-Ⅱb 型病变被发现的概率会越来越高(图 4-0-6)。

O-Ⅰ 型病变:最主要的类型是良性增生性的病变,黏膜内癌等肿瘤性病变较少,但如果病变明显以隆起为主,要考虑到黏膜下深浸润癌的可能性(图 4-0-7)。

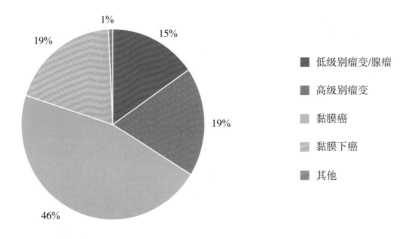

图 4-0-3　O-Ⅱc 型病变性质构成(西京医院数据)

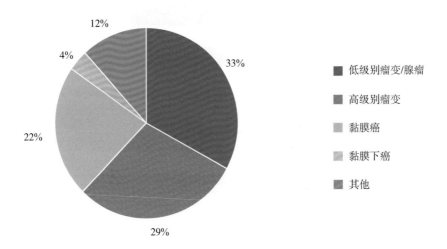

图 4-0-4　O-Ⅱa 型病变性质构成(西京医院数据)

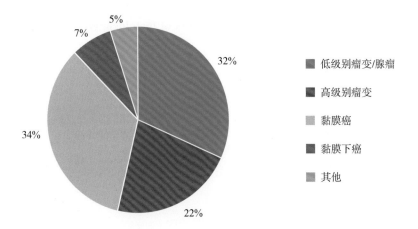

图 4-0-5　0-IIb 型病变性质构成（西京医院数据）

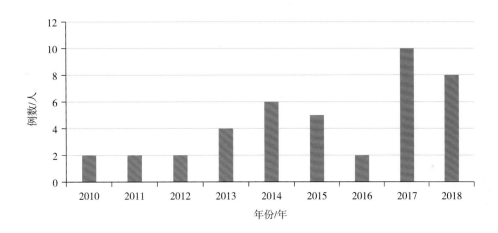

图 4-0-6　0-IIb 型病变的年处理例数（西京医院数据）

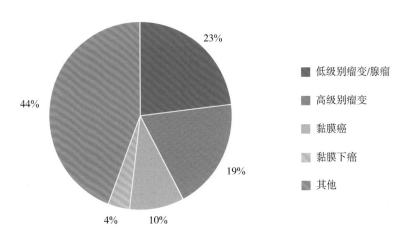

图 4-0-7　0-I型病变性质构成

参考文献

[1] KANESAKA T,NAGAHAMA T,UEDO N,et al. Clinical predictors of histologic type of gastric cancer. Gastrointest Endosc,2018,87(4):1014-1022.

参考文献

[1] KANESAKA T,NAGAHAMA T,UEDO N,et al. Clinical predictors of histologic type of gastric cancer. Gastrointest Endosc,2018,87(4):1014-1022.

第五章
0-IIc 型病变

病例 1
胃窦近胃角 0-IIc 型病变 *

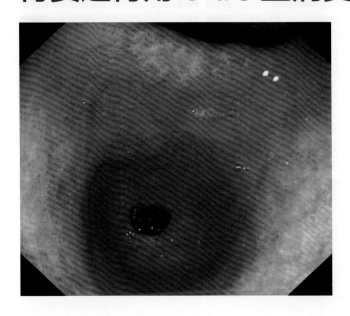

请初步判断

性质判断：癌□ 非癌□

分化程度：分化型□ 混合型□ 未分化型□

深度判断：黏膜层□ 黏膜下层□

内镜治疗：适合□ 不适合□

图 5-1-1　胃窦近胃角 0-IIc 型病变

病史简介

女，42 岁，主因"间断上腹部胀痛 4 年，加重 1 个月余"入院。患者 4 年前无明显诱因出现上腹部胀痛，偶有恶心，与进食无关，休息后可缓解，自服"奥美拉唑"治疗（具体不详）。1 个月前患者自觉上述症状较前加重，遂前往当地医院行电子胃镜检查，提示："胃窦小弯侧可见一处大小约 3.0cm×2.0cm 不规则黏膜糜烂，粗糙，周界尚清楚"；病理活检提示："胃窦黏膜慢性萎缩性胃炎，少许腺体呈高级别上皮内瘤变"；腹部增强 CT 检查未见明显异常。

---

* 病例编号 1310

术前筛查及术前精查（图 5-1-2）

部位：胃体背景黏膜。

所见：白光下（图 5-1-2A）可见黏膜红白相间明显，延伸至贲门下方，NBI 下更为明显（图5-1-2B），考虑 O-3 级萎缩，需要警惕分化型肿瘤的发生。图 5-1-2C 显示胃体中上部大弯侧黏膜水肿，有少量点状发红，提示仍有HP 感染。

部位：胃角小弯。

所见：白光（图 5-1-2D）可见黏膜明显红白相间改变，NBI 观察（图 5-1-2B）可见胃窦存在明显斑片样浅色区（对应图 5-1-2D 中绿箭头处），考虑是肠化所致亮蓝嵴[1]造成的颜色差异。

病变位于胃窦小弯侧，呈不规则发红区域，白光下境界不明显，靛胭脂染色（图 5-1-2E）后显示更为清楚，病变主体呈现 0-IIc 型改变，中央发红隆起考虑筛查内镜时活检造成的增生性改变。略微吸气后可见病变周缘隆起更为明显（图 5-1-2F），考虑为分化型肿瘤周缘的增生性改变，这是分化型肿瘤的一个特征性改变。

靠近观察 NBI 下（图 5-1-2G）病变边界更为清晰，近景观察可以见到黏膜微血管及微结构的异常（图 5-1-2H，蓝圈处），病变肛侧（图 5-1-2I）和口侧（图 5-1-2J）的观察可见，此病变与病例 6 改变相似，但血管不规则的现象更为明显，主要表现为管径的粗细变化，因为没有进行更为放大的观察，无法判断是否存在血管截断。对于深度的判断，在考虑分化型肿瘤诊断的基础上，病变在给气变化时比较柔软，考虑黏膜层病变。

整体评价：

边界：存在☑ 不存在☐

MV：规则☐ 不规则☑
    消失☐（微血管，microvascular）

MS：规则☑ 不规则☐
    消失☐（微形态，microsurface）

性质：癌☑ 非癌☐ 不确定☐

分化：分化型☑ 混合型☐ 未分化型☐

深度：黏膜层☑ 黏膜下层☐

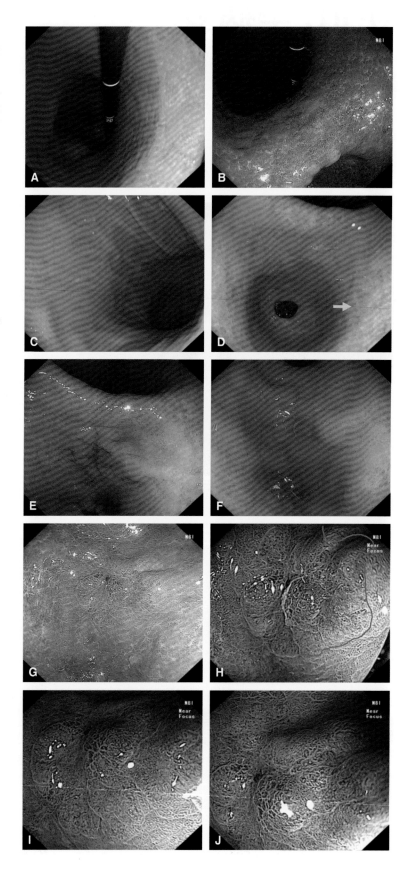

图5-1-2 术前内镜下表现

术后标本(图 5-1-3)

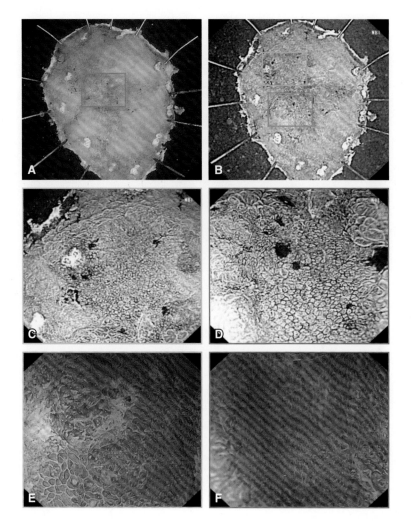

图 5-1-3A 和 5-1-3B 分别显示白光及 NBI 下的标本全景图,可见病变呈现比较平坦的凹陷,原本在体内可见的中间结节及周边隆起不明显,这是在体外固定后经常发生的情况。

提示:
体外进行组织固定时,为更好地模拟体内的表现,对于病变的展开一定要适度,不要过于激进的进行牵拉,否则容易造成黏膜的破损和大体类型误判。

由病变口侧(5-1-3 图 C,绿框)、中部(图 5-1-3D、F,蓝框)及肛侧(图 5-1-3E,棕框)的内镜下表现可见,NBI 下病变在口侧的微血管不规则性较为明显,呈现不规则的网格样结构,提示分化良好的早期胃癌,微结构在 NBI 判断较为困难,结晶紫染色后可见表面结构的不规则(图 E)及密集排列(图 F),同样提示分化型早期胃癌。

图 5-1-3 病例 1 的术后内镜下表现
图 B 中的绿框对应图 C,棕框对应图 E;图 A 中的蓝框对应图 D、F。

最后诊断

性质判断：癌☑ 非癌☐

分化程度：分化型☑ 混合型☐ 未分化型☐

深度判断：黏膜层☑ 黏膜下层☐

内镜治疗：适合☑ 不适合☐

小结

1. 这是一例典型的分化型早期胃癌，在萎缩肠化的背景上发生，呈现典型的 0-Ⅱc 型改变，只要了解胃癌诊断的 VS 分型（vessels plus surface classification system）标准[2]，这种病变的诊断并不困难。同时，上述病变特征符合内镜下切除的适应证，位置也容易完成，是内镜医生开始学习 ESD 的首选病变。

2. 该病例与胃腺瘤（如病例 6）相比，内镜下区分非常困难，事实上，越是分化良好的早期胃癌，跟高级别上皮内瘤变，甚至低级别上皮内瘤变间的鉴别难度越大，需要用内镜放大镜在高倍放大下鉴别其不规则性的高低。特别在早期胃癌中，由于我国的 HP 感染率较高，判断时受 HP 相关炎症的干扰明显，准确率较为有限。但从治疗的角度来讲，强求鉴别准确的实际意义也比较有限，因为不同鉴别结果的处理原则基本上是一致的。在临床工作中，将其界定为分化型肿瘤性病变即可。

参考文献

［1］KANEMITSU T,YAO K,NAGAHAMA T,et al. Extending magnifying NBI diagnosis of intestinal metaplasia in the stomach:the white opaque substance marker. Endoscopy,2017,49(6):529-535.

［2］YAO K. The endoscopic diagnosis of early gastric cancer. Ann Gastroenterol,2013,26(1):11-22.

术后病理（图 5-1-4）

病理诊断：（胃窦小弯近胃角）黏膜局部高分化腺癌（复原图红色标记，图 5-1-4A），黏膜四周切缘及基底未查见瘤组织，周围黏膜慢性萎缩性胃炎伴肠化。

病变的范围如图中绿箭头所示（图 5-1-4B），图 5-1-4C 显示了病变的左侧边界，可见病变与周围黏膜存在着明显的分界线（绿色虚线），肿瘤细胞核异型程度高、腺体紊乱、密集排列、部分呈筛状改变、位于上皮层，为典型的分化型肿瘤表现。

图 5-1-4D 显示了病变的右侧边界，图 5-1-4E 所示为病变中部病理改变明显处，腺体发育较差，呈"流产型腺体"，腺体形态不规则、核浆比增大、核圆形或类圆形、局部极向紊乱、核分裂象易见，高分化腺癌诊断明确。

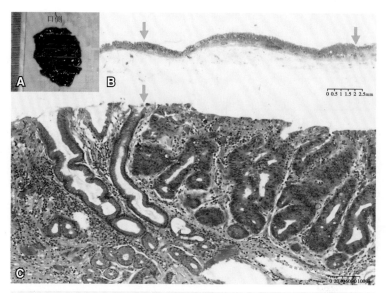

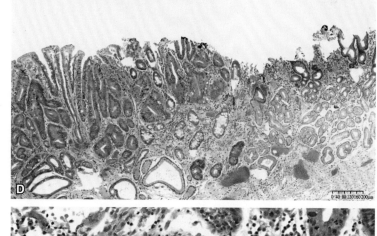

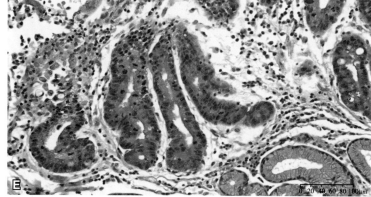

图 5-1-4　病例 1 的术后病理

病例 2

胃窦小弯侧 0-llc 型病变 *

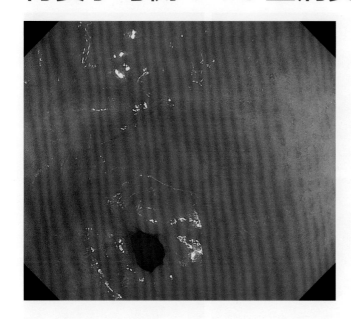

请初步判断

性质判断：癌□ 非癌□
分化程度：分化型□ 混合型□ 未分化型□
深度判断：黏膜层□ 黏膜下层□
内镜治疗：适合□ 不适合□

图 5-2-1　胃窦小弯侧 0-llc 型病变

病史简介

女,53 岁,主因"腹痛、发现胃黏膜病变 3 个月余"入院。患者 3 个月前无明显诱因间断出现腹痛不适,与进食无关,休息后可缓解,偶有恶心,无呕血、黑便等。前往当地医院,行电子胃镜检查提示:"胃窦可疑黏膜病变";病理活检提示:"黏膜慢性炎症急性活动、中度 HP 感染、局灶腺体高级别上皮内瘤变";后在当地医院给予 HP 清除治疗。为行进一步治疗前往我院,腹部增强 CT 检查提示:"未见明显异常"。

---

* 病例编号 5810

术前精查(图 5-2-2)

部位:胃背景黏膜。

所见:胃体大弯侧可见皱襞无明显水肿增粗,未见明确浑浊黏液附着(图 5-2-2A);胃窦可见黏膜萎缩,色泽红白相间,可见片状发红(图 5-2-2B),提示肠化;可见黏膜萎缩达胃体上部近贲门(图 5-2-2C);近贲门处可见黄色瘤(图 5-2-2D),根据内镜图像及相关病史,考虑为慢性萎缩性胃炎(C3~O1 期),HP 清除后改变,无现症感染。

部位:胃窦小弯侧病变处。

所见:可见直径约 1.0cm 的黏膜浅凹陷,表面充血发红,周围皱襞似有集中(图 5-2-2E),进一步充气后病变延展仍欠佳(图 5-2-2F)。普通白光内镜近景下观察,与周围黏膜相比,病变黏膜微血管增生明显,不规则,边界清,呈不规则锯齿状改变(图 5-2-2G、H)。普通白光内镜下考虑诊断为分化型肿瘤。

病变延展性欠佳,考虑病变位于胃窦处充气不良或胃窦黏膜下层较厚等原因造成,但整体病变较柔软,考虑仍为黏膜层病变。

NBI 下观察可见病变呈茶褐色改变,与周围黏膜相比,病变边界较白光下更为清晰,血管增生,中间部分(绿箭头处)考虑为损伤后的反应性增生性血管(图5-2-2I、J)。

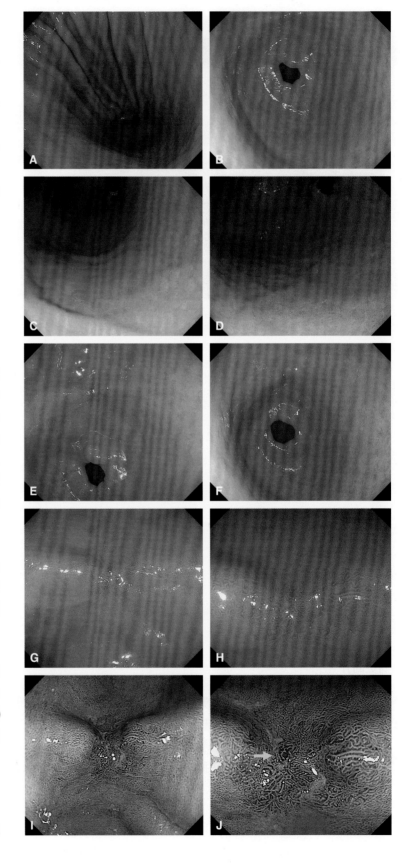

图 5-2-2　病例 2 的术前内镜下表现

术中放大观察（图 5-2-3）

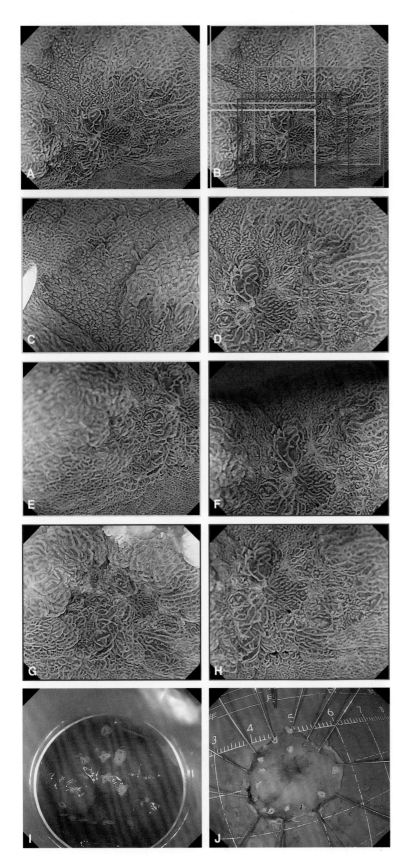

NBI 下放大观察可见病变整体呈茶褐色改变，边界清晰（图 5-2-3A），进一步放大观察，相应位置如图 5-2-3B 所示。可见病变口侧黏膜正常腺体结构消失，与周围黏膜相比，边界清晰，表面腺体排列密集，血管围绕腺体排列呈网格状（mesh pattern）[11]（图 5-2-3C）；病变近后壁可见表面腺体及血管结构排列欠规则，边界尚清（图 5-2-3D）；病变近前壁可见黏膜呈胃炎样改变，与周围黏膜相比，边界欠清，黏膜整体结构异型性较低（图 5-2-3E）；病变中央部可见深棕色粗大腺体，结构病史考虑为活检修复后再生上皮改变（图 5-2-3F）；病变肛侧表面似有正常黏膜覆盖，腺体结构异型性较低，边界欠清（图 5-2-3G、H）。NBI 放大内镜下考虑诊断为分化型肿瘤。

整体评价：

边界：存在☑ 不存在☐
MV：规则☐ 不规则☑ 消失☐
MS：规则☐ 不规则☑ 消失☐
性质：癌☑ 非癌☐ 不确定☐
分化：分化型☑ 混合型☐ 未分化型☐
深度：黏膜层☑ 黏膜下层☐

图 5-2-3I 显示体内标记范围，图 5-2-3J 显示离体标本全景图。

图 5-2-3 病例 2 的术中放大内镜及术后标本表现
图 B 中的绿框对应图 C，蓝框对应图 D，黄框对应图 E，红框对应图 F，紫框对应图 G，棕框对应图 H。

术后病理（图 5-2-4、图 5-2-5）

病理诊断:(胃窦)黏膜局部腺体高级别
上皮内瘤变(红色标记,图 5-2-4A、B),
局部高分化腺癌(黄色标记,图 5-2-4A、
B),侵及黏膜固有层,浸润前沿未查见
"瘤芽",黏膜四周切缘及基底未查见瘤
组织,未见溃疡形成,未见脉管 / 神经侵
犯,周围黏膜中度慢性炎症、中度萎缩、
中度肠化。
病理分期:AJCC pT1aNx。

免疫组化结果显示:HP(−)、CDX-2(+)、
MUC-2 局部(+)、MUC-5AC 局部(+)、
MUC-6 局部(+)、P53 局部(+),S-100
染色未提示神经侵犯,D2-40、CD34 染
色未提示脉管侵犯,Ki-67 增殖指数约
50%。
注:Lauren 分型为肠型(免疫组化提示
混合分化型)。

图 5-2-4C 为病理图中提示为肿瘤区域
的体外放大内镜 NBI 下表现,可见病变
边界尚清,腺体结构呈网格状排列;离体
标本结晶紫染色后可见腺体结构存在,
排列相对规则,呈较为规则的网格状改
变(图 5-2-4D),故考虑诊断为高分化
腺癌。

图 5-2-4E 中可见病变组织与周围正
常组织结构分界清晰;进一步放大(图
5-2-4F),可见腺体相对规则,细胞核增
大,呈假复层排列;因病变局限在上皮
层,未见明确浸润表现,病理考虑诊断为
高级别上皮内瘤变(图 5-2-4G)。

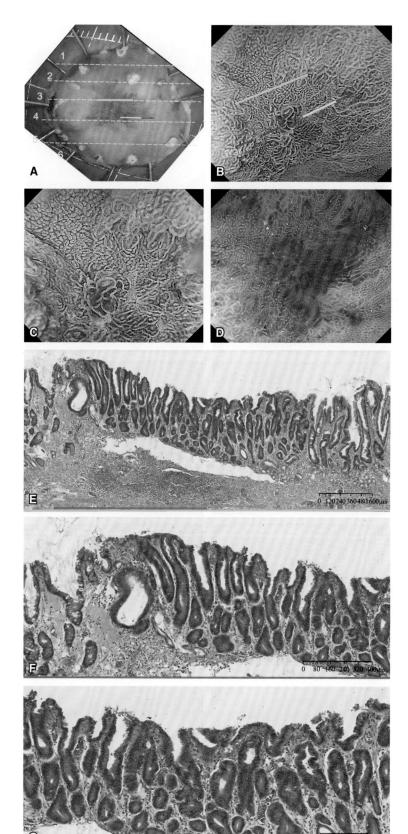

图 5-2-4 病例 2 的术后病理I

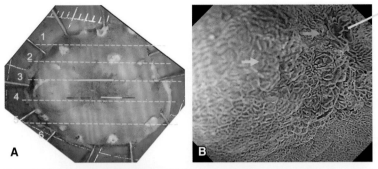

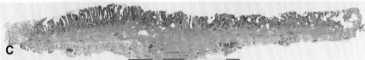

病变左侧边界呈胃炎样改变，边界欠清（图 5-2-5B，绿箭头），结合内镜下表现及相关病史，考虑除菌后改变。

图 5-2-5C 显示的是图 5-2-5A 中 4 号组织条的低倍镜下病理表现，将病变及周围区域从左至右依次放大，如图 5-2-5D~G 所示，图中红色与黄色线条用作定位。

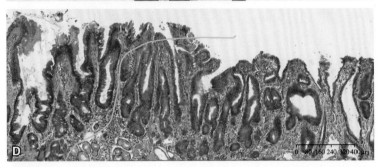

病变左侧边界与周围正常组织相比分界欠清，上方有正常组织结构蔓延覆盖（图 5-2-5D，绿色线），肿瘤组织中间可见正常组织结构穿插（图 5-2-5F，蓝色线处），整体病变呈"马赛克"改变。

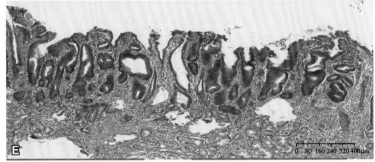

周围黏膜似有集中，病变中央可见深棕色粗大腺体改变，内镜下考虑修复后再生上皮（图 5-2-5B，蓝箭头），病理在病变中央部可见正常组织结构，结合内镜表现符合活检后新生上皮改变（图 5-2-5F，蓝色线），黏膜肌层纤维排列欠规则，应与内镜下所见黏膜集中相关（图 5-2-5C），病变右侧边界与周围正常组织相比分界尚清（图 5-2-5G）。

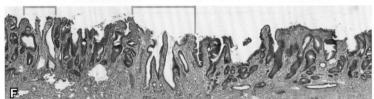

整体病变肿瘤性改变诊断明确，因患者既往术前曾行 HP 清除治疗，可能会造成黏膜呈修复性改变，结构异型性降低，综合判断认为该病变内镜与病理诊断一致，患者达到治愈性切除。

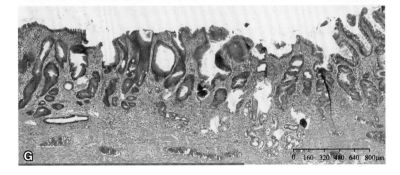

图 5-2-5 病例 2 的术后病理Ⅱ

最后诊断

性质判断：癌☑ 非癌□
分化程度：分化型☑ 混合型□ 未分化型□
深度判断：黏膜层☑ 黏膜下层□
内镜治疗：适合☑ 不适合□

小结

1. 除菌后胃癌表层出现低异型早期胃癌或非癌上皮，内镜呈"胃炎样"改变[2]，病理呈"马赛克"改变，部分病例可能类似于本例病变，整体边界欠清，出现不同于周围背景黏膜的微结构，但不规则性不明显，内镜下在界定切除范围时需要留出合适的边界，否则容易造成切除水平边界的阳性；多数病例在术前精查的时候可以明确病变边界，不影响切除的进行；在无法明确边界时，可以考虑 1~3 个月后复查，待边界清晰后再行内镜下切除。

2. 筛查内镜发现病变后，在未进行精查和进一步治疗前，应避免行 HP 清除治疗，如病变炎症过重，可酌情使用抑酸剂和黏膜保护剂，HP 清除常可影响病变的形态，造成内镜下切除判断困难。

3. 由于在日本的胃癌病理标准中没有高级别上皮内瘤变的概念，因此与之相应的内镜下表现也很难鉴别区分出其具体是 WHO 概念里的高级别瘤变还是发生浸润的癌变；通常病变分化越好，其表面结构和血管的规则性也就越好。但考虑到两类病变处理的一致性，在临床上区分高级别瘤变和癌变的内镜下表现可能是没有意义的。

参考文献

[1] KAISE M. Advanced endoscopic imaging for early gastric cancer. Best Pract Res Clin Gastroenterol，2015，29（4）：575-587.

[2] KOBAYASHI M，HASHIMOTO S，MIZUNO K，et al. Therapeutic or spontaneous Helicobacter pylori eradication can obscure magnifying narrow-band imaging of gastric tumors. Endosc Int Open，2016，4（6）：E665-672.

病例 3

胃角 0-IIc 型病变 *

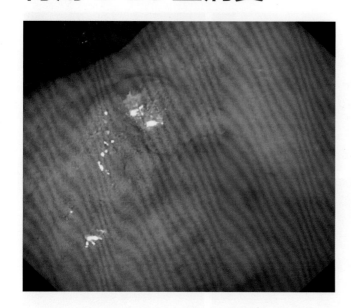

请初步判断

性质判断：癌☐ 非癌☐

分化程度：分化型☐ 混合型☐ 未分化型☐

深度判断：黏膜层☐ 黏膜下层☐

内镜治疗：适合☐ 不适合☐

图 5-3-1　胃角 0-IIc 型病变

病史简介

男，63 岁，主因"上腹部不适 3 个月余"入院。患者 3 个月前无明显诱因出现上腹部不适，于进食后加重，无反酸、胃灼热（烧心），无黑便及便血等。曾于当地医院行电子胃镜检查提示："胃窦黏膜粗糙，片状充血"。病理活检提示："中度慢性萎缩性胃炎伴部分腺体高度异型增生及轻度肠化"。我院复查电子胃镜检查提示："胃窦小弯侧近胃角可见大小约 0.7cm×1.2cm 的黏膜隆起，表面凹陷，充血明显；NBI 下观察微血管增粗，表面结构紊乱，取材质脆"。病理活检提示："黏膜少许腺体高级别上皮内瘤变"。腹部增强 CT 检查提示："胃充盈良好，胃壁未见明显增厚强化，请结合胃镜检查"。

---

* 病例编号 1284

术前精查(图 5-3-2)

部位:背景黏膜。

所见:胃窦(图 5-3-2A)至贲门下方(图 5-3-2B)可见明显斑片状发红区域,考虑萎缩性胃炎(O3),为既往 HP 感染状态,是否有现症感染不确定。

部位:胃角近胃窦病变处。

所见:可见约 2.0cm×1.5cm 大小的盘状隆起,表面可见少量覆苔,充血明显(图 5-3-2C),靛胭脂染色后边界不清(图 5-3-2D),继续充气后病变可展开,形成浅表凹陷改变(图 5-3-2E、F),变形明显,考虑其质地可能柔软。这是白光下诊断病变深度的重要手段,如果变形不明显,则考虑为肿瘤浸润造成;良性溃疡性病变也可能出现该状态。

图 5-3-2G~J 为半个月后内镜治疗前的图片,可见经半个月抑酸治疗后,黏膜病变厚度明显变薄,覆苔消失,呈现典型的 0-Ⅱc 型改变,随蠕动变形,质地柔软。近焦观察,病变位于萎缩肠化中,呈现在蓝绿色调中间的棕色调,周围可见明确亮蓝嵴存在(绿箭头),边界清晰,微血管及微结构明显不规则,考虑为分化型癌。

整体评价:

边界: 存在☑ 不存在☐
MV: 规则☐ 不规则☑ 消失☐
MS: 规则☐ 不规则☑ 消失☐
性质: 癌☑ 非癌☐ 不确定☐
分化: 分化型☑ 混合型☐ 未分化型☐
深度: 黏膜层☑ 黏膜下层☐

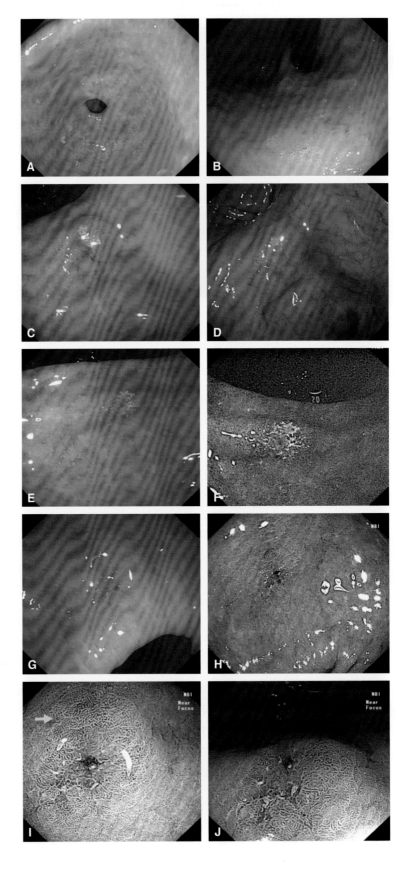

图 5-3-2 病例 3 的术前精查内镜下表现

术后标本（图 5-3-3）

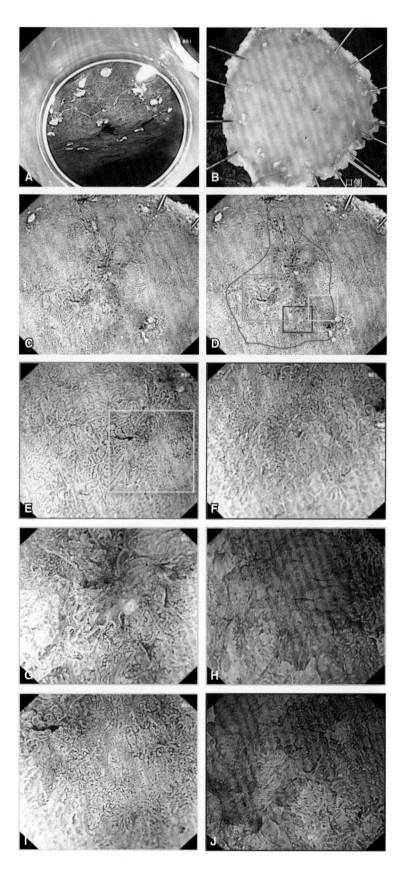

体内标记时在口侧病变处打点确定方向（图 5-3-3A）。体外白光下全景图显示病变概貌（图 5-3-3B），略放大 NBI 摄像可见病变主要呈 0-IIc 型改变（图 5-3-3C），病变范围（蓝线）及不同部位放大图像标记如图 5-3-3D 所示。

病变呈不规则浅凹陷区域，呈现明显不规则微表面结构及不规则微血管，部分区域在低倍 NBI 下可见微血管稀疏（图 5-3-3E），但放大观察表面微结构仍然存在（图 5-3-3F、I），结晶紫染色显示腺体密集、小型化（图 5-3-3H），但未见明确的结构缺失出现，可以确认属于经典的分化型 0-IIc 早期胃癌。

图 5-3-3G 显示了病灶中央区域，有腺体的明显紊乱，血管增生明显，可见自发性陈旧性出血，此部位增生的血管和黏膜聚集的情况（图 5-3-3C）考虑与术前活检有关，可能是增生性改变和肿瘤交织在一起，这部分结构有一部分缺失的区域（图 5-3-3J）。

图 5-3-3　病例 3 的术后标本内镜下表现
图 D 中蓝框对应 E，红框对应图 F，绿框对应图 G，浅灰框对应图 H，粉框对应图 J；图 E 中黄框对应图 I。

术后病理（图 5-3-4、图 5-3-5）

病理诊断:(胃窦小弯近胃角)高 - 中分化腺癌(图 5-3-4A,红色实线标记),侵及黏膜肌层,黏膜四周切缘及基底未查见瘤组织,周围黏膜见慢性萎缩性胃炎伴肠化。

病理分期:AJCC pT1aNx。

图 5-3-4A 为病理复原图,图 5-3-4B 显示在 NBI 下离体标本上病变的范围及特征区域,红色和绿色两条虚线对应切片提示肿瘤,后续分别对其组织像进行分析。

红框中的区域组织像显示于图 5-3-4C、D,病变较为局限,局部可见核异型程度高,增大深染,腺体扭曲,局部腺体融合,呈高 - 中分化表现,可见腺腔内坏死,但其在黏膜表面并未呈现出明显的膨隆,因而内镜下未见。

对胃癌组织进行免疫组化染色,图 5-3-4E 为 CD10,针对吸收上皮的刷状缘,提示完全性肠化,内镜下可以看到亮蓝嵴的存在;图 5-3-4F 为 MUC2,针对杯状细胞;图 5-3-4G 为 CDX-2,针对肠型上皮分化;图 5-3-4H 为 MUC5AC,针对小凹上皮;图 5-3-4I 为 MUC6,针对颈黏液细胞,图 5-3-4J 为 ki-67,反映增殖活性,该例病变达 70%。该免疫组化结果综合可判定肿瘤为肠型[11],周围可见完全性肠化,MUC5AC 和 MUC6 提示肿瘤处还有少量残留正常黏膜腺体,增殖活性较高。

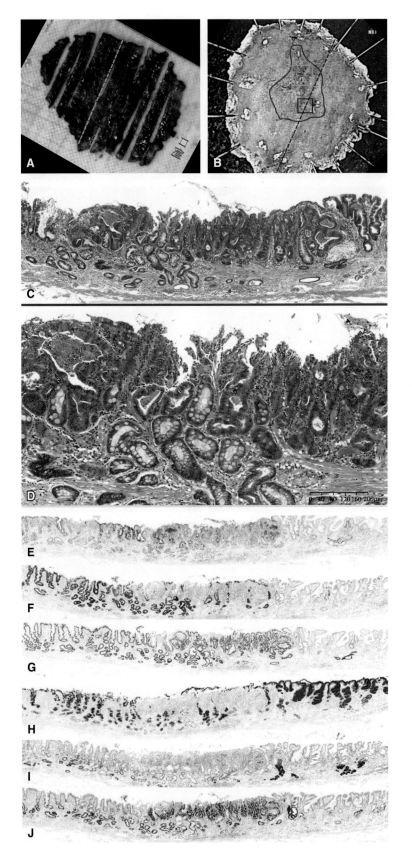

图 5-3-4　病例 3 的术后病理 I

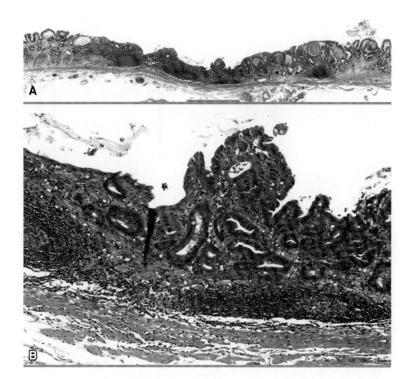

绿框处(图 5-3-4B 中的绿框)所对应的病理图像上可见肿瘤边界清楚,主要肿瘤成分位于中央凹陷处(图 5-3-5A)。局部炎症考虑为修复后改变,少量中分化成分,肿瘤腺体下方可见纤维组织增生,考虑为活检所致(图 5-3-5B)。与内镜图像判断一致。

图 5-3-5 病例 3 的术后病理 II

最后诊断

性质判断：癌☑ 非癌☐

分化程度：分化型☑ 混合型☐ 未分化型☐

深度判断：黏膜层☑ 黏膜下层☐

内镜治疗：适合☑ 不适合☐

小结

1. 内镜下对肿瘤分化程度的判断主要依赖于 NBI 下黏膜表面血管及结构的改变，但在黏膜萎缩及肠化较重时会影响判断的准确性。因此不必过于纠结是高分化还是中分化，判断为分化型即可，其主要依据就是凹陷部的腺体结构依然存在。

2. 该病例最主要的价值在于大体类型的判断，在充气不足时，远端胃因黏膜下层较为厚且疏松，0-IIc 型病变容易被误判成 0-IIa+IIc，这直接关系到对病变深度的判断。通常 0-IIa+IIc 的大体类型意味着病变在 0-IIa 的基础上出现了 0-IIc 的改变，黏膜下深浸润的可能性增加；而单纯的 0-IIc 型病变则常局限在黏膜层。因而，在观察病变的时候，留取不同程度充气量的图片是有价值的。

3. HP 感染可以通过内镜下表现判断，其表现较多，可参考"京都分类"[2]，但通常没有单一表现能够直接判断感染的有无，常用于判断无 HP 感染的标准是规则排列的集合静脉（regular arrangement of collecting vein，RAC）及胃底腺息肉的存在；提示有现症感染的是弥漫性发红、点状发红及黏膜水肿等；提示既往感染的多为地图样发红[3]。

参考文献

［1］YAO T，UTSUNOMIYA T，OYA M，et al. Extremely well-differentiated adenocarcinoma of the stomach：clinicopathological and immunohistochemical features. World J Gastroenterol，2006，12（16）：2510-2516.

［2］KAMADA T，HARUMA K，INOUE K，et al. Helicobacter pylori infection and endoscopic gastritis-Kyoto classification of gastritis. Nihon Shokakibyo Gakkai Zasshi，2015，112（6）：982-993.

［3］KATO M. Endoscopic findings of H. pylori infection. Helicobacter pylori，2016：157-167.

病例 4
贲门后壁 0-IIc 型病变 *

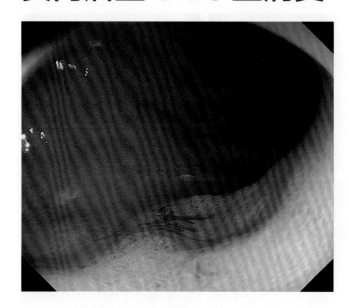

请初步判断

性质判断：癌☐ 非癌☐
分化程度：分化型☐ 混合型☐ 未分化型☐
深度判断：黏膜层☐ 黏膜下层☐
内镜治疗：适合☐ 不适合☐

图 5-4-1 贲门后壁 0-IIc 型病变

病史简介

男,61岁,主因"发现贲门黏膜病变 1 个月余"入院。患者一般情况可,无反酸、纳差,无心悸、胸痛,无腹痛、腹泻等。患者 1 个月前于当地医院体检,行电子胃镜检查提示:"贲门后壁可见片状黏膜粗糙不平";取活检 1 块,质软,内镜诊断考虑为贲门黏膜病变;病理活检提示:"高 - 中分化腺癌"。为行进一步治疗前往我院,腹部增强 CT 检查提示:"未见明显异常"。

---

* 病例编号 5569

术前精查（图 5-4-2）

部位：胃背景黏膜。

所见：胃体大弯侧可见皱襞无明显水肿增粗，未见明确浑浊黏液附着（图 5-4-2A）；胃窦体交界可见明确萎缩分界线（图 5-4-2B），沿小弯侧向贲门处走行（图 5-4-2C）；反转镜身可见萎缩达胃体上部（图 5-4-2D），根据内镜图像及相关病史，考虑为慢性萎缩性胃炎（C3），HP 既往感染。

部位：贲门后壁。

所见：贲门后壁可见直径约 1.0cm 的黏膜浅凹陷，表面充血发红，周围黏膜似有隆起（图 5-4-2E）；进一步充气后病变延展尚佳（图 5-4-2F），周围黏膜微隆起考虑反应性增生改变。普通白光内镜下，病变黏膜血管透见度降低，与周围黏膜具有明确分界线，边界尚清，黏膜表面覆白苔，局部可见活检瘢痕（图 5-4-2G，绿箭头）。将白苔冲净后可见自发性出血（图 5-4-2H），进一步近景观察可见病变表面腺体结构呈密集排列，边缘呈不规则锯齿状改变（图 5-4-2I），反转观察以镜身为参照物，预估病变大小在直径 1.0cm 以内（图 5-4-2J），普通白光内镜下考虑诊断为分化型肿瘤。

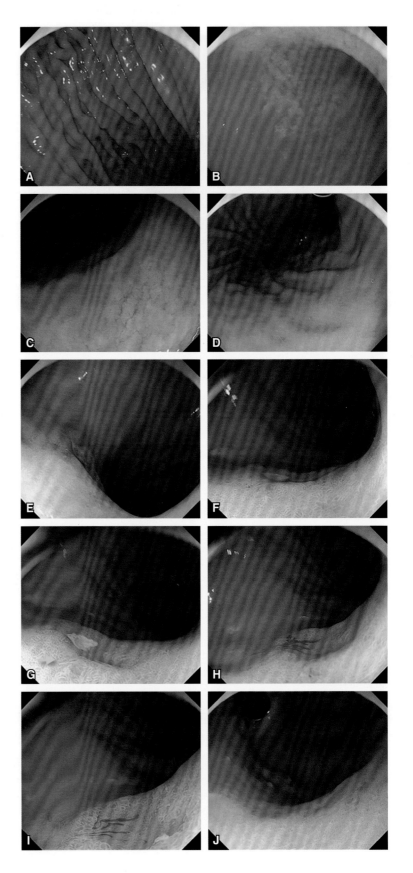

图 5-4-2　病例 4 的术前内镜精查表现

术后病理(图 5-4-4)

病理诊断:(贲门)浅表型高 - 中分化腺癌(高＞中分化),侵及黏膜肌层,黏膜各切缘及基底部未查见癌组织,周围黏膜慢性、中度活动性炎,轻度肠化,中 - 重度萎缩。

病理分期:AJCC(2017)pT1aNx。

免疫组化结果显示:CD10(-),CDX-2局部(+),MUC-2局部(+),MUC-5AC局部(+),MUC-6局部(+);注:免疫组化提示混合分化。

图 5-4-4A、B 中内镜下绿色和浅蓝色线标记为病变区域,分别对应图 5-4-4C、F 的病理切片中的绿色和浅蓝色区域。

病变组织与周围组织分界清晰(图 5-4-4C~E),病变左侧边界处可见明确腺腔内坏死碎片(intraglandular necrotic debris,IND)[2]存在(图 5-4-4E),癌组织结构主要呈高分化,局灶中分化,与内镜所见一致。

在另一张切片上,病变组织与周围正常组织分界清晰(图 5-4-4G~I),病理诊断为高 - 中分化腺癌(高＞中分化),侵及黏膜肌层。相比之下,左侧肿瘤组织(图 5-4-4G)的上皮层略厚,腺体不规则性高于右侧(图 5-4-4H、I),腺体大小不等的情况更明显,但因为表面上皮脱落得比较明显,影响了观察。同样在右侧可见肿瘤黏膜表面的 IND 存在(图 5-4-4I)。

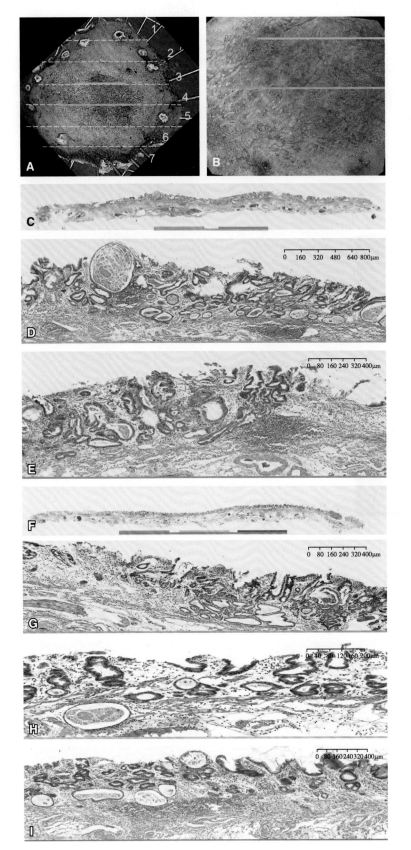

图 5-4-4　病例 4 的术后病理

最后诊断

性质判断：癌☑ 非癌☐
分化程度：分化型☑ 混合型☐ 未分化型☐
深度判断：黏膜层☑ 黏膜下层☐
内镜治疗：适合☑ 不适合☐

小结

1. 本病例为典型的分化型腺癌，具有该类癌的典型特征：边界线 + 表面腺体 / 血管改变。但胃癌的异质性决定了其在内镜下的表现不会是一致的，在判断的时候，最需要的是鉴别是否有未分化成分的表现，在本例病变中，左侧区域的分化判断较为困难。

2. 白色球样物（WGA）[1]是近年来胃肿瘤诊断的一种新的内镜标志，出现率较低但具有较高的特异性，病理检验证实其为扩张腺体内的坏死碎片（IND）[2]，病理上同样把 IND 作为恶性病变的标志。位于表面的 IND 可以在内镜检查中被发现，但在体内，由于黏膜经常处于堆积的状态，常可被忽视掉；在不能鉴定区别病变良恶性时，WGA 的发现具有重要的辅助诊断作用。

参考文献

［1］YOSHIDA N，DOYAMA H，NAKANISHI H，et al. White globe appearance is a novel specific endoscopic marker for gastric cancer：A prospective study. Dig Endosc，2016，28（1）：59-66.

［2］WATANABE Y，SHIMIZU M，ITOH T，et al. Intraglandular necrotic debris in gastric biopsy and surgical specimens. Ann Diagn Pathol，2001，5（3）：141-147.

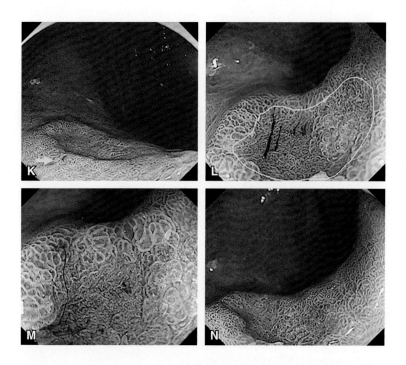

NBI下观察可见病变呈茶褐色改变,边界清晰,局部可见活检瘢痕(图5-4-2K,绿箭头);进一步放大观察,可见病变表面腺体与周围黏膜存在边界,左侧出现排列密集腺体改变,而右侧表面出现大小及形状不一致的腺体改变(图5-4-2L,黄线内);进一步放大观察可见网格状腺体结构大小不等,无结构缺失,表面血管粗细不均,与周围黏膜分界清晰(图5-4-2M);病变右侧与周围黏膜分界尚清(图5-4-2N)。NBI下考虑诊断为分化型肿瘤。

整体评价:
边界:存在☑ 不存在□
MV:规则□ 不规则☑ 消失□
MS:规则□ 不规则☑ 消失□
性质:癌☑ 非癌□ 不确定□
分化:分化型☑ 混合型□ 未分化型□
深度:黏膜层☑ 黏膜下层□

图5-4-2(续)

术后标本(图5-4-3)

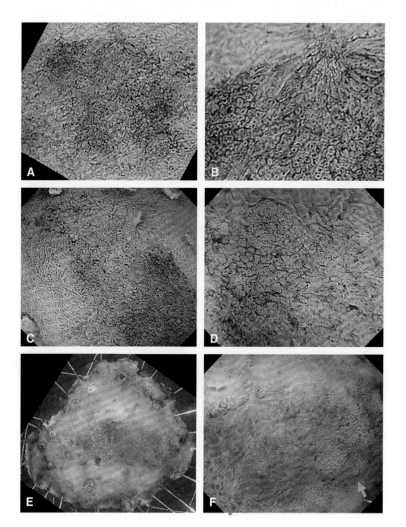

离体标本全景图见图5-4-3A,口侧瘢痕可作为定位点,放大可见瘢痕附近腺管呈点状改变,规则性相对较好(图5-4-3B)。左侧(小弯侧)黏膜明显与右侧有所不同(图5-4-3C、D,蓝色虚线左右两侧),可见部分结构显示不清,血管呈不完全的网格状,提示该病变分化可能会略有差异,但未见明确的树枝状血管,因此考虑未分化癌成分的可能性较小。

结晶紫染色如图5-4-3E所示,绿色箭头示口侧瘢痕,对上述两侧黏膜结构进行对比(图5-4-3F)可见右侧黏膜呈现小的点状结构,而左侧的结构明显不规则性更强。蓝箭头处标记可见圆形球状改变,考虑白色球样物(WGA)[1]。

图5-4-3 病例4的放大内镜及切除标本精查

病例 5

胃角 0-IIc 型病变 *

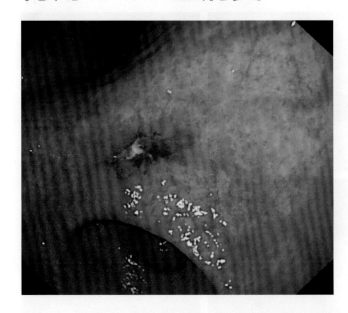

请初步判断

性质判断：癌□ 非癌□

分化程度：分化型□ 混合型□ 未分化型□

深度判断：黏膜层□ 黏膜下层□

内镜治疗：适合□ 不适合□

图 5-5-1　胃角 0-IIc 型病变

病史简介

男,77 岁,主因"呃逆 2 个月余,发现胃黏膜病变 1 个月余"入院。患者 2 个月前无明显诱因间断出现呃逆,多于餐后出现,休息后可自行缓解,余未诉明显不适。前往我院就诊,电子胃镜检查提示:"胃角近胃体可见一直径约 1.2cm 的不规则黏膜凹陷,底覆白苔,周围黏膜微隆起,取材质脆";考虑诊断为"胃角溃疡,早期胃癌不除外";病理活检提示:"黏膜慢性炎症急性活动伴溃疡形成及肠化,部分腺体至少为高级别上皮内瘤变";腹部增强 CT 检查提示:"胃角胃壁增厚,轻度强化,请结合胃镜检查"。

---

* 病例编号 1905

术前筛查(图 5-5-2;2018-02-24)

部位:胃角。

所见:胃背景黏膜呈开放性萎缩(图5-5-2A)。胃角可见约 2cm×1cm 大小的 0-IIc 凹陷型病变(图 5-5-2B),显著发红,不除外低分化或深浸润可能,中央可见白苔,提示糜烂,边界不规则。过充气状态时没有明显台阶征(non-extension sign)[1]表现(图 5-5-2C)。

NBI 非放大观察可见深色区域边界清晰,在充气量不大的情况下,病变周缘隆起明显,色泽显著发红(图 5-5-2D)。在远端胃的黏膜层癌呈现出明显隆起,可能跟黏膜下层组织疏松有关,但通常在过度充气的情况下可以被展平。

该病例因为表面炎症明显,难以准确判断,建议口服抑酸药控制炎症后复查胃镜精查,进一步明确病变性质。

整体评价:
边界:存在☑ 不存在☐
性质:癌☑ 非癌☐ 不确定☐
深度:黏膜层☑ 黏膜下层☐

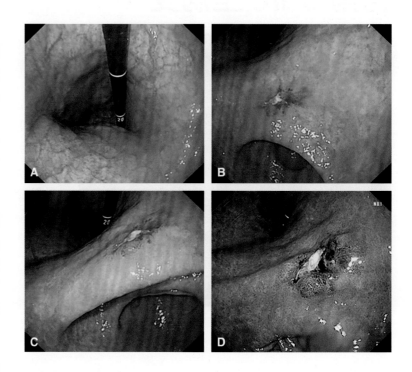

图 5-5-2 病例 5 的术前内镜下表现

术中精查（图 5-5-3、图 5-5-4；2018-04-11）

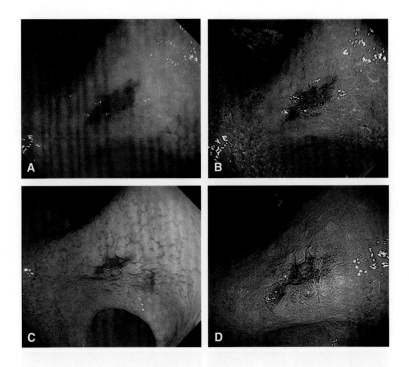

部位:胃角病变处。

所见:病变原白苔消失,非放大观察呈 0-Ⅱc 型改变(图 5-5-3A、B),原周围黏膜明显隆起消退,但仍有显著发红表现,因为筛查内镜时所见的周缘隆起常出现在分化型肿瘤,因此这种情况下高度怀疑有黏膜下浸润的可能性[2]。但靛胭脂染色(图 5-5-3C)和醋酸染色(图 5-5-3D)下病变主体仍呈 0-Ⅱc 型,没有见到明确隆起型改变,因而仅依赖于显著发红不能确定一定有黏膜下浸润。

图 5-5-3　病例 5 的术中内镜下表现

NBI 贴近观察（图 5-5-4A）可见病变周缘仍有轻度隆起，仍考虑分化型肿瘤可能性大。近焦观察病变口侧（图 5-5-4B）、后壁（图 5-5-4C）、前壁（图 5-5-4D）和肛侧（图 5-5-4E）可见病变微血管非常密集而不规则，表面结构不清，中央存在隆起性小结节，表面结构及血管分布与周围一致。

醋酸染色（图 5-5-4F）周围结构显示清晰，局部腺管增大呈"脑回样"改变，中间结构对醋酸的变性作用反应不明显，结构似乎尚存在。

整体评价：
边界：存在☑ 不存在☐
MV：规则☐ 不规则☑ 消失☐
MS：规则☐ 不规则☐ 消失☑
性质：癌☑ 非癌☐ 不确定☐
分化：分化型☑ 混合型☐ 未分化型☐
深度：黏膜层☐ 黏膜下层☑

对离体标本进行放大观察和染色（图 5-5-4G），病变主体部分蓝激光成像（BLI）（图 5-5-4H）和 NBI 观 察（图 5-5-4I）微血管分布极度密集、呈现网格样表现，粗细不均、走行不规则。结晶紫染色（图 5-5-4J）可见表面结构不规则、变浅、非常密集，仍提示分化型肿瘤。

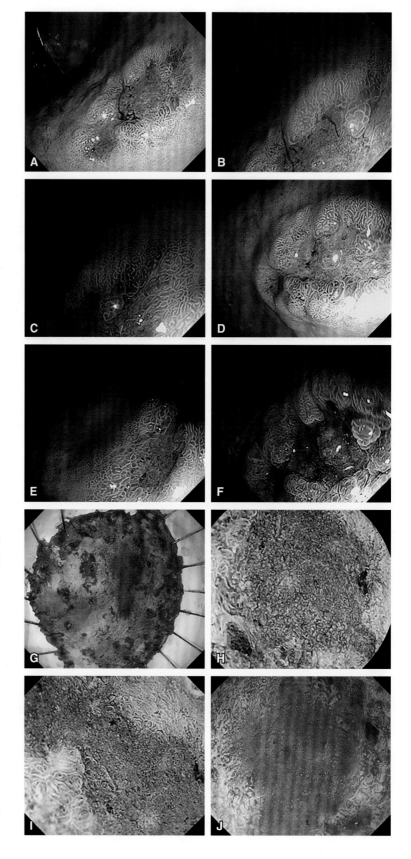

图 5-5-4 病例 5 的术中精查（A~F）及离体标本（G~J）内镜下表现

术后病理（图 5-5-5）

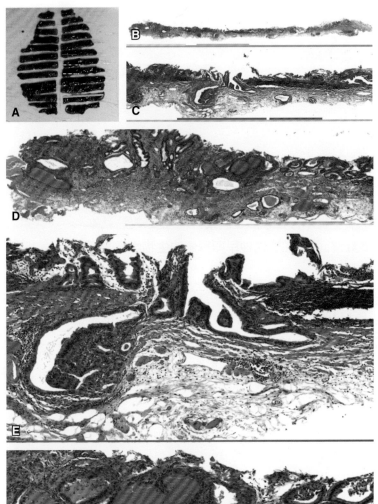

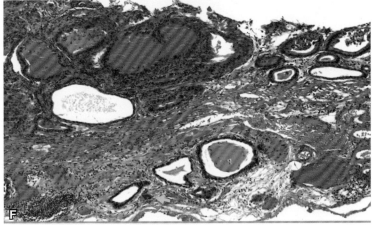

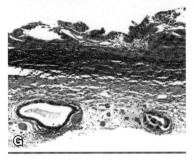 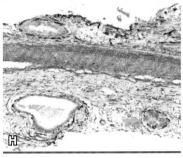

病理诊断:(胃角)浅表凹陷型中分化腺癌(红色线标记),侵及黏膜下层(黄色线标记)(图 5-5-5A),浸润深度距黏膜肌层下缘约 566μm,浸润前沿未查见"瘤芽",黏膜四周切缘及基底未查见瘤组织,未见溃疡形成,未见脉管侵犯,周围黏膜中度慢性炎症,中 - 重度萎缩,中度肠化。

病理分期:AJCC pT1bNx。

对于此例病变诊断的关键:显著发红表现是否提示存在黏膜下浸润或低分化成分。

在组织复原图(图 5-5-5A)中,可见多处黏膜下浸润区域,但深度只是在 500μm 左右。扫描切片的全景图(图 5-5-5B)、低倍(图 5-5-5C、D)及高倍(图 5-5-5E、F)显示切片中表面黏膜萎缩、细胞异型程度高、核大深染、腺体结构扭曲、部分腺体突破黏膜肌层至黏膜下层。腺体分化程度以高 - 中分化为主,部分区域可见可疑低分化成分(图 5-5-5F,绿箭头),但相对比例很少,整体仍判断为高 - 中分化。

D240 染色(-),CD34 染色有部分区域(图 5-5-5G、H,绿箭头)怀疑血管侵犯,但与周围区域相比,都为血管成分环绕,考虑并非脉管浸润,而是周围被毛细血管环绕所致。

图 5-5-5 病例 5 的术后病理

最后诊断

性质判断：癌☑ 非癌☐
分化程度：分化型☑ 混合型☐ 未分化型☐
深度判断：黏膜层☐ 黏膜下层☑
内镜治疗：适合☑ 不适合☐

小结

1. 当病变在普通白光内镜下表现为显著发红，多提示存在较深浸润或分化程度较差，就本例病变而言，显著发红主要是由黏膜下多灶浸润引起的，这种早期胃癌的生物学侵袭行为明显，在诊断与治疗过程中应高度重视。
2. 对于范围较为局限的黏膜下浸润，以目前的 eCura 分级[3]来说，单纯的黏膜下浸润带来的风险相对较低，可建议患者定期复查，重视淋巴结转移情况。但就本例病变而言，显著性发红提示血管较丰富，其脉管转移的风险还是相对较高的，需要与患者认真沟通；考虑到患者已经 77 岁，行外科根治性治疗的风险较高，仍建议暂时随访，加强复查。

参考文献

[1] NAGAHAMA T,YAO K,IMAMURA K,et al. Diagnostic performance of conventional endoscopy in the identification of submucosal invasion by early gastric cancer:the "non-extension sign" as a simple diagnostic marker. Gastric Cancer,2017,20(2):304-313.
[2] ABE S,ODA I,SHIMAZU T,et al. Depth-predicting score for differentiated early gastric cancer. Gastric Cancer,2011,14(1):35-40.
[3] HATTA W,GOTODA T,OYAMA T,et al. A scoring system to stratify curability after endoscopic submucosal dissection for early gastric cancer:"eCura system". Am J Gastroenterol,2017,112(6):874-881.

病例 6

胃窦体交界后壁 0-IIc 型病变 *

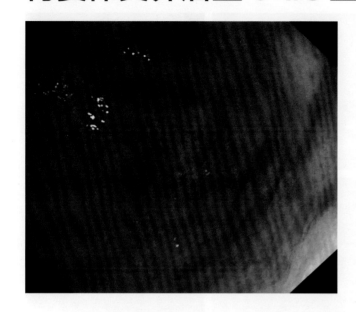

请初步判断

性质判断：癌□ 非癌□

分化程度：分化型□ 混合型□ 未分化型□

深度判断：黏膜层□ 黏膜下层□

内镜治疗：适合□ 不适合□

图 5-6-1　胃窦体交界后壁 0-IIc 型病变

病史简介

男,63 岁,主因"上腹部胀痛半年余"入院。患者半年前无明显诱因出现间断上腹部胀痛不适,休息后缓解不明显,无恶心、呕吐,无发热、寒战,无胸痛,无黑便及便血等。曾前往当地医院,行电子胃镜检查提示:"胃窦大弯侧可见约直径 1.2cm 黏膜扁平隆起,表面凹凸不平";病理活检提示:"胃窦慢性炎症,伴肠化,局灶腺体异型增生,呈低级别上皮内瘤变"。后来患者前往我院复查,电子胃镜检查提示:"胃窦体交界后壁近大弯侧可见直径约 1.0cm 的黏膜微隆起,中央略凹陷,NBI 观察病变边界尚清晰,凹陷处腺体及血管结构稍紊乱";腹部增强 CT 检查提示:"胃充盈良好,胃镜未见明显增厚强化,请结合胃镜检查"。

---

* 病例编号 1326

术前精查（图 5-6-2）

部位：胃窦背景黏膜。
所见：白光下（图 5-6-2A）黏膜红白相间明显；NBI 观察（图 5-6-2B）可见病变周围黏膜萎缩明显，色泽差异更为明显。

部位：胃窦体交界后壁。
所见：白光远景见直径约 1.5cm 的平坦凹陷病变，色调与周围黏膜略有差异（图5-6-2C），NBI 下更明显（图 5-6-2D），蠕动时（图 5-6-2E）和略吸气相（图 5-6-2F）凹陷及周围的隆起更明显，但主观判断质地仍较柔软。

病变周围及中央位置有浅表隆起（图5-6-2G，蓝色线处），隆起部分表面微结构增大、规则，考虑为增生性改变，病变主体应该在凹陷部位，边界清晰，呈现略退色的色调改变；近焦观察凹陷处表面微结构规则，微血管略有扩张（图 5-6-2H），考虑病变为分化良好的肿瘤性病变。

低倍（图 5-6-2I）及高倍（图 5-6-2J）BLI下见血管变化不明显，考虑腺瘤样改变。

整体评价：
边界：存在☑ 不存在☐
MV：规则☑ 不规则☐ 消失☐
MS：规则☑ 不规则☐ 消失☐
性质：癌☐ 非癌☑ 不确定☐
分化：分化型☐ 混合型☐ 未分化型☐
深度：黏膜层☑ 黏膜下层☐

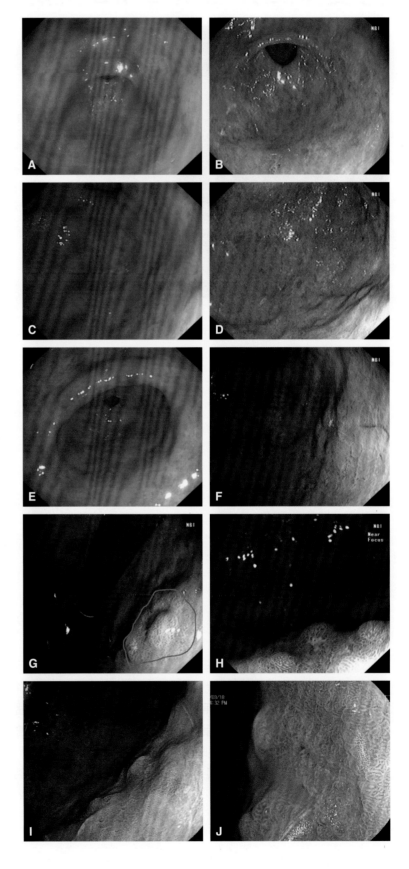

图 5-6-2　病例 6 术前内镜下表现

术后标本及病理（图5-6-3）

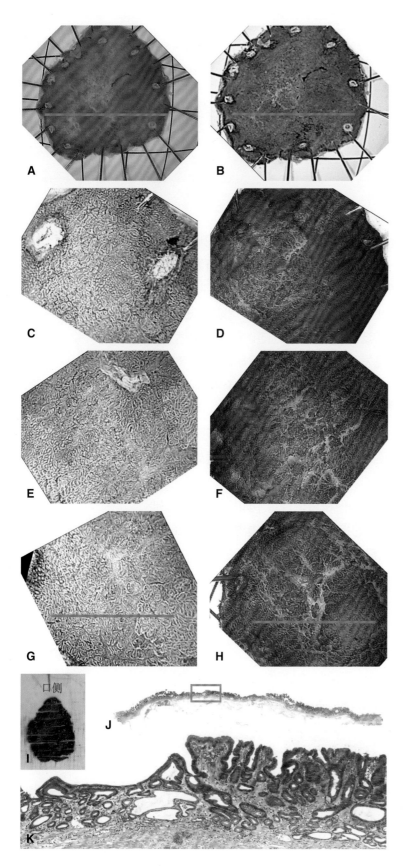

A

B

C

D

E

F

G

H

口侧

I

J

K

白光（图5-6-3A）和NBI（图5-6-3B）显示切除病变概貌，可见白光下退色改变，病变呈0-IIc型，边界不规则但可见，结晶紫染色有裂隙样改变。近焦下通过NBI及结晶紫染色观察病变口侧（图5-6-3C、D）、中部（图5-6-3E、F）和肛侧（图5-6-3G、H）可见黏膜表面微结构减少，血管有部分增粗，但管径变化及迂曲不明显，表面微结构部分有缺失，这种情况多考虑为腺瘤性疾病或高分化癌的性质（蓝线部分为病理图片展示的区域）。

从图5-6-3G、H的表面结构与血管看，病变呈浅凹陷的改变，图5-6-3J的低倍病理下也可见病变与周围黏膜相比略呈凹陷，图5-6-3K为图5-6-3J中蓝色方框区域放大。

图5-6-3K左侧部分为病变处，腺体的结构扭曲，出现异常分支，但细胞形态尚规则，表面腺体结构变少，这也是在内镜下观察到黏膜结构缺失的主要原因。图5-6-3K右侧黏膜考虑为肠化黏膜改变。内镜下表现为反光较强的蓝绿色调，腺体结构较正常情况略有增大，考虑为完全肠化的绒毛造成的亮蓝嵴存在。

病理诊断：（胃窦体交界）黏膜局部腺体低级别上皮内瘤变（病理复原图红色线标记）（图5-6-3I），黏膜四周切缘及基底未查见瘤组织，周围黏膜慢性萎缩性胃炎伴肠化。

图5-6-3 病例6的术后标本内镜及病理表现

最后诊断

性质判断: 癌□ 非癌☑

分化程度: 分化型□ 混合型□ 未分化型□

深度判断: 黏膜层☑ 黏膜下层□

内镜治疗: 适合☑ 不适合□

小结

1. 低级别上皮内瘤变与腺瘤的性质在病理分级上属于同一类病变[1],本例病变在萎缩性胃炎的基础上出现,呈现出明显的境界性改变,因此即便术后病理未诊断为早期胃癌,仍然是需要内镜下切除的;当然对于小的病变也可以选择观察,但术前的评估很难排除是否有局部高级别上皮内瘤变或者癌变,因此多数情况下,患者更希望能够进行切除。在单发病变的情况下,可以考虑治疗,但对于广泛的多发病变,则随访可能更为适宜。

2. 在腺瘤与癌的诊断上,日本与欧美在肿瘤发生的观点上是有明显区别的,对于日本研究者来说,并不接受肠上皮化生→异型增生→癌变的理论,通常会将这类非浸润性的肿瘤性病变划为腺瘤或高分化腺癌。日本在诊断腺瘤的标准上非常严格,因而多数情况下,这类病变会直接诊断为癌。这种诊断上的差异并不重要,只是反映了不同国家、地区在认识疾病上的概念区别,但无论日本还是欧美,都认为该类病变是需要处理的,特别是在内镜治疗快速发展的今天。

3. 萎缩性胃炎伴肠化生的背景上容易出现癌变,但在斑斑片片中如何寻找癌变的区域是困扰内镜医生的问题。色调改变是一个重要的指示,炎症通常边界不清,而如果有色调明显的境界性病变存在,则需要考虑肿瘤性病变的可能。

参考文献

[1] DIXON M F. Gastrointestinal epithelial neoplasia: Vienna revisited. Gut,2002,51(1):130-131.

病例 7

胃角后壁 0-IIc 型病变 *

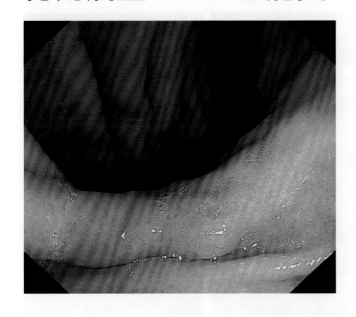

请初步判断

性质判断：癌□ 非癌□
分化程度：分化型□ 混合型□ 未分化型□
深度判断：黏膜层□ 黏膜下层□
内镜治疗：适合□ 不适合□

图 5-7-1　胃角后壁 0-IIc 型病变

病史简介

女,40 岁,主因"间断左上腹胀痛 4 个月余"入院。患者 4 个月前无明显诱因间断出现左上腹胀痛不适,与进食无关,休息后可缓解,偶有恶心,无呕血、黑便等。前往当地医院,行电子胃镜检查提示:"胃体下部后壁可见一直径约 1.2cm 的黏膜浅凹陷,周围黏膜隆起,覆少量白苔";病理活检提示:"高级别上皮内瘤变"。于我院病理切片会诊提示:"局部黏膜内查见异型细胞巢,形态提示黏膜内腺癌,周围黏膜重度慢性炎症";我院复查电子胃镜提示:"胃角可见一直径约 1.0cm 的不规则黏膜浅凹陷,可见原活检瘢痕,NBI 下可见表面腺体结构稍紊乱,血管无明显增粗紊乱,边界尚清";腹部增强 CT 检查提示:"胃壁未见异常增厚强化"。

---

* 病例编号 1294

术前精查(图 5-7-2)

部位:胃角。

所见:白光下非常平坦的凹陷,色泽改变不明显,边界不明显(图 5-7-2A、B),这个病变单纯靠白光发现是比较困难的,如果考虑为癌的话,深度应该在黏膜较浅的层次。

NBI 非放大正镜(图 5-7-2C)和倒镜(图 5-7-2D)观察病变,边界较前清晰,色调略红;为便于对比,将本例病变几处关键部位用"a~d"进行标记,在后续体外和病理图片中沿用。a 处可见黏膜聚集像,考虑瘢痕;近焦观察黏膜改变边界清晰,边界线内呈现不规则表面结构和血管,b 处有局部腺体稀疏的情况存在(图 5-7-2E、F),考虑腺体的变化为毁损式,未分化癌的可能性大。

图 5-7-2G 显示 c 处活检后变化,黏膜略有聚集,与病变边界连续,可见少量自发性出血。图 5-7-2H 中 d 处位于图 5-7-2E、F 口侧,由于透明帽的辅助,可以以正视的状态观察病变表面黏膜,发现无结构区更加明显。图 5-7-2I、J 为同一部位的水中放大的图像,图 5-7-2I 伸展较好;水中放大可以增强表面结构显示的清晰程度,因而更能显示出表面结构的稀疏,而欠充盈相(图 5-7-2J)可以看到黏膜呈 0-IIc 型改变。

整体上,考虑此病变为比较浅表的未分化癌,临床常见的是印戒细胞癌,如局限在直径 2cm 内、没有溃疡,可以考虑内镜下切除,此病变的溃疡瘢痕不在病变中,按无溃疡判断。

整体评价:

边界: 存在☑ 不存在☐

MV: 规则☐ 不规则☑ 消失☐

MS: 规则☐ 不规则☐ 消失☑

性质: 癌☑ 非癌☐ 不确定☐

分化: 分化型☐ 混合型☐ 未分化型☑

深度: 黏膜层☑ 黏膜下层☐

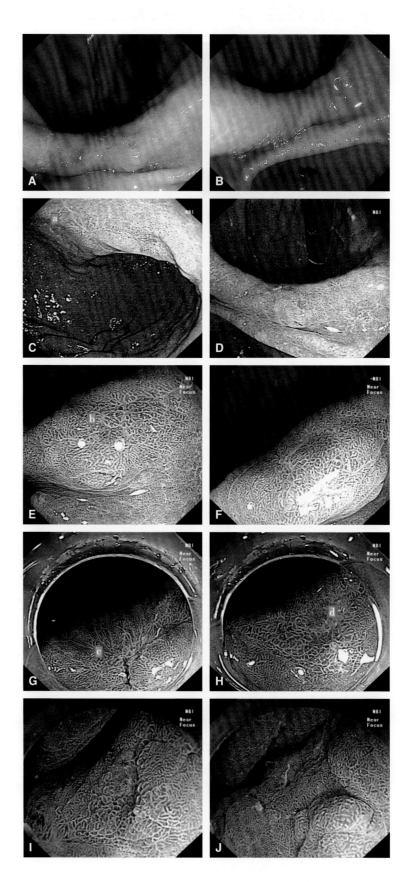

图 5-7-2 病例 7 的术前精查内镜下表现

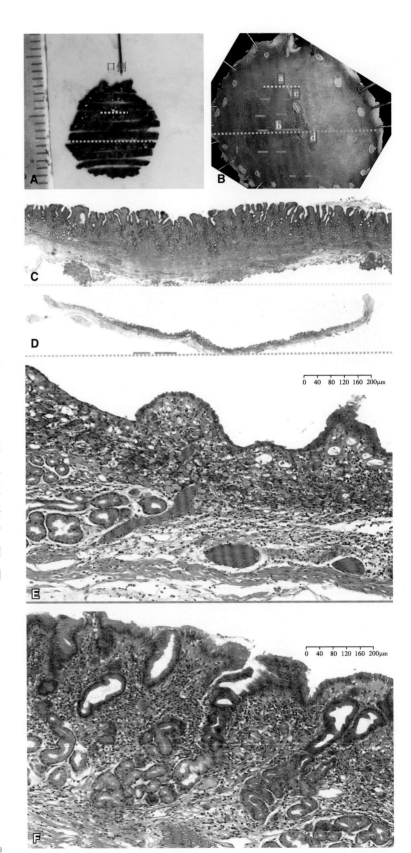

术后病理（图 5-7-4）

病理诊断:(胃角)凹陷型印戒细胞癌(图 5-7-4A,红色线标记),侵及黏膜固有层,黏膜四周切缘及基底未查见瘤组织,周围黏膜慢性萎缩性胃炎伴肠上皮化生。病理分期:AJCC pT1aNx。

图 5-7-4B 中标记的 a~d 与内镜图片标记位置相同。

图 5-7-4C 显示图 5-7-4B 中 a 处瘢痕,可以发现黏膜层及黏膜下层广泛的纤维化形成,但未发现肿瘤细胞,考虑为既往溃疡的瘢痕。图 5-7-4D 为 b 和 d 处所在的组织条,局部放大可见内镜下的无结构区域在病理下显示表面黏膜结构被破坏(图 5-7-4E),而腺体膨大之处可以看到固有层内浸润的印戒细胞存在(图 5-7-4F)。

对于印戒细胞癌,尽管内镜下切除指征为无溃疡的直径 2cm 以内病变,但从既往文献来看,病变局限在固有层时更为安全,如印戒细胞癌呈现典型的二层结构(double-layer structure),则通常预后较好[1]。因此,病理报告在此类病变中对于黏膜内浸润层次的精确评估和描述可能是非常重要的。

图 5-7-4 病例 7 的术后病理

术后标本(图 5-7-3)

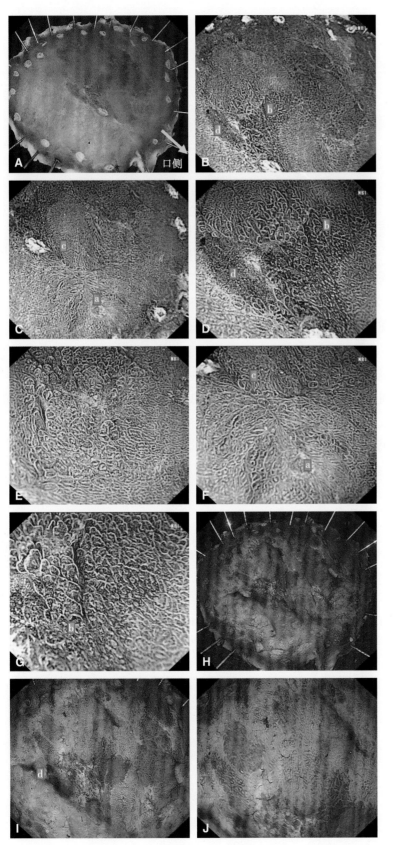

离体标本图片白光下病变范围也比较清楚(图 5-7-3A),内镜下关注位置 a~d 在 NBI 低倍放大图片上标记同前(图 5-7-3B、C)。病变整体呈现平坦的浅凹陷,色泽略红。b 处呈现为腺体膨大的改变(图 5-7-3G)。放大观察显示瘢痕局部(图 5-7-3C、F)、无结构区局部(图 5-7-3D)、病变中央近口侧区域黏膜改变(图 5-7-3E)。图 5-7-3H 为结晶紫染色全景图,可见凹陷黏膜病变,d 局部放大处呈缺少黏膜结构区域(图 5-7-3I),其周围黏膜结构规则(图 5-7-3J)。

Tips:
体外进行摄片保留图片时,需要固定病变的摄片方向,可以采取的方式如下:①口侧在上;由于病理科通常会将口侧置于上方,保存图片时也应该保持一致。②与体内摄片方向保持一致。这两种方法会为后续的比对工作减少困难。本例病变因为将口侧置于右下方,做内镜病理联系的时候会有影响。

图 5-7-3 病例 7 的术后标本内镜下表现

最后诊断

性质判断：癌☑ 非癌☐
分化程度：分化型☐ 混合型☐ 未分化型☑
深度判断：黏膜层☑ 黏膜下层☐
内镜治疗：适合☑ 不适合☐

小结

1. 早期的印戒细胞癌因为其起源于腺颈部，会造成黏膜结构的塌陷并引起黏膜厚度的改变，这有助于确定病变的范围及边界。但通常情况下，因其可以在固有层侧向延伸，通常认为预留的内镜下切除边界应该大于分化型肿瘤，以直径超过 1cm 为宜。

2. 尽管文献称印戒细胞癌在仅有固有层浸润时，可以仅出现微血管的改变，而没有腺体的改变，但这种病变通常非常难以被发现，不仅对内镜医生是这样，对病理科医生也同样如此，因此一定要谨慎；对于此类情况，可以采取的策略除活检外，还可以考虑动态随访。

3. 日本内镜治疗的相关经验是印戒细胞癌常好发于非萎缩黏膜，呈退色性改变。但在我国，因为 HP 感染率高，呈现红色的印戒细胞癌并不在少数，而且由于 HP 感染在年轻人中造成的萎缩也很常见，因而鉴别萎缩炎症背景下的未分化癌是很重要的，黏膜微结构的缺失应该有一定价值。单纯的萎缩边界通常较为模糊，而未分化癌的边界可呈现"断崖式"改变。

参考文献

[1] MURAI K，TAKIZAWA K，SHIMODA T，et al. Effect of double-layer structure in intramucosal gastric signet-ring cell carcinoma on lymph node metastasis：a retrospective，single-center study. Gastric Cancer，2019，22（4）：751-758.

病例 8

胃体 0-IIc 型病变 *

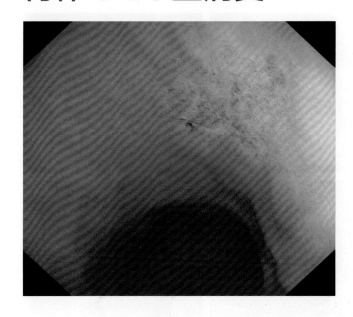

请初步判断

性质判断：癌□ 非癌□

分化程度：分化型□ 混合型□ 未分化型□

深度判断：黏膜层□ 黏膜下层□

内镜治疗：适合□ 不适合□

图 5-8-1　胃体 0-IIc 型病变

病史简介

女，62岁，主因"间断上腹部疼痛 10 年余，加重 1 个月"入院，患者 10 年前无明显诱因间断出现上腹部疼痛，呈胀痛，与进食无关，休息后可缓解，偶有腹胀，无恶心、呕吐，无腹痛、腹泻，无黑便及便血，未予以特殊处理。1 个月前患者自觉上述症状较前加重，遂前往我院门诊，行电子胃镜检查提示："胃体下段小弯侧可见一处片状黏膜粗糙，红白色黏膜瘢痕形成，局部略充血，多为溃疡愈合后改变，取材质软"；病理活检提示："黏膜慢性炎症急性活动伴糜烂，局部黏膜内查见腺癌"；腹部增强 CT 检查提示："胃充盈欠佳，胃体远端胃壁增厚，多为胃癌，请结合胃镜检查"。

---

* 病例编号 1270

术前精查（图 5-8-2）

部位:胃窦及胃角。
所见:未见明确黏膜萎缩,未见典型 HP 感染内镜下表现(图 5-8-2A、B)。

部位:胃体中部小弯侧。
所见:白光(图 5-8-2C、D)可见黏膜退色性浅凹陷,呈 0-IIc 型改变,中间可见灶状黏膜发红区域;NBI 观察(图 5-8-2E、F)可见境界清晰的塌陷式凹陷,中间可见残存黏膜结构,符合未分化癌诊断标准。

近焦观察可见病变口侧(图 5-8-2G)、肛侧(图 5-8-2H)、后 壁 侧(图 5-8-2I)和前壁侧(图 5-8-2J)边界清晰(如蓝色虚线所示),边界线上局部腺体呈膨大表现(图 5-8-2G,绿箭头),但与常见分化型肿瘤相比,缺少如病例 1 和病例 6 那样反应性增生的边缘隆起,呈塌陷式表现,考虑未分化癌可能性大。

此外,病变中间散在充血微结节样改变(图 5-8-2G,蓝箭头),但表面结构尚规则,考虑被未分化癌浸润的正常黏膜结构。在凹陷区域,微血管结构不再形成网格状结构,而是明显的树枝状血管,黏膜变薄。高度怀疑未分化癌的存在,不能除外混合型癌。
病变主体呈 0-IIc 型改变,没有明显的结节样隆起 / 凹陷,因此仍考虑病变位于黏膜层,但考虑到分化不佳,内镜切除需要谨慎。

整体评价:
边界: 存在☑ 不存在☐
MV: 规则☐ 不规则☑ 消失☐
MS: 规则☐ 不规则☐ 消失☑
性质: 癌☑ 非癌☐ 不确定☐
分化: 分化型☐ 混合型☐ 未分化型☑
深度: 黏膜层☑ 黏膜下层☐

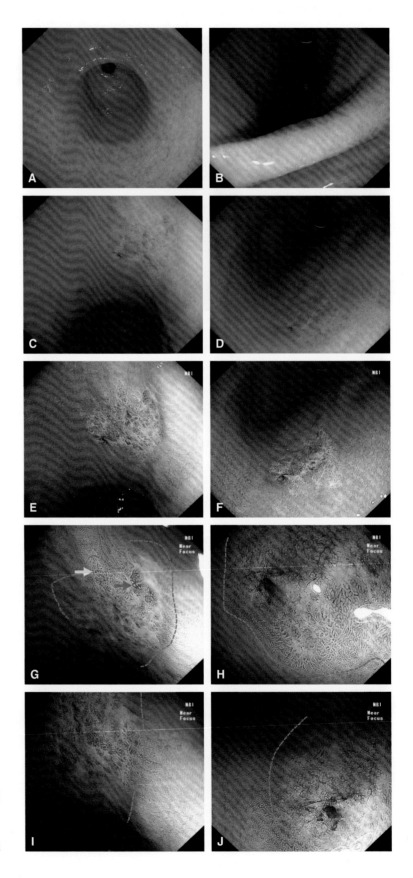

图 5-8-2　病例 8 的术前精查内镜下表现

术后标本（图5-8-3）

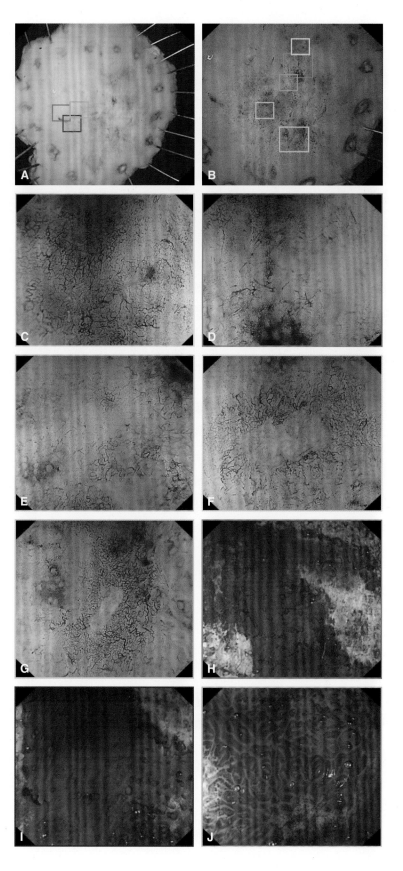

图5-8-3A和B分别显示白光及NBI下离体标本的全貌，可见病变呈0-IIc型改变，边界清晰，中央有残留的黏膜，放大（图5-8-3C）可见经典的树枝状血管，网格状血管不明显，部分区域（图5-8-3D、E）血管分布变得稀疏。可见局部小片状糜烂形成（图5-8-3F、G），周围有树枝样血管增生。

NBI下病变表面结构呈现缺失的状态，结晶紫染色（图5-8-3H~J）后可见腺管开口变少、稀疏，残留的腺管开口尚规则。病变周缘部分区域（图5-8-3J）表面微结构扩张，但仍比较规则。

图5-8-3　病例8的术后离体标本内镜下表现
图A中深蓝框对应图H，紫框对应图I，棕框对应图J；图B中黄框对应图C，浅蓝框对应图D，橙框对应图E，灰框对应图F，绿框对应图G。

最后诊断

性质判断: 癌☑ 非癌☐

分化程度: 分化型☐ 混合型☑ 未分化型☐

深度判断: 黏膜层☑ 黏膜下层☐

内镜治疗: 适合☑ 不适合☐

小结

1. 与对病变分化的诊断相比,更重要的是发现非分化成分,而不是一定要区别高分化与中分化,根据是否有未分化成分及其多少,可将病变区别为混合分化(分化型为主)、混合分化(未分化为主)、未分化癌,对于后两者的鉴别是非常困难的。通常随着未分化癌成分的比例增多,腺体的毁损也会更为明显,特征性的树枝状血管也会更显著。但区分是存在高 - 中分化成分还是残留的正常黏膜需要有足够的经验。如本例病理显示,黏膜表面都是非癌成分,尽管病理报告提示存在中分化,但从图像来看其成分也是不多的幼稚腺体,这种情况下,似乎更应考虑是未分化癌为主的混合型胃癌。

2. 由于胃癌的异质性高,未分化成分的界定对于病理科医生来说相对比较困难。腺体的分化及各成分比例的判断是主观的,无法明确量化,因而给出具体的比例会比较主观也不够准确,给出相对数量的多少可能是更容易的解决办法。

3. 术前活检如能提示分化类型,对临床诊断具有较高的参考价值。目前来看未分化癌的内镜切除仍具有一定争议[1],通常认为局限在浅表层次的印戒细胞癌相比低分化腺癌来说预后更好一些,因而如果术前能够明确低分化成分的存在,要尽量与患者沟通并告知内镜下切除的风险,对风险不能接受者,外科手术可能是更好的解决方式。

参考文献

[1] HORIUCHI Y,IDA S,YAMAMOTO N,et al. Feasibility of further expansion of the indications for endoscopic submucosal dissection in undifferentiated-type early gastric cancer. Gastric Cancer, 2020,23(2):285-292.

术后病理（图 5-8-4）

病理诊断:(胃体)凹陷型中 - 低分化腺癌(中＞低,红色线标记,图 5-8-4A),侵及黏膜固有层,黏膜四周切缘及基底未查见瘤组织,周围黏膜慢性炎症。

病理分期:AJCC pT1aNx。

图 5-8-4A 为病理复原图,其中组织条(图 5-8-4B)位于病变周缘,可见正常腺上皮存在,固有层内可见大量低分化肿瘤细胞浸润式生长,考虑是肿瘤的上皮下延伸,对于分化不良的肿瘤来说非常常见,因而需要在内镜切除时留出足够的边界,以免出现边界阳性的问题。

图 5-8-4C 为图 5-8-4A 中黄色线所示切片病理图,可见病变主要呈现 0-IIc 型改变,黏膜变薄。略放大(图 5-8-4D)后可见病变周缘黏膜仍呈正常胃底腺样,考虑萎缩并不明显。选择图 5-8-4D 中棕色线区域进一步放大观察(图 5-8-4E)可见局部仍残留少许上皮岛,肿瘤部分处黏膜的基本表面微结构消失,与内镜下所见结构消失的情况吻合。对边界进一步放大(图 5-8-4F)可见在正常边界上,肿瘤的浸润前端呈毁损式生长(黄箭头),分化型肿瘤常见的替代式生长不明显。从分化的情况来看,腺管的形成不明显,仅有少量不规则的腺体存在,因而考虑是低分化为主的混合型胃癌。

图 5-8-4G、H 为术前活检标本,原病理报告结论为:(胃体)黏膜慢性炎症急性活动伴糜烂,局部黏膜内查见腺癌(绿箭头)。如能补充分化的诊断,告知临床医生警惕低分化成分,对于临床的决策可能更有帮助。

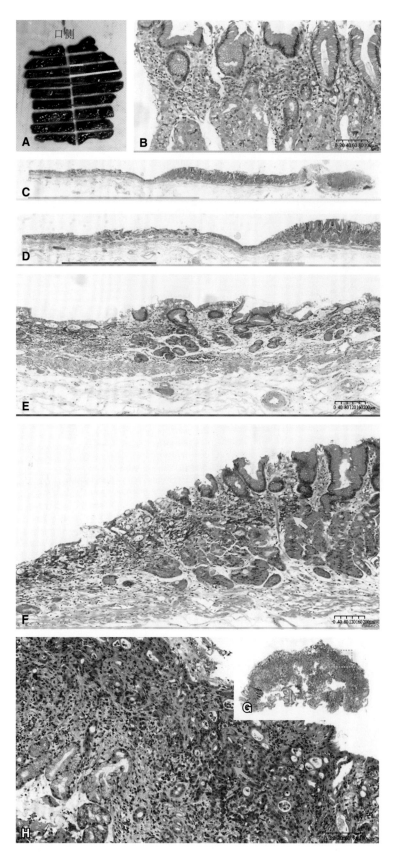

图 5-8-4　病例 8 的病理表现

病例 9
贲门后壁 0-IIc 型病变 *

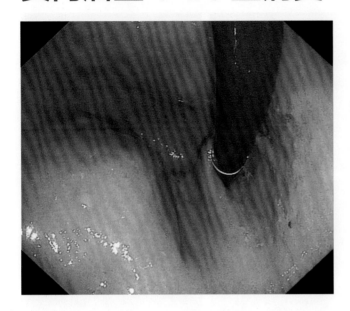

请初步判断

性质判断：癌□ 非癌□

分化程度：分化型□ 混合型□ 未分化型□

深度判断：黏膜层□ 黏膜下层□

内镜治疗：适合□ 不适合□

图 5-9-1 贲门后壁 0-IIc 型病变

病史简介

女，62岁，主因"上腹部饱胀 8 年余"入院。患者 8 年前无明显诱因出现进食后腹胀，无反酸、烧心，无恶心，无黑便及便血等，曾前往当地医院给予对症支持处理后症状缓解。2014 年曾因胃底胃肠道间质瘤于我院行内镜下治疗，术后恢复较好，常规于我院复查电子胃镜检查。2017-03-30 患者于我院就诊，再次行电子胃镜检查时发现："胃体上部后壁可见直径约 1.5cm 的黏膜微隆起，中央略凹陷，NBI 下观察病变表面腺体结构消失，血管结构紊乱；胃体上部前壁可见一扁平黏膜隆起，广基，表面尚光滑"。内镜诊断考虑"胃体黏膜病变，考虑早期胃癌"。腹部增强 CT 检查提示："胃充盈尚可，胃壁未见异常强化，周围未见肿大淋巴结"。

---

* 病例编号 1359

术前精查(图 5-9-2)

部位:贲门后壁。

所见:白光远景充气相(图 5-9-2A)可见黏膜局部发红,边界不清楚,吸气相观察(图 5-9-2B)病变变形好,考虑质地仍较柔软,为黏膜层病变。

NBI(图 5-9-2C)及靛胭脂染色(图 5-9-2D)可见病变边界,其中靛胭脂染色后边界更为清晰,可见口侧近大弯凹陷更为明显,似有截断式的黏膜边界(图 5-9-2D 绿箭头),要排除未分化癌的可能性。

该区域在 NBI 近焦图(图 5-9-2E、G)上表面微结构消失,微血管不规则扩张,有自发性出血,低分化可能性不除外。其大弯侧黏膜(图 5-9-2F、H、J)、肛侧黏膜(图 5-9-2I)显示明显的不规则表面微结构和微血管非常拥挤,提示分化型肿瘤。

综合分析提示该病变整体上以分化型肿瘤为主,局部区域可能有未分化成分,考虑混合型胃癌的可能性大,病变质地较柔软考虑黏膜层病变,可以考虑内镜下切除。

整体评价:

边界: 存在☑ 不存在☐

MV: 规则☐ 不规则☑ 消失☐

MS: 规则☐ 不规则☑ 消失☐

性质: 癌☑ 非癌☐ 不确定☐

分化: 分化型☐ 混合型☑ 未分化型☐

深度: 黏膜层☑ 黏膜下层☐

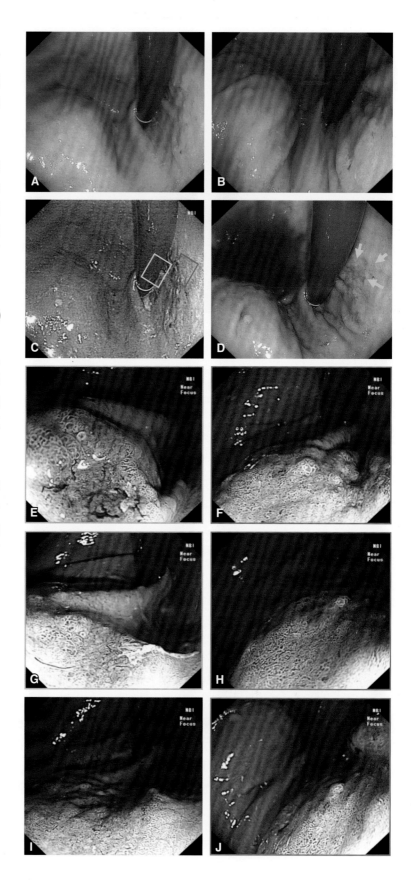

图 5-9-2　病例 9 的术前内镜下表现

图 C 中灰框对应图 E、G,蓝框对应图 F、H、J。

术后病理（图 5-9-4）

病理诊断:(贲门后壁)中 - 低分化腺癌（中＞低），侵及黏膜固有层，黏膜四周切缘及基底未查见瘤组织，周围黏膜慢性萎缩性胃炎。

病理分期:AJCC T1aNx。

图 5-9-4A 和 B 分别为离体标本内镜图像和病理复原图。

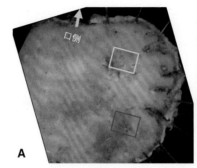
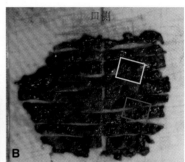

灰框处黏膜病理图如图 5-9-4C 所示，肿瘤层次较浅，下方还可以看到尚未被取代的胃底腺组织，放大（图 5-9-4D）后可见肿瘤细胞核增大，排列紊乱，不能形成腺管样结构，提示为低分化癌。病变表面平坦，微结构消失，表面血管也不够明显，而且因为黏膜厚度减少得不够明显，上皮下血管的透见也不明显。因此，从内镜上看，黏膜呈血管稀疏、表面微结构消失的状态。

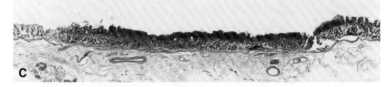
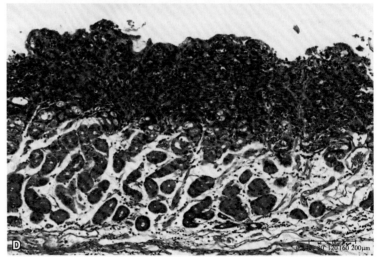

蓝框处黏膜病理像如图 5-9-4E 所示，此处黏膜同样没有显示出明显的厚薄变化，放大（图 5-9-4F）后见黏膜表面正常，肿瘤细胞从旁衍生浸润生长，主要呈现出不规则、扭曲的腺体结构，类似于爬行癌的状态，可见少量低分化成分。从表面来看因为腺体密集化、变浅，因此从内镜下看到的腺体表面结构显小、不明显，NBI 下区分困难，结晶紫染色尚可区分。

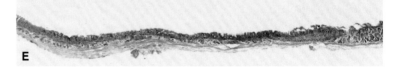
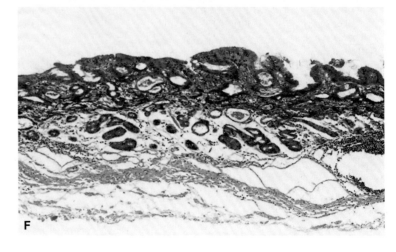

图 5-9-4　病例 9 的术后病理
图 A、B 中灰框对应图 C、D，蓝框对应图 E、F。

术后标本(图 5-9-3)

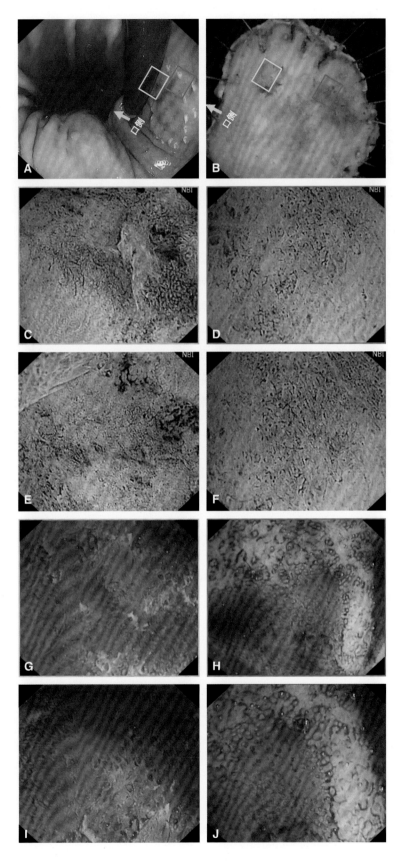

标记后及离体标本上的两处特征性黏膜改变的相对位置分别见图 5-9-3A、B。

图 5-9-3C、D 为低倍放大,图 5-9-3E、F 放大倍数略高,口侧黏膜显示有比较稀疏、血管增生不明显的微血管形态,肛侧黏膜相对血管增生更多,有不完全的网格状血管。

图 5-9-3G~J 为结晶紫染色图片,可以发现口侧黏膜表面微结构基本消失,肛侧可以看到变小的不规则腺体,与边界外背景黏膜的腺体有明显不同。

基于对微血管和微结构的分析,可以推知此病变大部分区域考虑为中分化的可能性较大,但在口侧黏膜分化进一步降低,考虑此病变为混合型分化癌(分化优势型),此种类型病变虽然预后较单纯分化型差,但目前的处理原则与分化型癌是一致的。

图 5-9-3 病例 9 的术后大标本内镜下表现
图 A、B 中灰框对应图 C、G,蓝框对应图 D、H。

最后诊断

性质判断：癌☑ 非癌☐
分化程度：分化型☐ 混合型☑ 未分化型☐
深度判断：黏膜层☑ 黏膜下层☐
内镜治疗：适合☑ 不适合☐

小结

1. 混合型早期胃癌相对较为少见。从发生的理论来说，胃癌在发生、进展的过程中是伴随着去分化的，也就是说，随着分期的进展，胃癌的分化会逐渐降低。这就意味着在特别早的阶段，早期胃癌多数是高 - 中分化的病变，而且胃癌的异质性高，也就意味着不同的位置分化可能是不同的，我们需要明确不同区域的特点，推断其分化程度，术前活检也应根据区域性改变决定活检部位[1]。

2. 本例病变虽然在术前考虑混合型胃癌的可能性，但因其形态浅表，没有明确黏膜下浸润的内镜下表现，因此还是考虑内镜下切除明确诊断，但对这种病例来说，与患者沟通探讨治疗方式是非常必要的，因为既往确实有 T1a 的病变在治愈性切除术后出现了淋巴结转移。

参考文献

[1] LEE J H, KIM J H, RHEE K, et al. Undifferentiated early gastric cancer diagnosed as differentiated histology based on forceps biopsy. Pathol Res Pract, 2013, 209 (5): 314-318.

病例 10
胃窦小弯侧 0-IIc 型病变 *

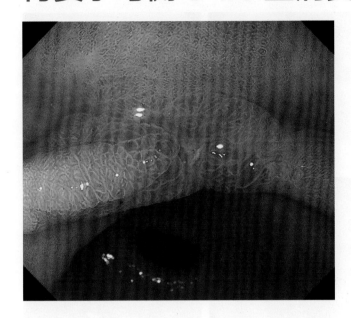

请初步判断

性质判断：癌□ 非癌□
分化程度：分化型□ 混合型□ 未分化型□
深度判断：黏膜层□ 黏膜下层□
内镜治疗：适合□ 不适合□

图 5-10-1　胃窦小弯侧 0-IIc 型病变

病史简介

女,56 岁,主因"发现胃黏膜病变 10 余天"入院。患者一般情况可,无反酸、纳差,无腹痛、腹泻,无黑便及便血等。患者 10 天前因体检前往当地医院就诊,行电子胃镜检查提示:"胃窦小弯侧近胃角可见黏膜略纠集,表面粗糙发红,充气后伸展欠佳,取活检";病理活检提示:"低分化腺癌,伴印戒细胞癌"。为行进一步治疗前往我院,完善腹部增强 CT 检查提示:"未见明显异常"。

---

* 病例编号 5560

术前精查(图 5-10-2)

部位:背景黏膜。

所见:胃体大弯侧可见皱襞无明显水肿增粗,未见明确浑浊黏液附着。反转镜身可见黏膜萎缩达胃体上部近贲门(图 5-10-2A),胃窦可见黏膜萎缩,色泽红白相间,呈片状发红样改变(图 5-10-2B)。根据内镜图像及相关病史,考虑为慢性萎缩性胃炎(C3~O1期),HP 清除后改变。

部位:胃窦小弯侧近胃角。

所见:可见多处黏膜发红(图 5-10-2C),近胃角处片状黏膜充血发红,病变整体边界清晰,与周围黏膜具有明确分界线,病变整体边缘规则,NBI 下观察可见黏膜表面呈规则排列的小凹上皮(图 5-10-2D),综合考虑为肠上皮化生,不考虑肿瘤性病变。

胃窦小弯侧近胃角可见直径约 1.5cm 的黏膜浅凹陷,凹陷明显处表面覆白苔,周围可见红色粗大腺体结构,考虑可疑溃疡瘢痕(图 5-10-2E),进一步充气后病变延展尚可(图 5-10-2F),吸气后黏膜皱缩、质地柔软(图 5-10-2G),考虑局限于黏膜层病变。

病变后壁与周围黏膜分界突兀,高低差明显,呈"断崖样"改变(黄箭头),黏膜色泽发白,局部腺体结构消失(图 5-10-2H)。NBI 下观察可见病变呈茶褐色改变,局部可见深棕色粗大腺体,与周围黏膜相比,部分病变边界欠清(图 5-10-2G)。进一步放大观察,病变口侧可见表面腺体增粗,窝间部增宽,与周围黏膜相比可见分界线,中央深凹陷处(绿箭头)腺体结构似有消失,表面可见黏液覆着(图 5-10-2I)。

病变向前壁延伸处黏膜略有凹陷(蓝箭头),表面腺体结构较周围尚规则,微血管有扩张,色泽发红,有分界线(图 5-10-2J)。

整体评价:

边界: 存在☑ 不存在☐
MV: 规则☐ 不规则☑ 消失☐
MS: 规则☐ 不规则☐ 消失☑
性质: 癌☑ 非癌☐ 不确定☐
分化: 分化型☐ 混合型☑ 未分化型☐
深度: 黏膜层☑ 黏膜下层☐

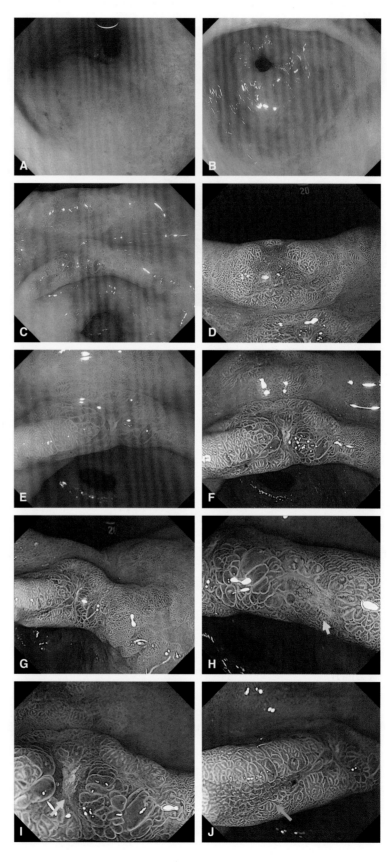

图 5-10-2 病例 10 的术前内镜下表现

术后标本（图 5-10-3）

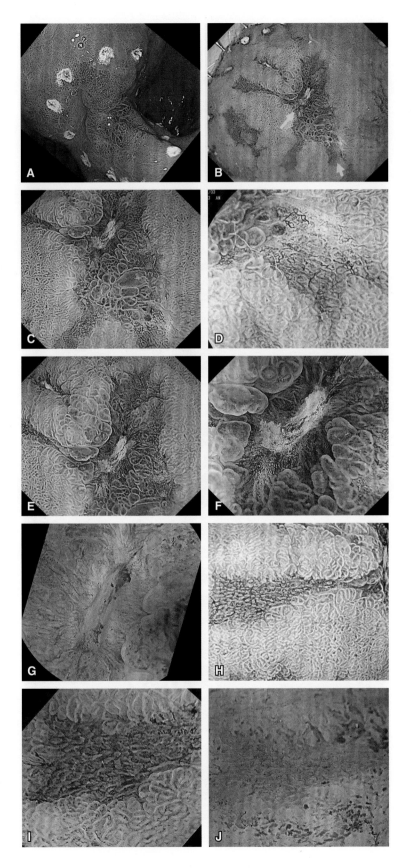

结合患者既往病史及放大精查结果，目前该病变考虑为混合分化型肿瘤（低分化优势型），整体病变直径约 2cm，局部黏膜凹陷，表面覆薄苔，可疑溃疡存在，有可能超出内镜下治疗指征，但由于胃窦黏膜下层组织较厚，更容易出现病变的形态改变，且此例病变在充气、吸气的过程中质地尚柔软，故与患者沟通好治疗期待值后决定行内镜下切除。完善相关术前检查无明确手术禁忌，在获得充分知情同意后对患者进行了 ESD 治疗，手术过程顺利，体内位置参考图及离体标本图（图 5-10-3A、B）显示，病变呈现为不规则扩展的 0-IIc 型改变。

近后壁黄箭头处（图 5-10-3C、D）局部黏膜色泽发白，呈塌陷式改变，腺体结构似有消失，高低差明显，呈"断崖式"边缘改变，可见树枝状微血管，考虑为分化不良的胃癌。

病变中央绿箭头处（图 5-10-3E~G）凹陷明显，表面微结构消失，微血管呈树枝样，周围黏膜充血发红，可见深棕色粗大腺体，结合病史考虑为活检修复后再生上皮改变或正常残存上皮可能。

前壁侧蓝箭头处（图 5-10-3H~J）黏膜呈指状伸展，边界清晰，微表面结构规则，微血管扩张，形态尚规则，考虑非肿瘤性病变或分化非常好的肿瘤性病变。

NBI 放大内镜下考虑诊断混合分化型肿瘤（低分化优势型）。

图 5-10-3 病例 10 的术后标本内镜下表现

术后病理（图 5-10-4）

病理报告:(胃窦近胃角)浅表型中 - 低
分化腺癌(低 > 中),局灶为印戒细胞癌,
侵及固有层,黏膜各切缘及基底部未查
见癌组织,周围黏膜中度慢性炎症,中 -
重度萎缩,中度肠上皮化生。
病理分期:AJCC(2017)pT1aNx。

病变离体标本内镜图像的病理复原如
图 5-10-4A、B 所示。图 B 中红色实线
为病理提示病变位置,其对应组织条为
6~8,在体外标本分别对应图 A 中三条
虚线。

黄箭头处(图 5-10-4C):组织像可见病
变左侧组织分界与周围正常组织结构相
比分界尚清晰,可见明确中分化肿瘤改
变(图 5-10-4D),病变中央可见表面被
覆正常上皮结构,癌组织主要集中于黏
膜固有层,以低分化为主;有部分中分化
改变(图 5-10-4E);病变右侧组织分界
(图 5-10-4F)与周围正常组织结构相比
分界尚清,可见低分化改变,局部可见印
戒细胞癌。

绿箭头处(图 5-10-4G):病变左侧边界
与周围正常组织相比分界清,表面黏膜
结构缺失,但黏膜肌层完整,病理中考虑
该病变不存在溃疡,所对应内镜下应考
虑诊断糜烂(图 5-10-4H)。

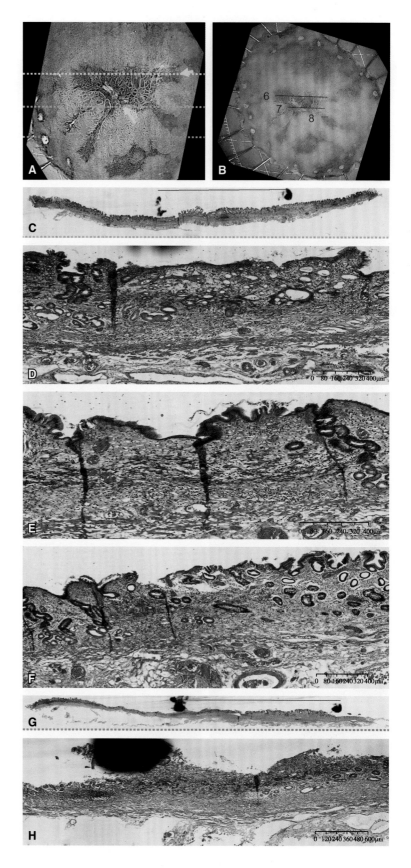

图 5-10-4　病例 10 的术后病理

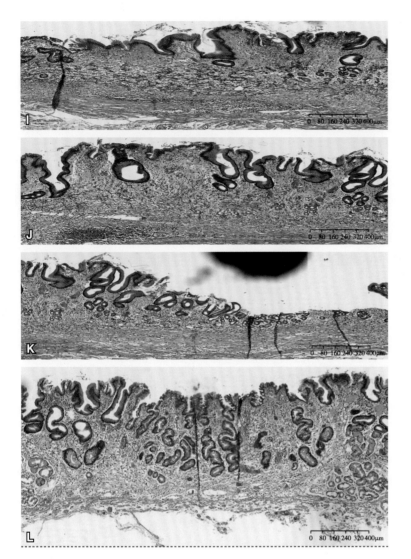

病变中央部可见表面组织结构正常,被覆正常表面黏膜,癌组织集中于黏膜固有层,以低分化为主,局部可见中分化,少许印戒细胞癌(图5-10-4I、J),病变右侧边界与周围正常组织分界欠清,表面被覆正常上皮成分,癌组织集中在黏膜固有层中(图5-10-4K)。

蓝箭头处(图5-10-4L)为境界明确的肠化。

结合内镜与病理结果相对照,该病变为混合型肿瘤(低分化优势型)诊断明确,整体病变以低分化为主,癌组织集中于黏膜固有层,无溃疡表现,黏膜各切缘及基底部未查见癌组织,符合内镜下相对治愈性切除标准。

图 5-10-4(续)

最后诊断

性质判断: 癌☑ 非癌☐
分化程度: 分化型☐ 混合型☑ 未分化型☐
深度判断: 黏膜层☑ 黏膜下层☐
内镜治疗: 适合☑ 不适合☐

小结

1. 混合分化型肿瘤在内镜下对于分化程度的判断较为困难,内镜下表现的多样性是一项重要的依据,发现树枝状血管这些分化不佳的表现要考虑进行靶向活检,并提醒病理科医生区分分化程度。
2. 尽管此例病变内镜下切除提示为扩大适应证,但是内镜医生一定要与患者沟通,混合型胃癌(未分化优势型)的预后不佳,需要严格随访。
3. 是否存在溃疡对病变适应证的把握具有重要意义,但目前溃疡在内镜下判断的准确率不高[1],从病理上判断相对容易。在日本,这是一条病理最终报告的关键内容,但在我国还缺乏规范性,有待于进一步提高。

参考文献

[1] PARK S M,KIM B W,KIM J S,et al. Can endoscopic ulcerations in early gastric cancer be clearly defined before endoscopic resection? A Survey among Endoscopists. Clin Endosc,2017,50(5):473-478.

病例 11
贲门 0-IIc 型病变 *

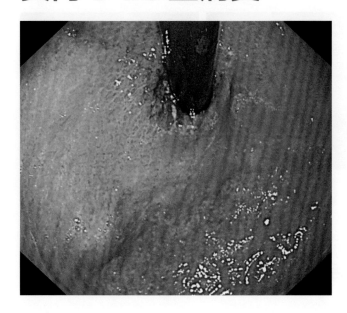

请初步判断

性质判断：癌□ 非癌□

分化程度：分化型□ 混合型□ 未分化型□

深度判断：黏膜层□ 黏膜下层□

内镜治疗：适合□ 不适合□

图 5-11-1　贲门 0-IIc 型病变

病史简介

女,65 岁,主因"进食哽咽、烧心 10 个月"入院。患者 10 个月前无明显诱因出现进食哽咽,多于进食固体食物后出现,进食后有明显胸骨后烧灼感,持续数十分钟后可缓解,无腹痛、腹泻,无黑便及便血等。曾前往当地医院,行上消化道造影检查提示:"贲门占位性病变",未予以特殊处理。为行进一步治疗,2018-02-24 前往我院,行电子胃镜检查提示:"贲门处可见片状黏膜充血发红,表面黏膜粗糙不平";病理活检提示:"贲门极少许腺体至少高级别上皮内瘤变,不排除癌变,建议结合临床表现评估,必要时充分取材送检"。2018-03-07 患者再次于我院复查电子胃镜检查提示:"贲门小弯侧及前后壁可见片状黏膜充血发红,约占贲门环周 3/4,局部可见直径约 0.6cm 的黏膜浅凹陷,底覆白苔,NBI 下观察病变边界尚清,局部凹陷处腺体结构消失,微血管结构紊乱";内镜诊断:"贲门黏膜病变,考虑早期胃癌,不除外深浸润";腹部增强 CT 检查提示:"胃贲门部可见胃壁增厚、强化,走行僵硬,符合胃癌,余肝胆胰脾未见异常"。

---

* 病例编号 1895

术前筛查(图 5-11-2)

部位:贲门后壁小弯。

所见:倒镜观察可见直径 1cm 大小的凹陷改变,明显发红(图 5-11-2A),触之易出血(图 5-11-2B),病变周围水肿明显,波及前后壁。考虑该病变为炎性病变或存在黏膜下深浸润。显著发红被认为是黏膜下深浸润的内镜表现[1]。因活检仅提示局灶高级别瘤变,贲门炎性病变较多,为鉴别炎性病变,建议患者服用质子泵抑制剂(proton pump inhibitor,PPI)2 周后复查。

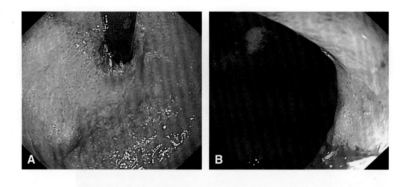

图5-11-2　病例11的术前筛查内镜下所见

术前精查(图 5-11-3,应用 2 周 PPI 后)

部位:贲门。

所见:黏膜病变凹陷较前明显,周围水肿较前缓解,但仍隆起明显,不能除外平台样隆起表现(图 5-11-3A)[2]。NBI 下观察可见病变边缘处结构欠规则且腺体结构排列致密(图 5-11-3B、C),考虑肿瘤性病变,病变中间部位覆有较厚的白苔,影响观察。

在考虑恶性病变的基础上观察其大体形态:比较僵硬,隆起部位的黏膜微结构扩张,为增生性改变。要考虑是黏膜下有肿瘤浸润造成的改变。

病变口侧黏膜结构相较于正常食管黏膜结构发生改变(图 5-11-3D),怀疑病变可能存在肿瘤黏膜下浸润生长,并向齿状线下方延伸。

综合判断该病变在暴露的区域仍然是分化型肿瘤表现,但深浸润的可能性很高,且在病变很小的时候发生深浸润,也提示病变侵袭性高,首先考虑为有未分化成分的混合型胃癌。该病变综合考虑超出内镜下切除适应证,但患者坚决要求诊断性切除,反复劝阻无效,加之贲门癌手术为防止术后反流,多考虑行全胃切除,创伤较大,希望尽量争取微创处理的机会,遂安排内镜下切除。

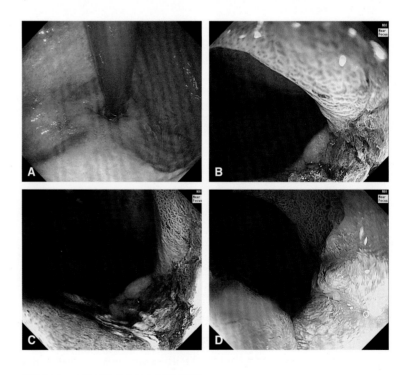

图5-11-3　病例11的术前精查内镜下所见

整体评价:

边界: 存在☑ 不存在☐

MV: 规则☐ 不规则☑ 消失☐

MS: 规则☐ 不规则☑ 消失☐

性质: 癌☑ 非癌☐ 不确定☐

分化: 分化型☐ 混合型☑ 未分化型☐

深度: 黏膜层☐ 黏膜下层☑

术中精查（图 5-11-4）

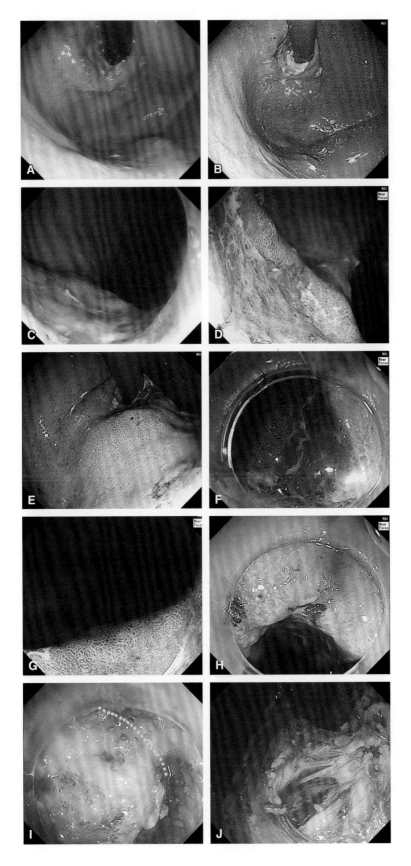

部位：贲门。

所见：1 个月后进行内镜下切除手术，在插管麻醉条件下贲门松弛度较前改善，可以更明确地看到病变周围的平台样隆起（图 5-11-4A、B），较前两次检查更为明显，提示黏膜下深浸润。

病变呈现 0-Ⅲ型改变（图 5-11-4C），边缘隆起处是扩张的微结构，考虑增生性改变（图 5-11-4D），其范围没有明确的边界线（图 5-11-4E）。在透明帽的支撑下，去除凹陷处覆苔可以看到贴近病变边缘的肿瘤黏膜呈现出极度密集的腺管开口，微血管密度非常高（图 5-11-4F、G），口侧鳞状上皮表面可见增生的上皮乳头内毛细血管袢（intrapapillary capillary loop，IPCL）（图 5-11-4H），中间有保留的柱状上皮区，考虑黏膜下浸润的肿瘤暴露，此处改变考虑与其他边界处隆起一致，由黏膜下深浸润造成。

在内镜下切除的过程中，发现黏膜下层纤维化严重，假想的剥离层面如绿色虚线所示（图 5-11-4I），为尽量达到切缘阴性的目标，选择从纤维化下层切除病变，局部肌层缺损明显，可见浆膜层暴露，金属夹夹闭后减压保守处理（图 5-11-4J）。

图5-11-4　病例11的术中观察所见

术后标本（图 5-11-5）

离体标本大体照片（图 5-11-5A）可见中央部凹陷，周围隆起。病变位于食管胃黏膜交界处（图 5-11-5B），NBI（图 5-11-5C）和 BLI（图 5-11-5D）显示凹陷部黏膜，在体内因表面覆苔无法观察，体外可见不完全的网格状血管及树枝样血管，表面结构稀疏，异型程度显著，符合混合型癌表现（图 5-11-5E、F）。BLI 与 NBI 相比，似乎显示出更多的血管结构，但两者在性质判断上没有区别。

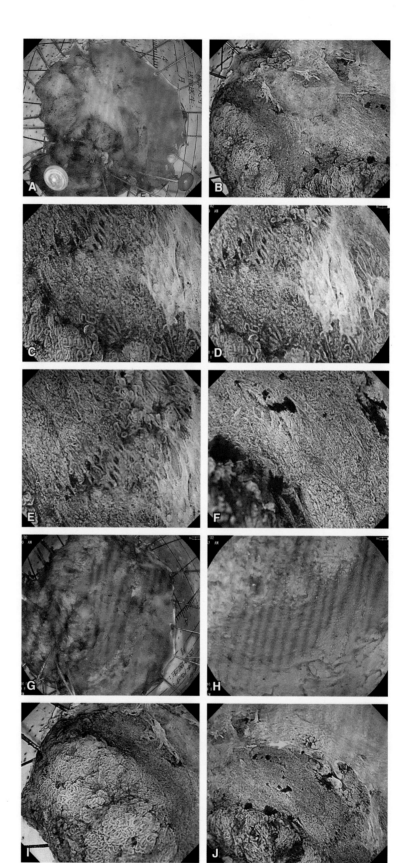

结晶紫染色显示病变全貌（图 5-11-5G）及中央部凹陷（图 5-11-5H），凹陷部染色后显示结构消失，腺管稀疏的状态。

图 5-11-5I 显示了凹陷周围隆起的正常黏膜，表面结构增大，考虑为黏膜下浸润造成的反应性改变。

图5-11-5J 显示鳞状上皮的黏膜改变（绿箭头），略呈乳头样，可见血管增生，考虑上皮下浸润造成。

图5-11-5　病例11的术后标本内镜下表现

术后病理（图 5-11-6）

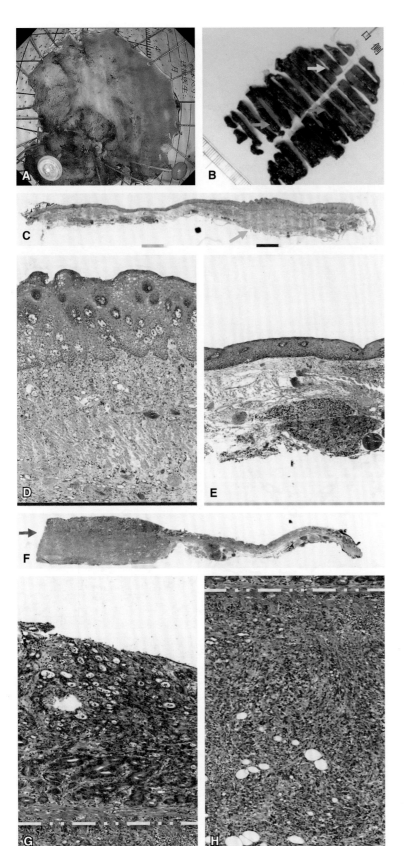

病理诊断：(贲门)中 - 低分化腺癌(中＜低)(红色线标记)，侵及固有肌层，局部黏膜切缘及基底查见癌组织，未见溃疡形成，周围黏膜慢性炎症。
病理分期：AJCC pT2Nx。

免疫组化结果显示：S-100 染色提示神经侵犯，CD34、D2-40 染色提示脉管侵犯。

离体标本及病理复原图如图 5-11-6A、B 所示，内镜下的特征性区域如图中箭头所示。

齿状线交界处(图5-11-6C~E，绿箭头)：表面附着正常鳞状上皮，下方肿瘤组织生长。黏膜下肿瘤组织的浸润生长刺激影响鳞状上皮结构的改变。食管鳞状上皮结构尚正常，但内镜下存在 IPCL 结构的改变(图 5-11-6C)；图 5-11-6D 可见大量乳头内血管的增多，上皮角向下延伸，形态不规则，但鳞状上皮细胞分化的梯度及细胞形态无明显改变。而在肿瘤没有直接侵犯的鳞状上皮处，IPCL 增生不明显(图 5-11-6E)。

凹陷处(图5-11-6F~H，橙箭头)：正常腺管几乎完全消失，黏膜肌层(灰色虚线)上方分化型肿瘤的比例相对较多，以中分化为主，其下方则主要为低分化远大于中分化，整体评价：低分化远大于中分化。浸润深度因切缘阳性无法评估，切缘可见固有肌层纤维，考虑浸润深度至少达固有肌层。

图5-11-6 病例11的术后病理

肛侧平台样隆起处(图 5-11-6I~K,灰箭头):此处黏膜表面呈现增生性改变,腺体呈锯齿样改变,但正常黏膜细胞形态存在(图 5-11-6J),黏膜下层可见广泛的纤维组织增生,中间腺癌细胞散在和簇样分布,部分形成幼稚的腺管形态。

该病变切缘阳性的主要原因在于表面黏膜结构基本正常,但黏膜下层为大量的低分化成分弥漫浸润,出现脉管侵犯。这种深层的改变很难通过内镜对于黏膜表面的观察确认,超声内镜可能具有一定的辅助诊断意义。

该切片的免疫组化切片 Pan-CK(图 5-11-6L)可以清晰显示肿瘤细胞及原残存正常胃底腺体,肿瘤呈现胞质强染色,可以很好地将黏膜下层浸润的散在肿瘤细胞标记出来。绿箭头标记处为两个细胞团,D2-40 染色(图 5-11-6M)相同位置可见淋巴管标记阳性,考虑淋巴管侵犯。

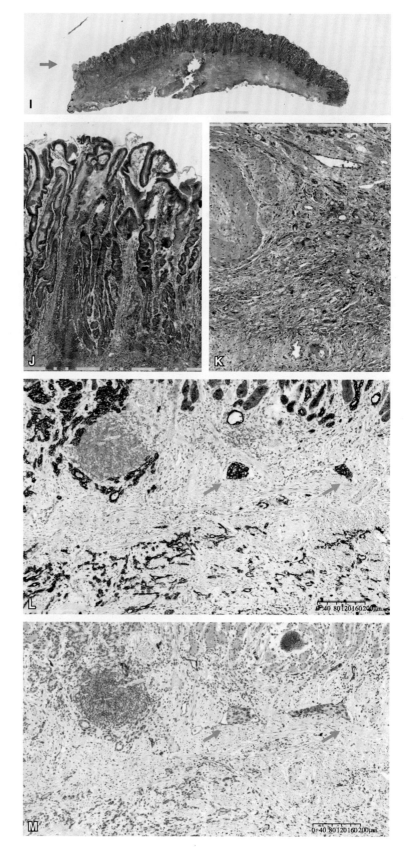

图 5-11-6(续)

术前活检（图5-11-7）

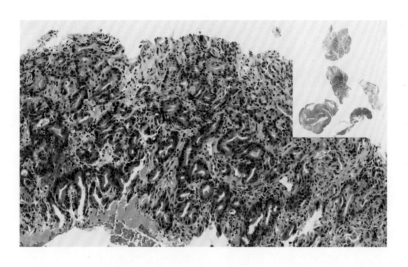

图5-11-7 病例11的术前活检病理

活检标本:(贲门)极少数腺体至少为高级别,不除外癌变,建议结合临床。

对于此例病变来说,活检标本如能提示低分化,则有助于临床医生更坚定地考虑外科切除;病理切片复核可以看出病变至少为中分化,不除外低分化,部分腺管结构消失,但据此要求病理科医生在活检标本报告确认为低分化癌可能较困难。结合前述病理组织表现,病变在上皮层表现为中-低分化,而在黏膜下以低分化为主,两者是一致的。

最后诊断

性质判断: 癌☑ 非癌☐
分化程度: 分化型☐ 混合型☑ 未分化型☐
深度判断: 黏膜层☐ 黏膜下层☑
内镜治疗: 适合☐ 不适合☑

小结

1. 贲门处病变易向齿状线衍生生长,内镜下观察可仅表现为充血、发红等炎症改变,但肿瘤已沿着黏膜下层浸润生长。对于怀疑有黏膜下延伸的病变,需要在口侧端留出足够的切缘,以避免水平切缘阳性的问题。

2. 对于内镜活检标本,应高度强调对低分化成分进行观察的重要性,因为该观察结果将直接影响对患者治疗方式的选择,如存在低分化成分,建议早期治疗,效果会更好。

3. 对于早期胃癌的浸润深度的判断相对困难,目前主要还是靠白光下表现来进行判断。在本例中,病变呈现出明显的平台样隆起,是相对较特异而不灵敏的指标,需要与炎症相鉴别,在不同充气状态下观察其变形程度可提供帮助。

参考文献

[1] ABE S,ODA I,SHIMAZU T,et al. Depth-predicting score for differentiated early gastric cancer. Gastric Cancer,2011,14(1):35-40.

[2] CHOI J,KIM S G,IM J P,et al. Endoscopic prediction of tumor invasion depth in early gastric cancer. Gastrointest Endosc,2011,73(5):917-927.

病例 12
贲门后壁 0-IIc+IIa 型病变 *

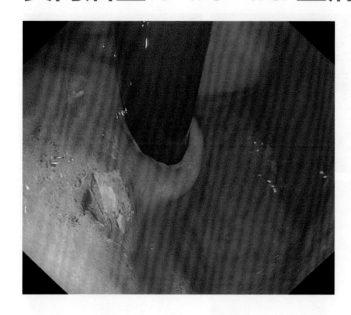

请初步判断

性质判断：癌□ 非癌□

分化程度：分化型□ 混合型□ 未分化型□

深度判断：黏膜层□ 黏膜下层□

内镜治疗：适合□ 不适合□

图 5-12-1　贲门后壁 0-IIc+IIa 型病变

病史简介

女，48 岁，主因"发现贲门黏膜病变 2 个月余，拟行内镜下治疗"入院。患者 2 个月前于当地医院体检，行电子胃镜检查提示："贲门小弯可见一局限性隆起病变，黏膜粗糙"；超声内镜检查提示："贲门病变处可见黏膜局限性增厚，呈低回声改变，突破黏膜下层"。2017-02-08 前往我院，复查电子胃镜提示："贲门后壁可见一直径约 1.0cm 的黏膜微隆起，表面充血发红，NBI 下观察病变边界尚清，隆起处表面腺体结构紊乱消失，部分血管增粗紊乱"；内镜诊断考虑："贲门黏膜病变，考虑早期贲门癌"；我院腹部增强 CT 检查提示："胃壁显示良好，未见异常增厚或强化，请结合临床及胃镜检查"。

---

* 病例编号 1307

术前精查(图 5-12-2;2018-03-09)

部位:背景黏膜。
所见:胃内有轻度的萎缩,未见明确 HP 感染表现(图 5-12-2A)。

部位:贲门下方后壁。
所见:白光(图 5-12-2B、C)可见黏膜局部发红,直径约 2cm,呈略凹陷改变,有自发性出血,近大弯侧可见片状黏膜覆苔;NBI 观察(图 5-12-2D)病变整体呈 0-IIc 型改变,但充气明显时口侧近大弯覆苔处有膨隆感(蓝箭头),口侧近前壁可见局限黏膜凹陷明显,界限清晰(绿箭头),肛侧黏膜结构粗糙(黄箭头),略呈凹陷改变。这样形态变化较多的 0-IIc+IIa 型病变诊断为癌的可能性大,而且黏膜下层浸润可能性也较多,结节改变需要警惕黏膜下浸润。

图 5-12-2E、F 为绿箭头处近焦观察图片,可见黏膜凹陷明显,表面腺体密集,微血管形态不规则、密集增生,可见自发性出血,考虑分化性肿瘤可能,浸润深度应局限于黏膜层。图 5-12-2G、H 为黄箭头处近焦观察图片,腺体不规则,部分呈乳头样改变,微血管增生、不规则。该病变在不同区域出现了显著不同的黏膜结构,需要警惕混合型胃癌,但未发现明确的未分化癌证据。图 5-12-2I 为蓝箭头处近焦观察图片,小心冲洗去除部分白苔后可见黏膜略呈隆起改变,表面腺体密集,微血管形态不规则、密集增生,可见自发性出血,考虑分化性肿瘤可能,结合病变形态变化,浸润深度应考虑为黏膜下层浸润。行内镜下剥离时,发现该处黏膜下纤维化明显(图 5-12-2J)。

整体评价:
边界:存在☑ 不存在□
MV:规则□ 不规则☑ 消失□
MS:规则□ 不规则☑ 消失□
性质:癌☑ 非癌□ 不确定□
分化:分化型☑ 混合型□ 未分化型□
深度:黏膜层□ 黏膜下层☑

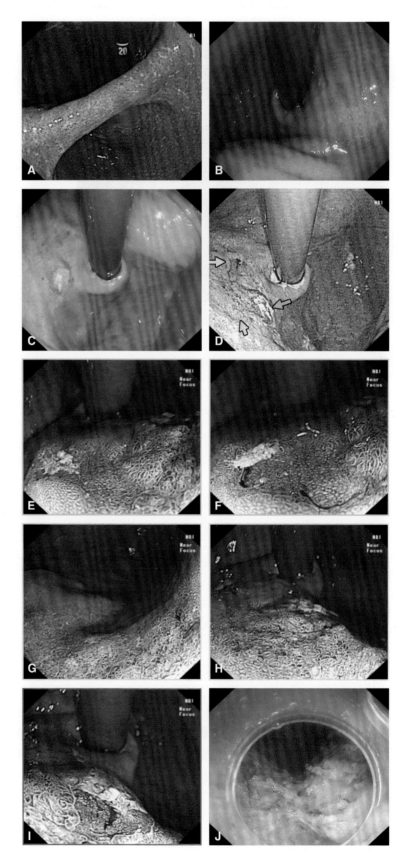

图 5-12-2　病例 12 的术前内镜下表现

术后标本（图 5-12-3）

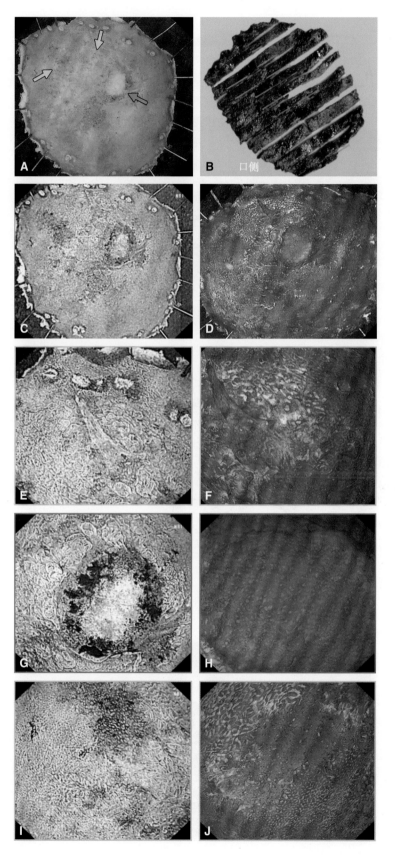

离体标本和相应的病理复原图如图 5-12-3A、B 所示，图中箭头处标记对应内镜观察的三处特征性改变。

图 5-12-3C、D 分别显示离体标本的 NBI 和结晶紫染色全景图。

图 5-12-3E、F 为黄箭头处 NBI 放大及结晶紫染色观察图片，腺体不规则，部分呈乳头样改变，微血管增生、不规则。

图 5-12-3G、H 为蓝箭头处 NBI 放大及结晶紫染色观察图片，可见黏膜略呈隆起改变，表面腺体密集，不规则，微血管稀疏，与体内观察时有所不同。

图 5-12-3I、J 为绿箭头处 NBI 放大及结晶紫染色观察图片，可见黏膜凹陷明显，表面腺体密集，微血管形态不规则，密集增生，特别在结晶紫染色的图片上，腺管开口分布不均匀，形态各异，与其他两处类似。

整体而言，该病变结合体内外观察考虑为混合型胃癌，考虑到形态变化，可能有局灶黏膜下浸润。

图 5-12-3　病例 12 的术后标本内镜下表现
图 B 中红、绿色线标记内容见图 5-12-4

术后病理（图 5-12-4）

病理诊断:(贲门后壁)高 - 中分化腺癌(高＞中)(复原图绿色线标记,图 5-12-3B),局部为黏液腺癌,侵及黏膜下层(复原图红色线标记),浸润深度距黏膜肌层下缘约 1 376μm,局部基底查见癌组织,黏膜四周切缘未查见瘤组织,周围黏膜慢性萎缩性胃炎伴急性活动,中度HP 感染。

病理分期:AJCC pT1bNx。

图 5-12-4A、B 为图 5-12-3A 中蓝箭头处的组织病理图片,可见大量散在肿瘤细胞浸润达黏膜下层,富含细胞外黏液,肿瘤在黏膜表面暴露,腺体密集、不规则,与内镜下表现吻合。这表明了内镜下该处病变覆苔的原因不是黏膜损伤,而是大量分泌的细胞外黏液所致,故清除困难。免疫组化染色 Ki-67(图 5-12-4C)、CDX-2(图 5-12-4D)和 MUC2(图 5-12-4E)阳性,显示了肿瘤细胞在黏膜及黏膜下层分布的形态。

图 5-12-4F、G 为图 5-12-3A 中黄箭头处的组织病理图片,腺体不规则,呈现分化型肿瘤与黏液腺癌交织分布的形态,分化型肿瘤表面部分呈乳头样改变,微血管密集增生、不规则,与内镜下表现吻合。

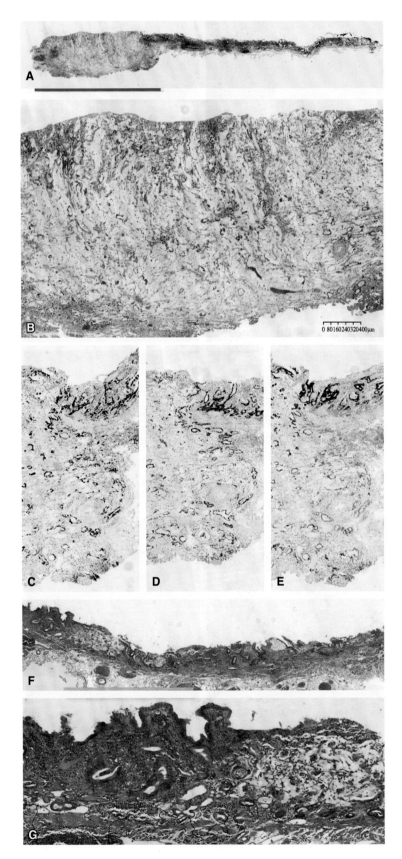

图 5-12-4　病例 12 的术后病理

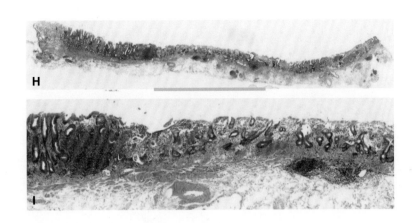

图 5-12-4H、I 为图 5-12-3A 中绿箭头处的组织病理图片，可见黏膜变薄，表面腺体密集、不规则，但与其他两处规则性略好，主要为分化型肿瘤。

图 5-12-4(续)

最后诊断

性质判断：癌☑ 非癌☐

分化程度：分化型☐ 混合型☑ 未分化型☐

深度判断：黏膜层☐ 黏膜下层☑

内镜治疗：适合☐ 不适合☑

小结

1. 此例病变的价值在于帮助学习浸润深度的判断，在平坦凹陷病变中间的隆起，如果考虑为癌性病变，则多有黏膜下浸润，需要警惕，但在体内观察时，由于病变黏膜下浸润的区域并不大，而且类似于"冰山浮在水中"的情况，大部分藏匿于黏膜下层而不能被灵敏地发现，部分病例在极度充气检查非延展征（Non-extension sign）[1]时可能有阳性发现，但术前内镜检查如果不行麻醉，患者通常难以耐受过度充气。

2. 在内镜下表现多样的情况下，要考虑混合型胃癌的存在，此例病变如果能提前注意到病变表面黏液的存在，可能会考虑到存在黏液腺癌的可能，从而避免内镜下的处理，但黏液需要与病变表面炎症造成的覆苔改变相鉴别，有时较为困难。

参考文献

[1] NAGAHAMA T,YAO K,IMAMURA K,et al. Diagnostic performance of conventional endoscopy in the identification of submucosal invasion by early gastric cancer：the "non-extension sign" as a simple diagnostic marker. Gastric Cancer,2017,20(2):304-313.

病例 13

贲门后壁 0-IIc+Is 型病变 *

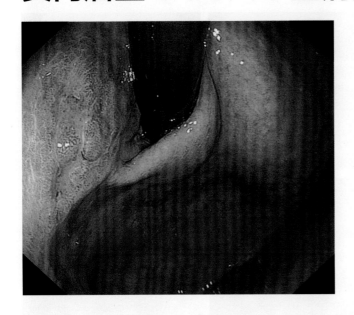

请初步判断

性质判断: 癌□ 非癌□

分化程度: 分化型□ 混合型□ 未分化型□

深度判断: 黏膜层□ 黏膜下层□

内镜治疗: 适合□ 不适合□

图 5-13-1 贲门后壁 0-IIc+Is 型病变

病史简介

男,77 岁,主因"间断反酸、烧心 2 年余,加重 2 周"入院。患者 2 年前无明显诱因出现间断反酸、纳差,自述无其他明显不适,前往当地医院,行电子胃镜检查提示:"贲门后壁可见一黏膜微隆起,表面浅凹陷";病理活检提示:"贲门高级别上皮内瘤变"。院外间断口服奥美拉唑及胶体果胶铋等药物治疗,未予以特殊处理。2 周前自觉上述症状加重,遂前往我院就诊,行电子胃镜检查提示:"贲门后壁可见一直径约 1.0cm 黏膜微隆起,表面局部凹陷,NBI 下可见表面腺体结构欠规则,血管增粗紊乱,边界尚清";腹部增强 CT 检查提示:"贲门壁轻度增厚强化,胃癌可疑,请结合胃镜检查,余未见明显异常"。

---

* 病例编号 1341

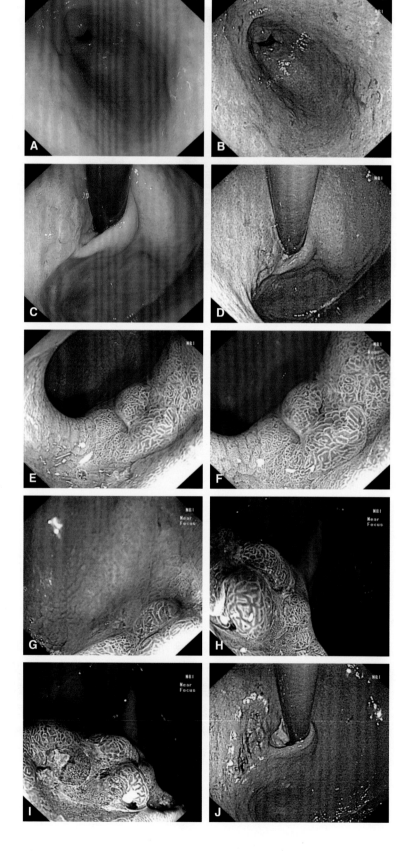

术中精查(图 5-13-2)

部位:背景黏膜。
所见:可见黏膜红白相间明显,散在大小
不等的片状黏膜隆起、凹陷,色略发红(图
5-13-2A),NBI 下呈蓝绿色调(图 5-13-2B),
可见少量黄色反流胆汁附着,考虑萎缩肠化
黏膜背景。

部位:贲门下方后壁。
所见:白光(图 5-13-2C)可见黏膜粗糙不平,
NBI 观察(图 5-13-2D)可见病变呈隆起合
并凹陷改变,大体类型判断为 0-IIc 基础上
出现 0-Is 型改变。需要注意的是,对于区
分 0-Is 还是 0-IIa,取决于病变形态,本例
病变主要呈现结节样,故判断为 0-Is,不能
单纯以黏膜隆起的高低为唯一决定因素。

正镜观察病变,主要呈现黏膜腺体的粗大,
0-IIc 部分被遮蔽在周围的黏膜中,近焦可见
隆起表面血管增生,无法观察凹陷(图 5-13-
2E、F);进一步充气后病变与内镜角度加大,
尽管可以看到 0-IIc 部分,但该部分呈切线
位,不易观察(图 5-13-2G)。

倒镜近景观察可见病变呈不规则边界,0-IIc
部分表现为密集拥挤的小腺体,略有不规
则,表面覆有白苔,可去除,血管网格存在(图
5-13-2H、I)。中间可见增大的表面结构(图
5-13-2H),与病变周边改变一致,考虑为增
生性改变,对此病变重要的是观察凹陷部的
结构,NBI 下微血管仅有轻度异型,微结构
改变不明显,腺管结构仍存在,观察后出现
自发性出血(图 5-13-2J),故考虑为分化型
早期胃癌。

整体评价:
边界: 存在☑ 不存在☐
MV: 规则☐ 不规则☑ 消失☐
MS: 规则☐ 不规则☑ 消失☐
性质: 癌☑ 非癌☐ 不确定☐
分化: 分化型☑ 混合型☐ 未分化型☐
深度: 黏膜层☑ 黏膜下层☐

图 5-13-2 病例 13 的术中精查内镜下所见

术后标本（图 5-13-3）

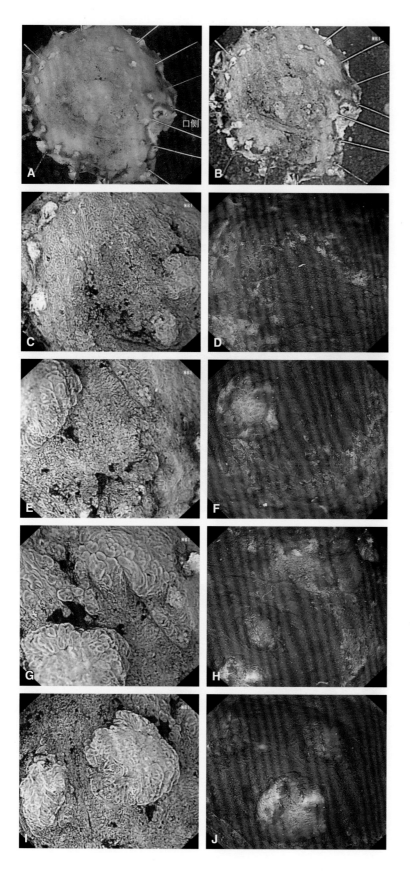

白光（图 5-13-3A）和 NBI（图 5-13-3B）下切除标本显示病变主体为 0-IIc 型改变，中央可见两处结节样改变。此病变需要关注的是中间的隆起结节，如果平坦病变发生浸润，通常会出现隆起。

分别用 NBI 和结晶紫对病变小弯侧（图 5-13-3C、D）、大弯侧（图 5-13-3E、F）和口侧（图 5-13-3G、H）进行观察，可见 NBI 下微血管有增生，呈网格样结构，腺体呈密集的针尖样，结晶紫染色提示腺管结构存在，呈现非常细密的点状结构，提示分化程度良好。

对中央部结节（图 5-13-3I、J）观察可见表面腺体结构增大，血管增生不明显，结晶紫染色表面仍存在结构，提示增生性病变可能性大。如果考虑增生性病变，则提示此隆起的性质为非肿瘤，因此这个病变的深度也通常会局限在黏膜内。

图 5-13-3　病例 13 的术后离体标本内镜下表现

术后病理(图 5-13-4、图 5-13-5)

病理诊断:(贲门)浅表型高分化腺癌(红色标记,图 5-13-4B),侵及黏膜肌层,黏膜四周切缘及基底未查见瘤组织,周围黏膜慢性萎缩性胃炎伴肠上皮化生。
病理分期:AJCC pT1aNx。

图 5-13-4A 和图 5-13-4B 中绿色虚线为穿过两处隆起的病理切片所对应区域,该切片的组织像如图 5-13-4C~G 所示。

图 5-13-4D 显示凹陷部分的肿瘤,腺体结构存在,形态不规则,排列拥挤,符合高分化腺癌表现。图 5-13-4E 的凹陷部位于病变口侧,亦为肿瘤性改变,从两者间隔存在相比来看,口侧的腺体比中间略微稀疏,间质更多一些,黏膜也显得更薄。

图 5-13-4F、G 显示隆起部表面黏膜小凹上皮增生,呈锯齿状、乳头状结构。

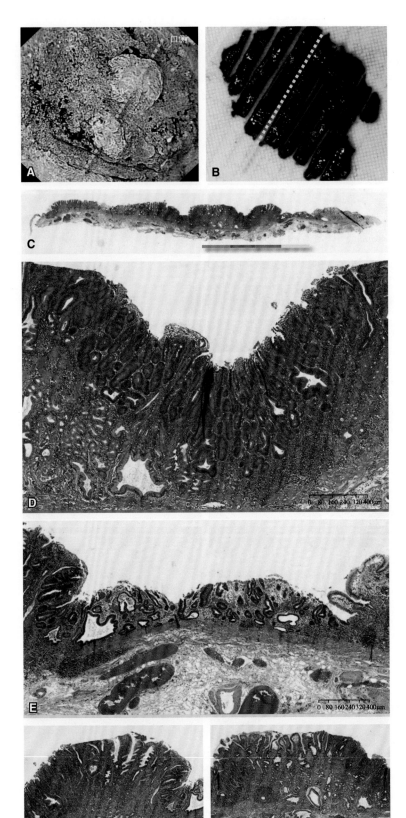

图 5-13-4 病例 13 的术后病理

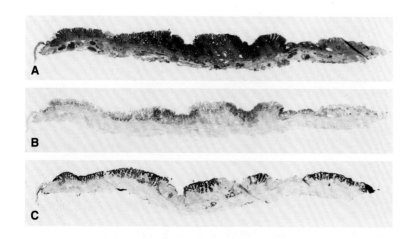

免疫组化染色 Ki-67、MUC5AC 可以很好地显示肿瘤的范围所在(图 5-13-5A~C),Ki-67 在肿瘤部位高表达(图 5-13-5B),MUC-5AC 表达阴性(图 5-13-5C)。

图 5-13-5　病例 13 的术后病理免疫组化染色

最后诊断

性质判断：癌☑ 非癌☐
分化程度：分化型☑ 混合型☐ 未分化型☐
深度判断：黏膜层☑ 黏膜下层☐
内镜治疗：适合☑ 不适合☐

小结

1. 表面结节状不平的病变，应注意对凹陷部表面结构及血管进行观察，通常可通过此位置来判断肿瘤性质。而对于隆起部分，需要首先判断其是否为肿瘤性，如果考虑肿瘤性则对病变的浸润深度判断有较大影响，要考虑深浸润的问题。在未分化癌中常出现病变中间的残留黏膜岛，本例为分化型肿瘤，虽然也有残留黏膜岛的情况出现，但这种情况较为少见，需要与未分化癌进行鉴别。
2. 此病变表面同样覆盖黏液，但冲洗后可移除，去除后表面容易出现自发性出血，这是常见分化型肿瘤覆苔的表现，与黏液腺癌(如本章病例 12)的黏液会有所区别，需要进行鉴别。

第六章
0-IIa 型病变

病例 14
胃窦后壁 0-IIa 型病变 1*

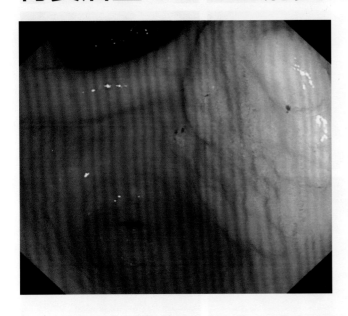

请初步判断

性质判断：癌□ 非癌□

分化程度：分化型□ 混合型□ 未分化型□

深度判断：黏膜层□ 黏膜下层□

内镜治疗：适合□ 不适合□

图 6-14-1　胃窦后壁（近胃角）0-IIa 型病变

病史简介

女，62 岁，主因"上腹胀痛 1 个月余"入院，患者 1 个月前无明显诱因间断出现上腹胀痛，余未诉明显不适，既往高血压病病史 5 年余，平时血糖控制尚好。前往当地医院，行电子胃镜检查提示："胃体后壁可见 3cm×3cm 略隆起病变，周边不规则隆起，表面欠光滑，活检弹性好"；病理活检提示："黏膜内癌"；腹部增强 CT 检查提示："胃体远端及胃窦部黏膜增厚，符合胃癌标准，其旁可见迂曲小血管，余未见明显异常"。

---

* 病例编号 1182

术前精查(图 6-14-2)

部位:背景黏膜。

所见:胃窦可见黏膜红白相间明显,有黄色瘤,考虑萎缩性胃炎(图 6-14-2A)。胃体大弯侧可见黏稠的黏液附着(图 6-14-2B),充气后皱襞相对肿胀(图 6-14-2C),NBI 下可见黏膜水肿明显(图 6-14-2D),考虑为 HP 现症感染[1]。

部位:胃窦后壁近胃角。

所见:胃窦(图 6-14-2E)可见平坦隆起黏膜改变,表面呈结节状、边界清晰、色泽略呈退色调改变。NBI 观察(图 6-14-2F)在远景没有明确额外发现。

近焦状态观察病变中央(图 6-14-2G)、口侧(图 6-14-2H)、肛侧(图 6-14-2I)和大弯侧(图 6-14-2J)黏膜表面微结构和微血管呈轻度不规则、分布均匀、边界清晰,其性质需要与腺瘤及高分化腺癌相鉴别,考虑到病变处呈结节样改变,而平坦型腺瘤在此阶段结节通常不会非常明显,因此考虑高分化腺癌的可能性大[2]。本例病变的鉴别相对困难,但不影响处理,因为直径超过 2cm 的腺瘤和分化型早期胃癌都需要内镜下切除。

病变大体类型为 0-IIa,未见明确凹陷,整体表面结构和血管比较均一,没有明显的区域性变化,考虑为局限在黏膜层的病变。

整体评价:

边界:存在☑ 不存在☐

MV:规则☐ 不规则☑ 消失☐

MS:规则☐ 不规则☑ 消失☐

性质:癌☑ 非癌☐ 不确定☐

分化:分化型☑ 混合型☐ 未分化型☐

深度:黏膜层☑ 黏膜下层☐

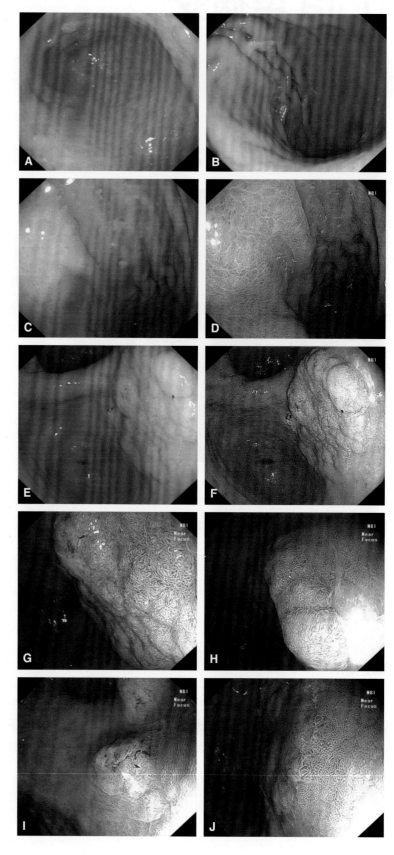

图6-14-2 病例14的术前内镜下表现

术后标本(图 6-14-3)

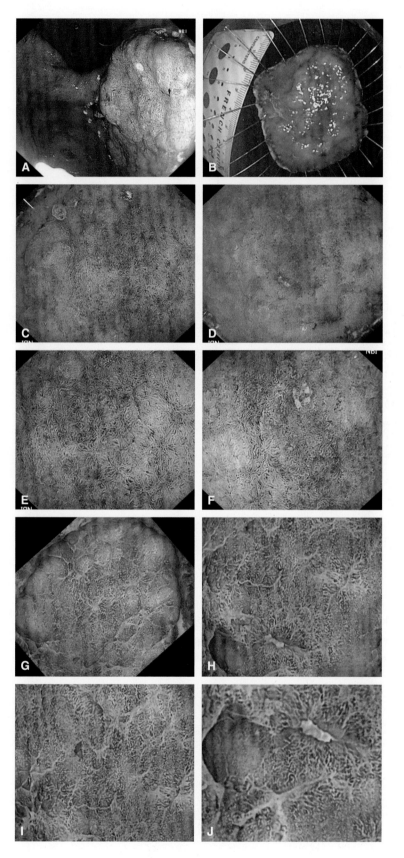

病变标记范围(图 6-14-3A)和切除标本全景图(图 6-14-3B)可见切除标本在体外同样呈现为 0-IIa 型改变,相较而言口侧黏膜更厚。进行离体水中放大观察病变口侧(图 6-14-3C)和再放大(图 6-14-3E)、肛侧(图 6-14-3D)和再放大(图 6-14-3F)结果与在体观察类似,其中口侧相较于肛侧隆起更为明显。

结晶紫染色显示病变口侧(图 6-14-3G、I)和肛侧(图 6-14-3H、J),此时可发现黏膜表面的不规则程度比常见的腺瘤更显著,但同样不能区分得很明确。

本例病变如考虑为高分化腺癌,根据其大体形态仍然是平坦型的病变,可以考虑是黏膜内癌,黏膜下浸润可能性较小。

图 6-14-3 病例 14 的术后标本镜下表现

最后诊断

性质判断：癌☑ 非癌☐
分化程度：分化型☑ 混合型☐ 未分化型☐
深度判断：黏膜层☑ 黏膜下层☐
内镜治疗：适合☑ 不适合☐

小结

1. 此例病变涉及分化型癌与腺瘤的内镜下诊断鉴别，无论在内镜下还是病理显微镜下，其鉴别都非常困难，因为首先目前日本和欧美对于腺瘤与高分化腺癌的界定存在差异，这就会造成双方的诊断标准有所不同；通常来说欧美对于分化好、没有明显浸润的肿瘤性病变更倾向诊断为腺瘤，而日本则对腺瘤的诊断有明显的限制，诊断为高分化腺癌的可能性更大。但这只是学术方面的区别，对于治疗来说是一致的，两者都可以通过内镜下切除治愈，因此过度区分可能不是必要的。

2. 该病变的病理报告中显示有中分化成分，但从病理切片来看，中分化成分所占比例较低，这种情况通常无须过度关注。而对于那些以中分化为主的病变，则需要引起我们的格外关注，因为这时候要排除低分化的问题。

参考文献

［1］KAMADA T, HARUMA K, INOUE K, et al. Helicobacter pylori infection and endoscopic gastritis-Kyoto classification of gastritis. Nihon Shokakibyo Gakkai Zasshi, 2015, 112(6): 982-993.

［2］NONAKA T, INAMORI M, KANOSHIMA K, et al. Evaluation of endoscopic findings for discriminating between early carcinomas and low-grade adenomas in superficial elevated gastric lesions. Turk J Gastroenterol, 2016, 27(2): 108-114.

术后病理（图6-14-4）

病理诊断:(胃窦)隆起型腺癌(红色线标记,图6-14-4B),高分化 > 中分化,侵及黏膜肌层,四周切缘及基底未查见瘤组织,周围黏膜中度慢性炎症,中度急性活动,中 - 重度萎缩性胃炎伴中度肠上皮化生。

病理分期:AJCC pT1aNx。

在体外标本图片(图6-14-4A)及复原图(图6-14-4B)上显示两张切片的位置,分别显示口侧(绿色虚线)及肛侧(蓝色虚线)黏膜病理的差异。可见口侧黏膜呈现明显的黏膜隆起、增厚,腺体拥挤、扭曲(图6-14-4C),与周围黏膜有明显界线(图6-14-4D),局部放大可见肿瘤细胞核增大,极向紊乱(图6-14-4E)。

肛侧黏膜(图6-14-4F~H)整体厚度低于口侧,由于处在不规则边界,可见中间交错的正常黏膜组织。腺体间有更多的间质。

从病理细胞形态学角度上直接区分腺瘤起源的腺癌和直接癌变发生的腺癌较为困难,存在细胞极向好、杆状细胞核成分的可以认为是从腺瘤起源,但没有这些作为标志,也可能本身病变已发展为腺瘤而取代了原有的病变。区分是否为腺瘤起源对评价其生物学行为有可能具有一定帮助。如果病变在腺瘤背景上出现癌变,多是从 0-IIb 进展到 0-IIa 乃至 0-IIa+IIc,其生物学行为相对较为温和。非腺瘤起源的胃癌一般大体类型的发展是从 0-IIb 进展到 0-IIc,其侵袭性可能会更高。前驱病变不同会影响后期病变的发展,但目前并无充足的证据证实。

中分化癌的诊断是明确的,病变本身有局灶侵及黏膜肌层。可以看到渐变的过程。但中分化成分多位于中间,周围均为高分化改变,因此内镜下鉴别可能会比较困难。

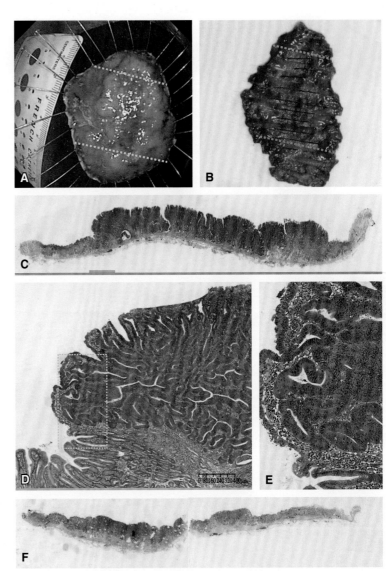

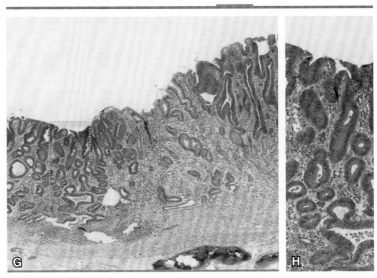

图6-14-4 病例14的术后病理

病例 15

胃窦后壁 0-IIa 型病变 2*

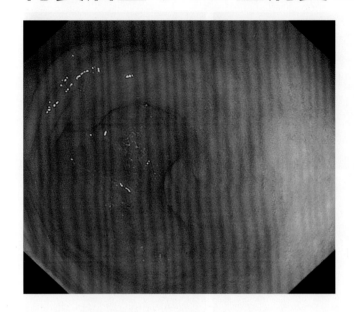

请初步判断

性质判断：癌□ 非癌□

分化程度：分化型□ 混合型□ 未分化型□

深度判断：黏膜层□ 黏膜下层□

内镜治疗：适合□ 不适合□

图 6-15-1 胃窦后壁 0-IIa 型病变

病史简介

男，67 岁，主因"上腹部饱胀不适 3 个月"入院，患者 3 个月前无明显诱因出现间断上腹部饱胀不适，无反酸，无恶心、呕吐，无腹痛、腹泻，无黑便及便血等。前往当地医院，行电子胃镜检查提示："胃窦大弯后壁可见平台样隆起，表面光滑，活检质软"；病理活检提示："胃窦大弯黏膜慢性炎症伴部分腺体腺瘤样增生"。我院腹部增强 CT 检查提示："胃充盈不佳，胃壁未见明显增厚强化，请结合胃镜检查"。

---

* 病例编号 1404

术前精查（图 6-15-2）

部位：背景黏膜。

所见：胃腔内污浊，可见大量白色浑浊黏液附着，黏膜充血水肿明显（图 6-15-2A、B），考虑 HP 感染阳性。冲洗清洁黏膜后可见贲门小弯及前后壁广泛发红区域，考虑为 HP 既往感染造成的地图样发红（图 6-15-2C），这些区域同时也是胃癌的高发区域[1]，需要认真观察。

部位：胃窦后壁。

所见：白光（图 6-15-2D）可见黏膜平坦隆起，色泽与周围黏膜一致，边界尚清楚；靛胭脂染色观察（图 6-15-2E）可见病变表面呈颗粒样改变，没有明显发红，考虑腺瘤的可能性大。

NBI 远景观察（图 6-15-2F、G）病变周围黏膜呈萎缩肠上皮化生，病变色泽与周围有区别，边界清晰，色调与肠化黏膜一致，仍考虑腺瘤。充气后侧向观察病变是否有结节样隆起是评估有无黏膜下浸润非延展征（non-extension sign）的方法，本例该项为阴性，提示为局限于黏膜层的病变。

近焦观察病变口侧（图 6-15-2H）、中心部（图 6-15-2I）和肛侧（图 6-15-2J），可见病变表面微血管规则，表面结构尚规则，以大体形态来看，考虑为腺瘤性病变。

整体评价：

边界：存在☑ 不存在☐

MV：规则☑ 不规则☐ 消失☐

MS：规则☑ 不规则☐ 消失☐

性质：癌☐ 非癌☑ 不确定☐

分化：分化型☐ 混合型☐ 未分化型☐

深度：黏膜层☑ 黏膜下层☐

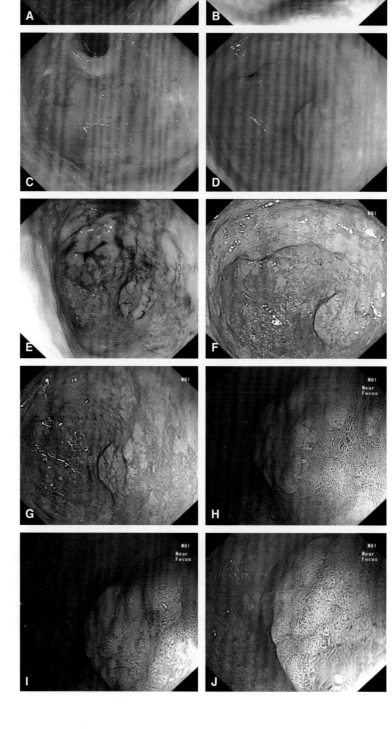

图6-15-2 病例15的术前内镜下所见

术中精查(图 6-15-3)

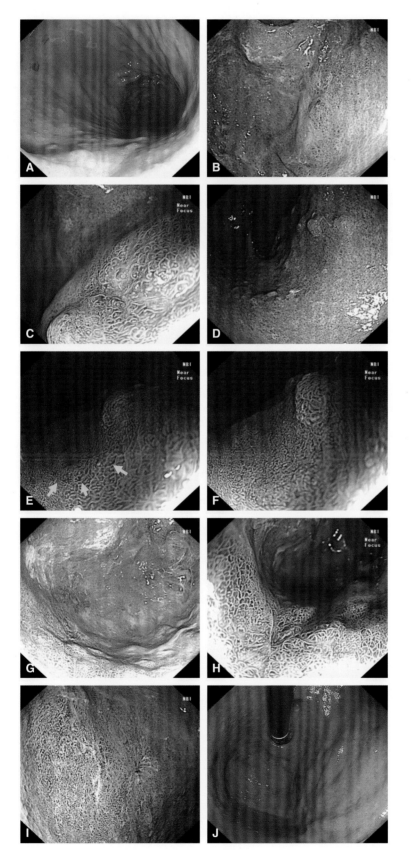

术中对背景黏膜进行了进一步的观察，图 6-15-3A 显示近端胃存在广泛的黏膜不平，存在地图样发红，考虑既往感染 HP 基础上同时伴有现症感染，胃内炎症明显，影响内镜下判断。

图 6-15-3B 位于胃底前壁，可见局限性 0-IIc 病灶局部边界明显，近焦观察可见有明显的微血管及微结构的异型(图 6-15-3C)，但病变边界的过渡状态与肿瘤性病变略有区别，且炎症背景较重。

图 6-15-3D 位于贲门小弯近后壁，可见贲门下方约 2cm 处有 0-IIb 型平坦黏膜改变，凹凸不明显，仅有色泽的略微差异，近焦状态下观察病变肛侧(图 6-15-3E)和中央(图 6-15-3F)可见病变呈现出腺体小型化(绿箭头处)，最重要的是病变并无明显的炎症改变，高度怀疑分化型肿瘤性病变。

图 6-15-3G、H 位于胃底大弯近后壁，图 6-15-3I 位于底体交界近后壁，其病变形态与图 6-15-3B 的病变类似。活检部位的选择显示于图 6-15-3J。

图 6-15-3 病例 15 的术中精查(近端胃 0-IIb 型病变)

离体标本（图6-15-4）

白光（图6-15-4A）及NBI（图6-15-4B）下观察病变概貌与在体情况一致，中央部分可见色泽略红，考虑为增生的血管。

NBI（图6-15-4C）和结晶紫染色（图6-15-4D）近景观察病变，中央部改变可见微血管有增生，管腔直径有差异，表面结构规则性较好。

病变肛侧区域NBI（图6-15-4E）和结晶紫染色（图6-15-4F）边界处血管纹理有增粗，排列尚规则，表面结构规则。

NBI放大（图6-15-4G）和结晶紫染色放大（图6-15-4H）观察病变，中央部改变可见微血管有增生，管腔直径有差异，表面结构规则性较好。将中心区域再放大（图6-15-4I、J）后更为明显，考虑腺瘤样改变，不能判断是否存在高级别瘤变，但考虑局限在黏膜层的病变。

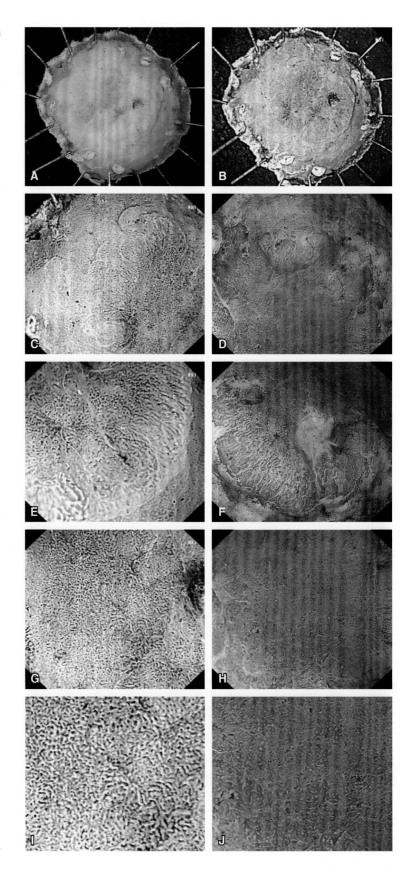

图6-15-4　病例15的术后离体标本内镜下表现

术后病理（图 6-15-5）

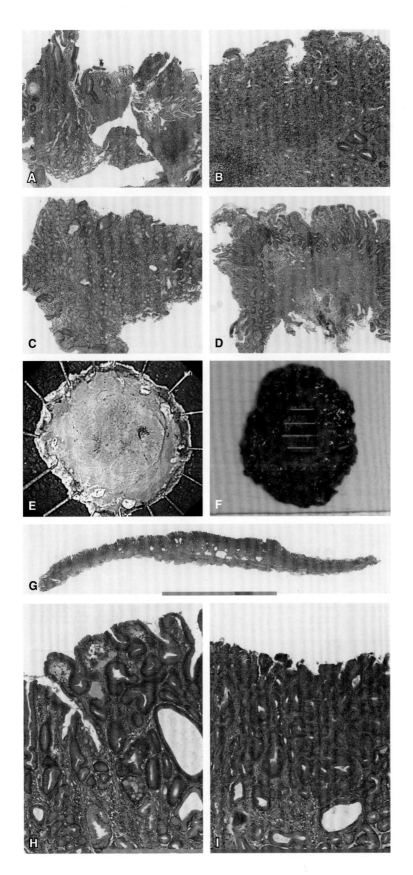

近端胃四处活检的病理报告如下：图 6-15-5A（胃底前壁）黏膜中度慢性炎症，轻度急性活动，中度肠上皮化生；图 6-15-5B（贲门小弯近后壁）黏膜腺体高级别上皮内瘤变；图 6-15-5C（胃底大弯近后壁）黏膜中度慢性炎症，轻度急性活动，中度肠上皮化生；图 6-15-5D（底体交界近后壁）黏膜重度慢性炎症，轻度急性活动，中度萎缩，重度肠上皮化生。

在炎症背景特别明显的情况下，活检可以帮助我们鉴定肿瘤和非肿瘤性的病变，但由于炎症条件下细胞会呈现一定程度的异型性，要警惕过报的问题。但在本例标本中，图 6-15-5B 显示了明显的腺体紊乱，细胞核增大，异型性明显，因此肿瘤的诊断明确。

病理诊断：（胃窦）管状腺瘤（绿色线标记），少许腺体高级别上皮内瘤变（红色线标记）（图 6-15-5E、F），黏膜四周切缘及基底未查见瘤组织，周围黏膜慢性萎缩性胃炎伴肠上皮化生。

如病理复原图（图 6-15-5F）所示，病变整体为腺瘤样改变（图 6-15-5G），病变边界明确（图 6-15-5H），规则性及均一性较好；与常见的肠型腺瘤有所区别的是，该病变的细胞核变圆，提示癌变的可能性；局部腺体拥挤、不规则，细胞极向消失，提示浸润的发生。病理报告较为保守，考虑为高级别上皮内瘤变，但因在处理原则上没有明确区别，不需要过度纠结是否报告为癌（图 6-15-5I）。

图6-15-5 病例15的术后病理

最后诊断

性质判断: 癌☑ 非癌☐
分化程度: 分化型☑ 混合型☐ 未分化型☐
深度判断: 黏膜层☑ 黏膜下层☐
内镜治疗: 适合☑ 不适合☐

小结

1. 本例病变内镜下评估考虑腺瘤,局灶高级别瘤变或癌变难以在内镜下明确诊断,但这种评估的差异不会影响治疗方式和患者预后。

2. 对于萎缩肠化明显的分化型肿瘤患者,我们需要关注同时性病变的问题,通常术前需行精查以明确病变的数量和性质。在本例病变中,术前精查已经发现了上述病变,但活检未提示阳性诊断。此次内镜切除术中再行精查及活检发现其中一个部位为肿瘤,但由于术中无法确定内镜结果,因此只进行了胃窦病变的切除。针对这种情况,在明确病变性质和数量后,再行内镜处理可能更符合患者的利益。

参考文献

[1] KOTACHI T,ITO M,BODA T,et al. Clinical significance of reddish depressed lesions observed in the gastric mucosa after helicobacter pylori eradication. Digestion,2018,98(1):48-55.

病例 16
胃体小弯 0-IIa 型病变 *

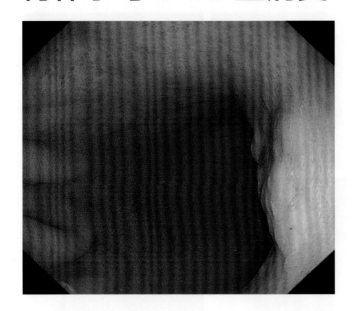

请初步判断

性质判断：癌□ 非癌□
分化程度：分化型□ 混合型□ 未分化型□
深度判断：黏膜层□ 黏膜下层□
内镜治疗：适合□ 不适合□

图 6-16-1　胃体小弯 0-IIa 型病变

病史简介

女,67 岁,主因"间断呃逆,纳差 1 年,加重 2 个月"入院。患者 1 年前无明显诱因间断出现呃逆、纳差症状,无腹痛、腹胀,无黑便及便血等,未予以重视。2 个月前患者自觉上述症状加重,遂前往当地医院,行电子胃镜检查提示:"胃体下部小弯侧近胃角可见一大小约 1.5cm×1.5cm 的黏膜扁平隆起,局部黏膜粗糙";病理活检提示:"胃体黏膜高级别上皮内瘤变"。为行进一步治疗,患者前往我院,复查电子胃镜检查提示:"胃体中段小弯侧可见一直径约 2.0cm 的黏膜隆起,表面欠光整,NBI 放大下可见隆起病变表面腺管开口紊乱,边界欠清,病变近端胃体小弯侧可见直径约 4.0cm 的黏膜腺管开口紊乱,黏膜微血管及微结构不规则及消失,边界尚清";腹部增强 CT 检查提示:"肝内多发钙化灶,余未见明显异常"。患者既往糖尿病病史 5 年余,血糖控制尚可。

---

* 病例编号 1363

术前精查(图6-16-2)

部位:背景黏膜。

所见:胃窦黏膜在NBI下呈现红白相间明显的表现(图6-16-2A),考虑萎缩,其范围沿小弯侧向上,达贲门下方,考虑C3萎缩。近端胃(图6-16-2B、C)可见黏膜广泛点状发红,考虑HP现症感染。

部位:胃体下部小弯。

所见:白光(图6-16-2D)可见黏膜不规则平坦隆起改变,表面色泽略有发白,有颗粒样改变,病变与视野呈切线位,无法观察到病变全貌;弱充气状态可看到口侧黏膜的小凹陷(图6-16-2E,绿箭头)。NBI下远景(图6-16-2F)可见黏膜色泽改变显著,为退色性改变,边界清晰,首先考虑腺瘤性病变。充气量改变可见病变后壁侧黏膜厚度低于前壁侧(图6-16-2G)。

靛胭脂染色(图6-16-2H)后病变边界不明显,提示病变周边的隆起并不明显;NBI近景观察(图6-16-2I)病变表面呈结节样,表面结构较规则,但分布有差异,微血管形态与周围有明显区别。

倒镜观察肛侧改变,边界线同样清晰(图6-16-2I),贴近观察表面结构尚规整,血管分布似有不均匀,形态不规则(图6-16-2J)。由于没有使用放大内镜,因而表面结构和血管的精细改变无法确定,这也是HQ290内镜进行精查时的局限性所在,但通过此图片足以证实病变为肿瘤性改变,可以考虑内镜下干预。

整体评价:

边界: 存在☑ 不存在☐

MV: 规则☐ 不规则☑ 消失☐

MS: 规则☑ 不规则☐ 消失☐

性质: 癌☑ 非癌☐ 不确定☐

分化: 分化型☑ 混合型☐ 未分化型☐

深度: 黏膜层☑ 黏膜下层☐

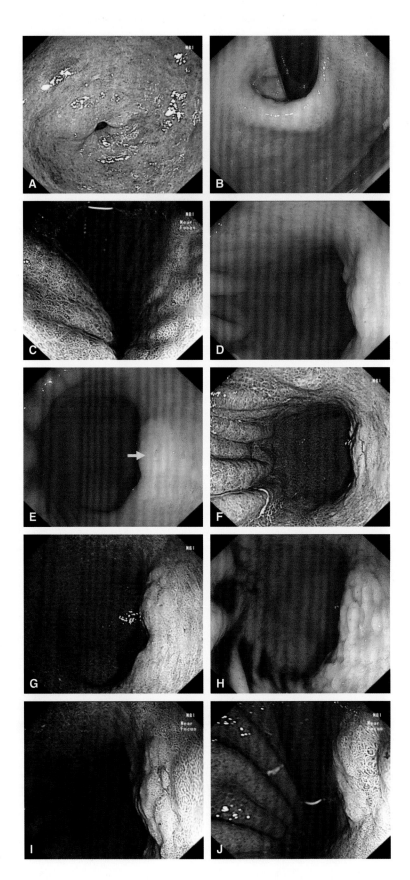

图6-16-2 病例16的术前内镜下表现

术后病理（图 6-16-4）

病理诊断：（胃体小弯侧近胃角）管状腺瘤（绿色线标记），部分腺体高级别上皮内瘤变（红色线标记），黏膜四周切缘及基底未查见瘤组织，周围黏膜慢性萎缩性胃炎伴肠上皮化生（图 6-16-4A）。

病理复原图（图 6-16-4A）与离体标本（图 6-16-4B）对照可见，中央部分蓝框处凹陷型改变呈大小不等的异型腺体样，局部为乳头样结构，考虑癌变（图6-16-4C）。结合内镜表现，这种不规则腺体的凹陷多为分化型肿瘤。

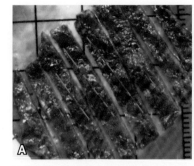
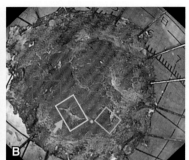

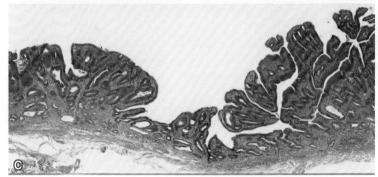

图 6-16-4D~E 所显示的黄框部分中间区域是病变结节间的正常黏膜，其微血管没有足够的异型性，表面腺体结构缺失，考虑此处为由于肿瘤增殖迅速而被掩埋的地方，是平坦隆起的腺瘤在增殖癌变的过程中形成的一个个结节的交界部。

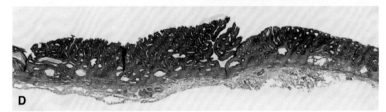

对于病变边界绿框处，这部分与其他部位有所区别，肿瘤呈平坦替代式生长，表面腺体密集，故而在体外可见到针孔样的腺管开口结构，局部形态的差异造成了黏膜表面结构的不同（图 6-16-4F）。

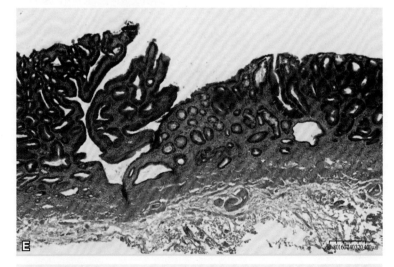

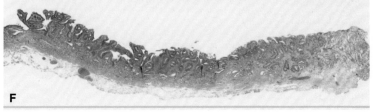

图6-16-4　病例16的术后病理

术后标本（图 6-16-3）

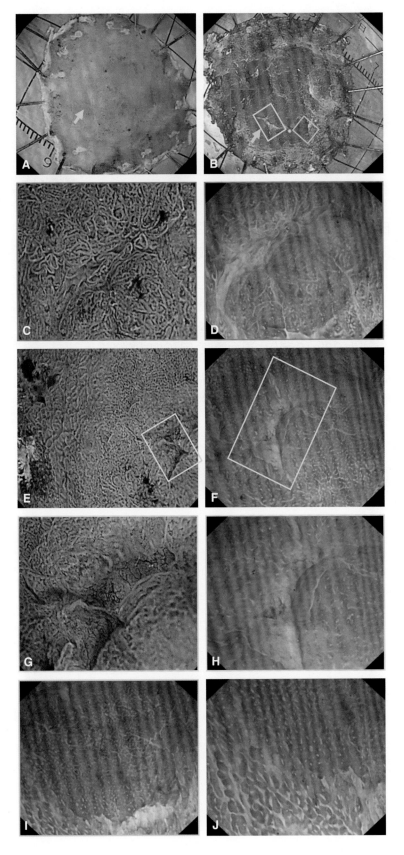

白光（图 6-16-3A）下切除标本的色泽改变不明显，这可能与离体后血供缺乏有关，但在部分区域（如 6~8 点方向）仍能看到边界线的存在。结晶紫染色（图 6-16-3B）可以观察到黏膜表面平坦改变，间隔有凹陷性的黏膜改变（绿箭头），考虑是病变扁平结节间的部分。

针对中央部分蓝框处的 NBI 观察（图 6-16-3C）和结晶紫染色（图 6-16-3D）观察不够一致，前者表面结构显得较为紊乱，后者则仍比较规则，这可能是微血管形态变化造成的误导，也有可能是既往活检造成的修复性改变，结晶紫染色表现仍应为"金标准"。

图 6-16-3E~H 显示黄框处部分，图 6-16-3G 中央不除外 WGA 改变，图 6-16-3F 染色可见表面微结构消失，需要除外分化不良的肿瘤。此处病变微血管呈现出扩张，但不迂曲，也没有突然截断，存在表面腺体结构缺失，考虑这里为黏膜形成谷地的区域，而不是树枝状血管相关的低分化肿瘤，这两种情况需要仔细鉴别。这种形态常在腺瘤起源的部位中出现，可能的原因是平坦隆起的腺瘤在增殖癌变的过程中形成的一个个结节的交界部。

对于病变边界绿框处的 NBI 观察（图 6-16-3I），可见病变较为平坦，但存在微血管不整，分布尚规则，提示分化较好的癌。图 6-16-3J 显示同区域的结晶紫染色中可见密集而轻度不整的腺管开口，与 NBI 观察吻合，强放大观察显示病变的边界与周围黏膜的区别更为显著。

图6-16-3　病例16的术后离体标本内镜下表现

最后判断

性质判断：癌☑ 非癌☐
分化程度：分化型☑ 混合型☐ 未分化型☐
深度判断：黏膜层☑ 黏膜下层☐
内镜治疗：适合☑ 不适合☐

小结

1. 此例病变仍然涉及腺瘤和癌的鉴别，正如前文所述内容，对于腺瘤是否有高级别瘤变或癌变进行鉴别的意义不大，大体类型上呈现出多发的结节样改变时就应考虑有癌变，NBI放大图像的诊断意义有限。

2. 最主要的还是要除外低分化成分的可能性，我们需要明确的是，在这种以 0-Ⅱa 为表现的病变中，部分区域由于增殖速率不同会形成沟槽样的改变，不要过度激进地诊断为未分化肿瘤。对于凹陷部分的观察，在主体病变为 0-Ⅱc 的病变中更为重要，因为此时的隆起部分缺乏肿瘤的证据，类似于本书病例 13（病例编号 1341）的情况。

3. 点状发红是 HP 现症感染非常重要的证据，是在 HP 清除前后发生改变最为明显的标志[1]，其观察简单，不容易出现观察者之间的差异。

参考文献

[1] KATO M，TERAO S，ADACHI K，et al. Changes in endoscopic findings of gastritis after cure of H. pylori infection：multicenter prospective trial. Dig Endosc，2013，25（3）：264-273.

病例 17

胃体后壁 0-Ⅱa 型病变 *

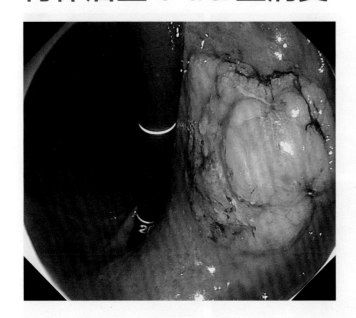

请初步判断

性质判断: 癌□ 非癌□

分化程度: 分化型□ 混合型□ 未分化型□

深度判断: 黏膜层□ 黏膜下层□

内镜治疗: 适合□ 不适合□

图 6-17-1 胃体后壁 0-Ⅱa 型病变

病史简介

男,57 岁,主因"黑便伴头晕、乏力 50 天"入院。患者 50 天前无明显诱因出现黑便,每 3~5 天排一次,具体量不详。前往当地医院,行电子胃镜检查提示:"胃体后壁隆起性质待定";病理提示:"胃体部隆起处腺瘤伴上皮中 - 重度不典型增生,局部可疑癌变"。我院腹部增强 CT 检查提示:"胃体大弯侧结节影,突入腔内,血管丰富,恶性间质瘤待除外";超声内镜检查提示:"胃体大弯可见 2cm×2cm 黏膜隆起,短蒂,表面光滑,超声下可见病变呈低回声,位于黏膜层,蒂部似可见血流;胃体后壁可见 5cm×3cm 黏膜隆起,表面粗糙不平,超声可见黏膜层增厚,黏膜下层清晰完整";内镜诊断考虑:"胃体腺瘤,待除外癌变,胃体大弯侧病变,多考虑腺瘤样息肉"。

---

* 病例编号 0775

术前精查（图 6-17-2）

部位：胃体上部近后壁。

发现：可见丘样黏膜隆起，约直径 5cm 大小，中央部膨隆，有大小不等结节样改变，对侧可见 0-Ip 黏膜隆起，表面充血（图 6-17-2A）。在观察的过程中，该病变易自发性出血，考虑存在癌变，甚至黏膜下浸润的可能性大（图 6-17-2B）。病变的形态如果按绝对黏膜厚度来说，考虑为 0-Is 型，但整个病变是平缓的隆起，因此可能判断为 0-IIa 型病变更符合大体类型的表现（图 6-17-2C）。整个病变由大小不等的结节组成，没有明显的凹陷区域（图 6-17-2D），因此考虑病变是在腺瘤基础上出现的癌变。腺瘤的癌变与病变大小、结节及颜色等相关，在这样多结节、大病变的情况下，癌变的发生概率较大。由于分化型癌有替代式生长的特性，腺瘤成分不一定能够残留下来，而如果包含未分化成分，病变会更容易呈现出凹陷的形态。因此判断此病例的性质为分化型癌，深度仍主要局限于黏膜层。

NBI 观察病变黏膜，除出血的区域无法观察外，其他区域都呈现色调一致的棕色改变，与周围萎缩肠化背景的蓝绿色调背景黏膜相比，色差明显（图 6-17-2E）。近焦观察病变肛侧、大弯、小弯及口侧表面结构与血管（图 6-17-2F~I）发现病变主体微结构呈现密集的形态，略呈不规则，微血管有不规则扩张。图 6-17-2J 显示高倍放大与近焦观察情况一致。

整体评价：

边界：存在☑ 不存在☐
MV：规则☐ 不规则☑ 消失☐
MS：规则☐ 不规则☑ 消失☐
性质：癌☑ 非癌☐ 不确定☐
分化：分化型☑ 混合型☐ 未分化型☐
深度：黏膜层☑ 黏膜下层☐

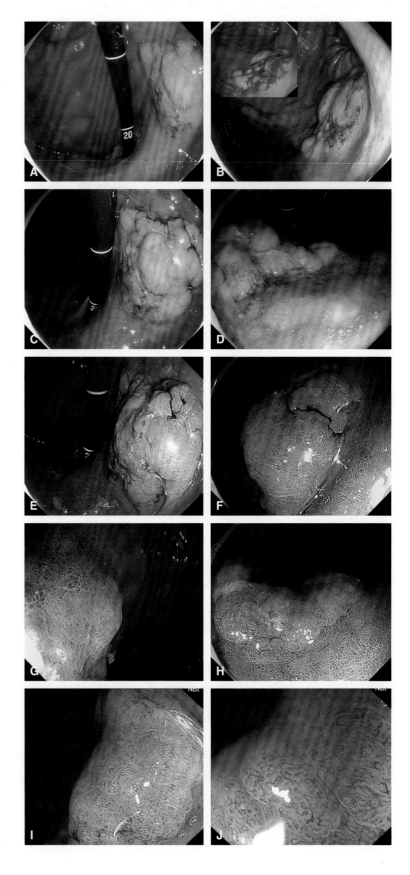

图6-17-2　病例17的术前内镜下表现

术后病理(图 6-17-3)

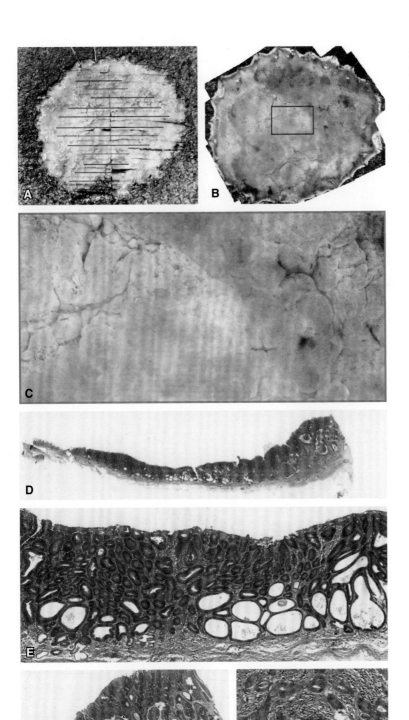

病理诊断:(胃体后壁)腺体高级别上皮内瘤变(红色线标记),局部癌变为中分化腺癌(蓝色线标记),侵及黏膜下层,查见脉管侵犯,癌组织浸润距黏膜肌层下缘约 1 488μm,黏膜四周切缘及基底未查见瘤组织,周围黏膜表现为慢性萎缩性胃炎(图 6-17-3A)。

该病理为早期完成,故没有对体外标本进行 NBI 摄片,只进行了体外白光大体显微镜的摄片。后期因为考虑体外标本使用内镜进行放大摄片对年轻医生的培训更有帮助,而实体显微镜无法提供 NBI 图片,因此目前都使用内镜在 NBI 模式下在体外进行放大摄片。

图 6-17-3A 为病理复原图,可见病变主体为黏膜内癌,局灶有黏膜下浸润。对体外病变实体显微镜摄片(图 6-17-3B)蓝框处进行放大,可见黏膜下浸润的区域没有显示出明确的黏膜改变(图 6-17-3C)。在病理图片显示黏膜下层浸润最多的一张切片中(图 6-17-3D),可见大部分黏膜层的病变呈现典型的高分化腺癌表现,部分腺腔扩张(图 6-17-3E)。

黏膜下浸润(图 6-17-3F)的区域黏膜层同样主要为高分化,但较图 6-17-3E 可见腺管不规则的情况更明显,出现了腺体的融合、筛状结构,提示有中分化成分。但黏膜表面的腺体仍以高分化为主,腺体密集,无法从黏膜表面判断中分化肿瘤的存在。进一步对黏膜下的浸润部分进行放大观察,可见腺体融合扭曲的情况比黏膜层更加明显,以中分化为主(图 6-17-3G)。

病理报告虽然有脉管侵犯,但在复核中未见明确脉管侵犯,因未行 CD34 及 D2-40 染色,不能明确证实脉管侵犯的问题。但此病例另合并有直径 2cm 的 0-Ip 型病变,术后病理考虑神经内分泌肿瘤(G2),考虑为 0-Ⅲ型,预后较差,根据文献报道其处理原则应考虑外科手术[1],因而综合考虑给出了追加外科手术的建议。

图6-17-3 病例17的术后离体标本大体表现及病理

最后诊断

性质判断: 癌☑ 非癌☐
分化程度: 分化型☑ 混合型☐ 未分化型☐
深度判断: 黏膜层☐ 黏膜下层☑
内镜治疗: 适合☐ 不适合☑

小结

胃腺瘤癌变通常进展比较缓慢,多数是局灶性的高级别瘤变,浸润癌的可能性小。从我们既往的病例和参考文献来看,0-Ⅱa 型病变通常为黏膜内癌,该病例是一例少见的出现了黏膜下浸润的 0-Ⅱa 型早期胃癌,我们对其评估时经验不足,其黏膜下浸润考虑与病变过大有关。从结肠侧向发育性腺瘤的相关经验出发,大结节有可能在较深的部位,但目前临床上对于隆起型胃病变的评估经验相对缺乏,诊断性切除是可以考虑的策略。建议该病例患者术后追加淋巴结清扫,因其合并了较大的 3 型神经内分泌肿瘤。

参考文献

[1] KAWASAKI K,NAKAMURA S,SUGAI T,et al. Type 3 gastric neuroendocrine tumor with unique endoscopic features. Dig Liver Dis,2016,48(10):1264.

病例 18
胃窦 0-Ⅱa+Ⅱc 型病变 *

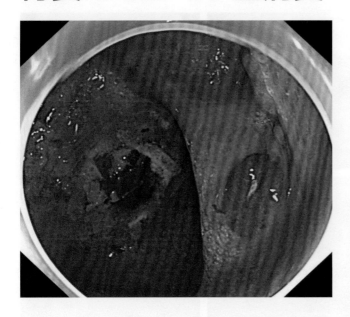

请初步判断

性质判断：癌□ 非癌□

分化程度：分化型□ 混合型□ 未分化型□

深度判断：黏膜层□ 黏膜下层□

内镜治疗：适合□ 不适合□

图 6-18-1　胃窦 0-Ⅱa+Ⅱc 型病变

病史简介

男,55 岁,主因"胃癌术后 1 年,体检发现胃黏膜病变 10 天"入院,既往无特殊慢性病病史。入院后完善实验室检查:血常规、血凝、肝肾功、离子、肿瘤标志物均正常;腹部增强 CT 检查提示:贲门部术后改变,胃壁未见明显增厚或异常强化,请结合临床检查。

---

* 病例编号 0857

既往内镜（图 6-18-2，2012-03）

患者于 2012 年 3 月行胃镜检查发现贲门下溃疡，覆白苔，周围黏膜充血明显（图 6-18-2A、B），活检提示（贲门）黏膜慢性炎症急性活动伴溃疡形成，溃疡周边部分腺体有不典型改变，肿瘤性证据欠充分（图 6-18-2E），建议治疗后复查。抗溃疡治疗 1 个月后复查原黏膜凹陷愈合，局部仍可见大片显著性发红区域，有黏膜皱襞改变（图 6-18-2C、D）。

尽管活检未明确诊断为肿瘤，但内镜下表现为大片的黏膜发红，超出良性溃疡可能造成的影响范围，因此考虑肿瘤伴有溃疡。

此后患者在外院再行活检证实为肿瘤，行近端胃切除术，术后病理提示"胃原位癌TisN0M0、胃浅表型黏膜内癌，手术两侧切缘、大网膜未查见癌"。术后患者恢复尚可，未诉明显不适。术后 2014 年 12 月，患者在外院复查发现隆起型病变，活检提示（胃体）小块黏膜组织中度萎缩性胃炎，伴腺体高级别上皮内瘤变。外院病理复核提示小块黏膜慢性萎缩性胃炎伴部分腺体中度非典型增生。

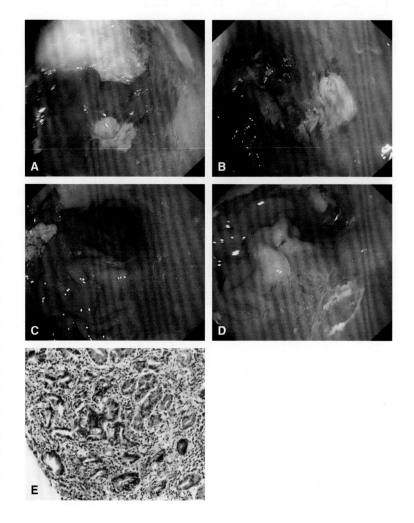

图 6-18-2　病例 18 的既往切除病变的内镜下表现及此次新发病变活检病理

术中精查（图 6-18-3、图 6-18-4；2014-12-25）

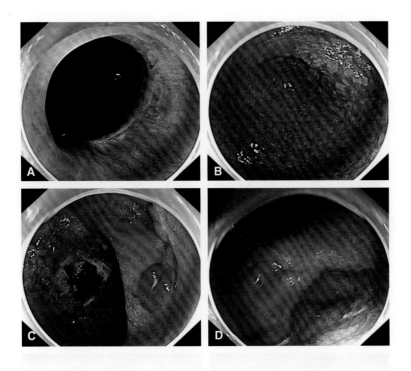

部位:背景黏膜。

所见:近端胃吻合口愈合良好,可见吻合钉突入腔内(图 6-18-3A),胃窦可见密集片状发白区域,提示肠上皮化生(图 6-18-3B)。这种发白通常是由于 WOS 的存在,因而也就提示为小肠型的肠化[1]。患者术后有胃潴留存在,可见胃内残留食物残渣(图 6-18-3C)。

图6-18-3 病例18的术中精查内镜下所见

部位:胃体小弯侧。

所见:可见发红平坦隆起改变,中央有凹陷,大小约1.5cm×1.0cm。病变呈现显著性发红,如考虑肿瘤性病变,则分化不佳或浸润深度较深。病变位于残胃缝线上,示意图参考病例38。翻转从肛侧观察病变(图6-18-3D)可见中央凹陷并非糜烂或溃疡所致,结合周围黏膜情况(图6-18-4A),病变位于缝线瘢痕处,考虑属于瘢痕的影响。

近焦NBI观察病变整体(图6-18-4B)、口侧(图6-18-4C)和肛侧(图6-18-4D)可见病变表面微血管密集、显著扩张,表面腺管微结构不规则,呈小凹样改变。进一步贴近可见病变周围存在广泛的WOS,与胃窦情况类似,但肿瘤表面仅有少量稀疏的WOS改变,局部可见活检后瘢痕改变(图6-18-4E)。

用醋酸进行染色希望明确表面腺管的形态改变,但周围白化较好的情况下,病变表面无白化存在(图6-18-4F),提示在显著性发红的病变上醋酸的作用有限,考虑是由于血管较丰富导致的。

靛胭脂染色可见病变范围清楚(图6-18-4G),近焦观察可见大量扩张的不规则血管(图6-18-4H)。

因增生性病变多呈现为增大的腺管表面结构,而未分化癌多呈现树枝状血管,且大体类型以0-IIc为主,故此例内镜下表现提示分化型肿瘤。但因病变位于吻合线上,考虑残留复发或同时性癌,内镜下R0切除可能性小。

整体评价:
边界:存在☑ 不存在☐
MV:规则☐ 不规则☑ 消失☐
MS:规则☐ 不规则☑ 消失☐
性质:癌☑ 非癌☐ 不确定☐
分化:分化型☑ 混合型☐ 未分化型☐
深度:黏膜层☑ 黏膜下层☐

内镜下进行切除时发现口侧部分纤维化严重,部分区域无法切开,导致口侧切缘没有充足的边界(图6-18-4I),肛侧区域纤维化尚可(图6-18-4J)。

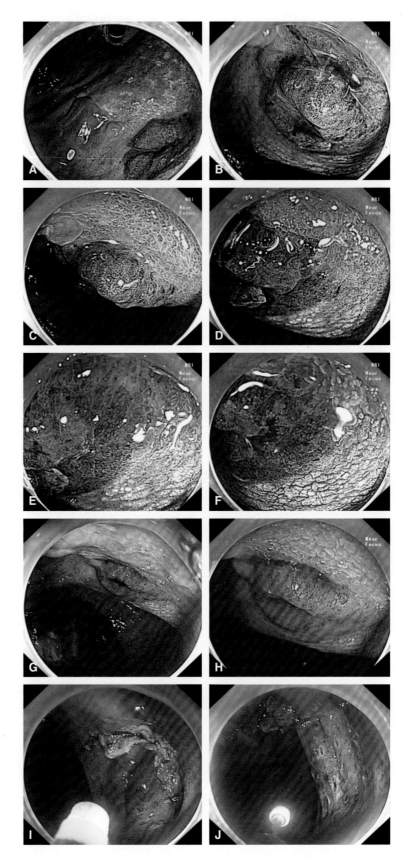

图6-18-4　病例18的术中内镜下所见

术后标本(图 6-18-5)

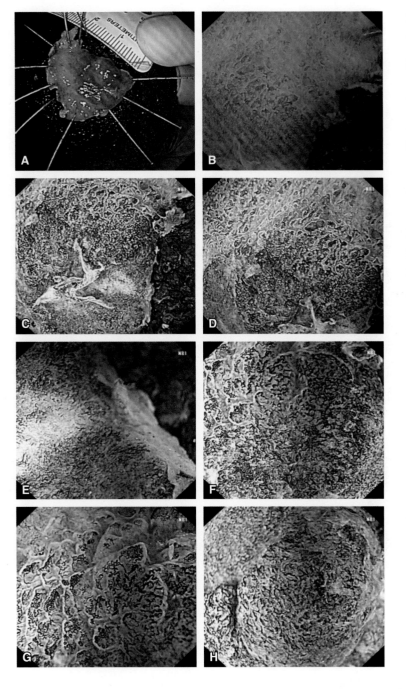

术后标本如图 6-18-5A 所示,可见口侧切缘存疑,病变仍然呈现显著发红。白光放大观察可见血管形态扭曲,不规则,口侧切缘可疑阳性(图 6-18-5B)。NBI下观察可见凹陷中央白苔去除后,呈现为白色乏血管区域,考虑为瘢痕的影响(图 6-18-5C)。

对病变的小弯侧(图 6-18-5D)、口侧(图 6-18-5E)和大弯侧(图 6-18-5F)切缘观察可见大量增生、迂曲的血管呈不完整的网格状结构,存在截断、管径变化,提示中分化腺癌。中间凹陷处需要警惕低分化腺癌的存在,但表面血管没有见到典型树枝状血管,故仍考虑为瘢痕基础上的改变。

高倍放大下观察小弯侧病变边界(图 6-18-5G)和口侧隆起处(图 6-18-5H)黏膜改变,与低倍放大形态改变一致。

图 6-18-5 病例 18 的术后离体标本内镜下表现

最后诊断

性质判断：癌☑ 非癌☐
分化程度：分化型☐ 混合型☑ 未分化型☐
深度判断：黏膜层☑ 黏膜下层☐
内镜治疗：适合☐ 不适合☑

小结

1. 残胃癌变也是常见胃癌类型，特别是在胃癌治疗生存率不断提高的情况下，我们需要警惕异时性癌的出现。但就本例病变而言，最大的可能是存在同时性癌或对于病变的范围界定不够造成的残留。这就提醒我们在进展期胃癌术前如果考虑部分胃切除，务必对残胃区域进行精查以除外同时性癌，避免需要短期内二次手术的问题。

2. 残胃癌的内镜下切除根治性欠佳，主要原因常与吻合口及缝线相关，外科术后的黏膜下纤维化严重，特别是在病变属于残留而不是再发的情况下。但这些病例通常对微创治疗有非常急迫的需求，因为二次手术的风险及根治性都会存在一些问题，对于这些病例，在术前沟通良好的情况下，可以尝试微创切除，但需要认真评估其手术风险。

参考文献

[1] YAO K, IWASHITA A, NAMBU M, et al. Nature of white opaque substance in gastric epithelial neoplasia as visualized by magnifying endoscopy with narrow-band imaging. Dig Endosc, 2012, 24(6): 419-425.

术后病理（图6-18-6）

术后标本垂直于可疑阳性切缘进行分割（图6-18-6A），术后病理复原图如图6-18-6B所示，口侧切缘阳性。

病理诊断:（胃体）中-低分化腺癌，侵及黏膜肌层，口侧局部切缘查见癌组织，周围黏膜有重度慢性萎缩性胃炎。
AJCC分期:pT1aNx。

组织像可见大体形态与内镜下所见一致，病变主体呈现为0-IIa型改变，中央可见凹陷改变（图6-18-6C），病变与周围正常黏膜具有明确分界线（图6-18-6D），肿瘤细胞呈筛样改变，黏膜上皮层可见大量红细胞，可以解释内镜下所观察到显著发红的原因（图6-18-6E），黏膜上皮浅层可见肿瘤细胞腺管结构消失，通常这种情况下病变表面会出现树枝状血管，且呈现0-IIc型改变，但该例病变的特殊点在于表层以下的肿瘤又出现了腺管和分化，因而黏膜存在一定厚度，无法观察到明确的树枝状血管。内镜下判断分化依赖于微血管和微表面结构，该病变表面大量的扩张血管会影响对病变性质的判断，此时若醋酸染色有效，则应能帮助判断腺管的消失，但大量的血管影响了醋酸染色的有效性，因而对该病变的分化诊断非常困难。右侧边界可见肿瘤细胞，病理诊断中-低分化，切缘阳性，垂直残端可见纤维组织增生，提示严重纤维化的存在（图6-18-6F）。

患者1个月后行外科残胃切除治疗，术后病理提示（胃癌术后、胃体小弯侧）黏膜溃疡伴慢性异物（缝线）肉芽肿炎，上、下切缘及网膜未查见癌组织，胃周淋巴结（0/10）及另送淋巴结（6）（0/4）未查见转移癌，周围黏膜慢性萎缩性炎症（图6-18-6G）。

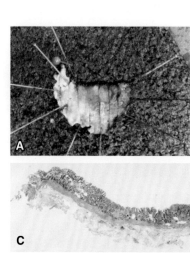
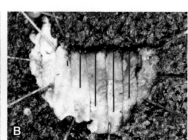
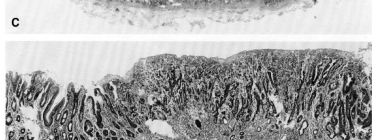
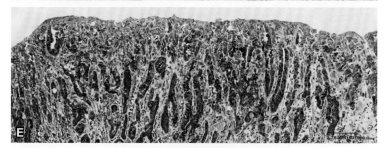
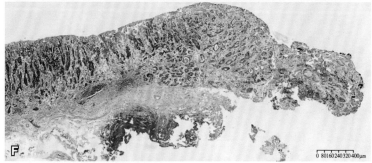
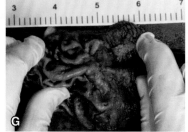

图6-18-6　病例18的术后病理

病例 19

胃窦大弯 0-IIa 型病变 *

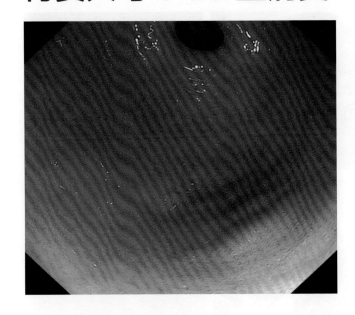

请初步判断

性质判断：癌□ 非癌□

分化程度：分化型□ 混合型□ 未分化型□

深度判断：黏膜层□ 黏膜下层□

内镜治疗：适合□ 不适合□

图 6-19-1 胃窦大弯 0-IIa 型病变

病史简介

男，66 岁，主因"早期胃癌切除术后 6 年，发现胃黏膜病变 2 年，拟行内镜下治疗"入院，患者一般情况可，未诉明显不适。患者 2 年前在我院行电子胃镜检查提示："胃窦大弯侧可见线状黏膜浅凹陷，周围黏膜增生"；病理提示："胃窦黏膜中度慢性炎症，重度萎缩，轻度肠上皮化生，小凹上皮增生，部分腺体呈腺瘤样增生"。1 个月前再次前往我院复查，胃镜提示："胃窦大弯侧可见直径约 2cm 的黏膜微隆起，表面略充血，NBI 放大可见病变中央腺体结构稍紊乱"；考虑诊断"腺瘤样息肉"，建议内镜下治疗；腹部增强 CT 检查提示："胃充盈尚可，胃壁未见明显增厚及异常强化"。

---

* 病例编号 1367

术前筛查(图 6-19-2)

部位:2011 年发现胃体下部后壁病变
(图 6-19-2A),ESD 切除后病理提示腺
瘤伴高分化腺癌(M2)(图 6-19-2B、C)。

此后患者进行常规术后复查,术后 1 个
月复查胃窦近后壁似可见平坦隆起样病
变(图 6-19-2D);术后 3 个月(图 6-19-
2E)、6 个月(图 6-19-2F)可见病变较
前改变不明显,NBI 放大观察可见病变
边界清晰,表面结构及微血管改变清晰,
规则性好。

术后 45 个月复查时可见原内镜切除创
面愈合良好,未见明确隆起 / 凹陷(图
6-19-2G),胃窦病变较前变化不大(图
6-19-2H),抵近 NBI 下观察表面结构呈
点状及短棒状,规则性好,血管增生不明
显(图 6-19-2I),活检(图 6-19-2J)提示
低级别瘤变,考虑腺瘤诊断,分析系原病
变的同时性病变。

因病变变化慢,嘱患者间断复查,必要时
考虑内镜下切除。术后 6 年时,因患者
考虑年龄较大,原黏膜内癌随访时间超
过 5 年,后期将减少胃镜随访频率,要
求内镜下切除。

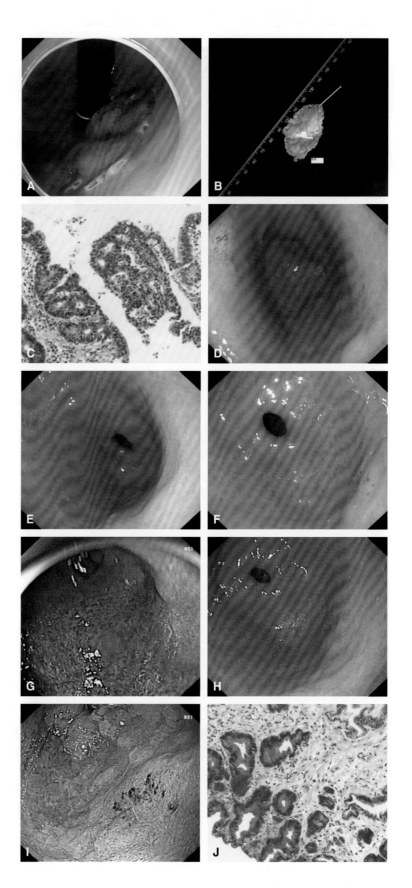

图6-19-2 病例 19 的历次筛查随访内镜下表现

术前精查（图 6-19-3，前次 ESD 术后 6 年）

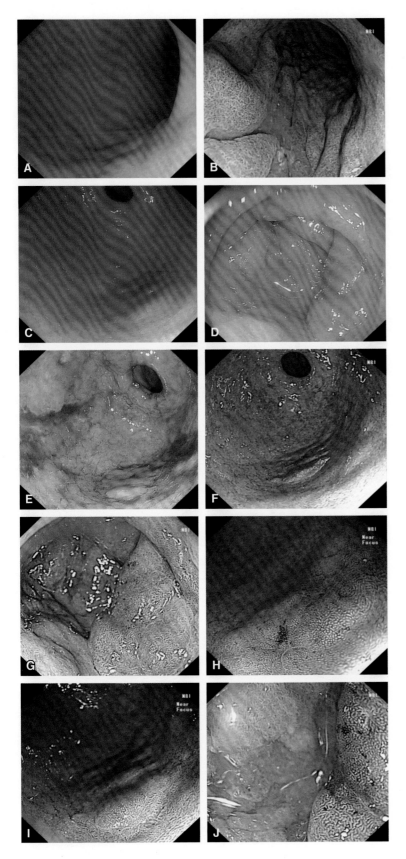

部位：胃体下部后壁。

所见：可见原内镜切除创面愈合良好，未见明确隆起/凹陷（图 6-19-3A）。但 NBI 下胃内炎症仍较明显，可见点状黏膜发红（图 6-19-3B），不除外 HP 感染，建议复查 HP。

部位：胃窦大弯近后壁。

所见：白光下（图 6-19-3C）可见平坦隆起型黏膜改变，因为位于切线位，在充气状态下，病变范围不清，吸气状态下观察可见病变色泽略红，似有边界（图 6-19-3D）。

靛胭脂染色后观察（图 6-19-3E）可见病变直径约 1.5cm 大小的平坦隆起型病变。NBI（图 6-19-3F）下观察可见病变轮廓，但范围不够清楚，同样吸气状态下弱放大可见病变周围边界清晰，表面结构规则（图 6-19-3G）。近焦观察病变肛侧（图 6-19-3H）范围不够清楚，表面结构和血管改变不明显，腺管开口似略有密集。口侧（图 6-19-3I）黏膜改变较为明显，可见明显边界线存在，表面血管增粗，但尚规则。NBI 放大观察病变中心部（图 6-19-3J）可见病变表面微结构规则，血管扩张不明显。

在萎缩肠化背景基础上发现的有境界病变，表面血管和结构变化不明显，考虑为腺瘤性改变，但色泽略发红，与经典腺瘤表现不同。

整体评价：

边界：存在☑ 不存在☐
MV：规则☑ 不规则☐ 消失☐
MS：规则☑ 不规则☐ 消失☐
性质：癌☐ 非癌☑ 不确定☐
分化：分化型☐ 混合型☐ 未分化型☐
深度：黏膜层☑ 黏膜下层☐

图 6-19-3 病例 19 的术前精查内镜下表现

术后标本（图6-19-4）

切除标本的白光下（图6-19-4A）及NBI图片（图6-19-4B）显示病变本身的色泽改变并不显著，NBI弱放大状态（图6-19-4C）下可见边界线存在，表面血管不明显，表面结构规整，进一步放大黄框区域，可见规则的表面结构和白色不透明物质的存在（图6-19-4D）。

近肛侧可见片状色泽略深的区域（图6-19-4E），继续放大（图6-19-4F）可见表面结构和血管都比较规则，考虑是在内镜操作过程中对黏膜造成的损伤性改变。

进行结晶紫染色，对病变的口侧和肛侧（绿框和蓝框处）进行弱放大（图6-19-4G、I）和强放大（图6-19-4H、J，对应灰框和橙框）观察，可见病变表面结构微规则，考虑非癌性病变。结合体内观察，考虑为腺瘤性病变。

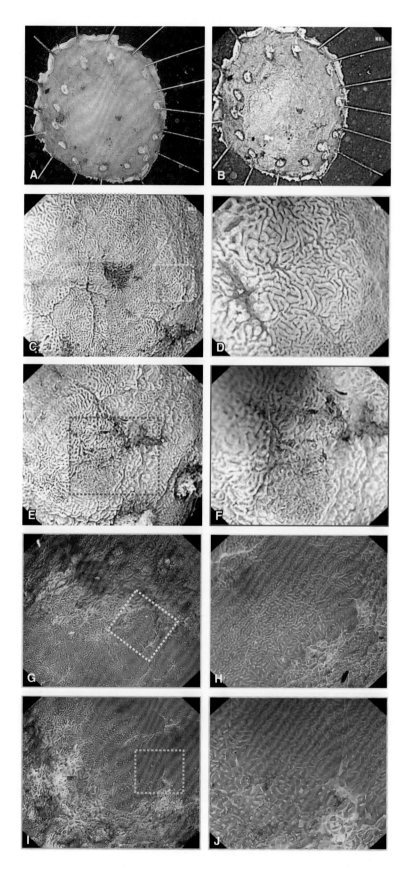

图6-19-4　病例19的术后离体标本内镜下表现

术后病理（图6-19-5）

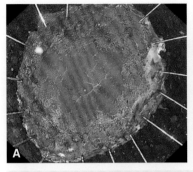
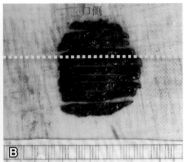
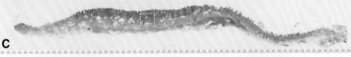
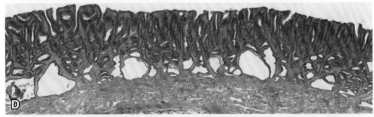
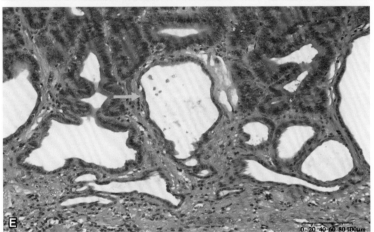
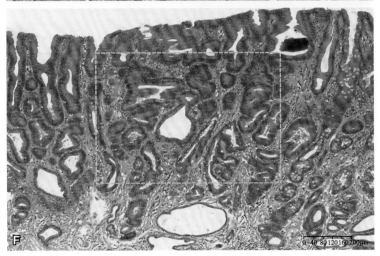

病理诊断:(胃窦大弯)管状腺瘤(图6-19-5B,红色线标记),黏膜四周切缘及基底未查见瘤组织,周围黏膜慢性萎缩性胃炎伴肠上皮化生。

图6-19-5A为结晶紫染色体外标本,图6-19-5B为病理复原图。此病变改变较为一致,以口侧黏膜为例显示病理改变。

低倍镜可见平坦隆起黏膜改变,色略深,表面平整,没有高低变化,大体形态上符合腺瘤标准(图6-19-5C)。放大局部边界,可见病变与周围黏膜有明显的边界,呈现二层结构,表层为肿瘤性病变,底层为正常腺体(图6-19-5D)。表层腺体的排列规则。进一步放大看细胞核仍有极性,呈梭形,位于基底膜一侧,腺腔大小欠规则,有局部扩张,部分考虑存在腺腔内坏死(绿箭头)。上皮层深处可见肿瘤性腺体分支明显,有出芽表现,提示癌变发生(蓝箭头)(图6-19-5E)。

病理复核部分视野(图6-19-5C、F中灰框处)可见细胞核变圆,极向消失,呈假复层改变,腺体异型程度增高,结构复杂,腺腔内有出芽现象,此部分腺体可以诊断为高级别瘤变,故此病变考虑为癌变病例,而非单纯腺瘤。

对此病变需要区别反应性的炎症改变,通常肿瘤性改变一定会有分界,但是反应性病变与正常黏膜结构基本一致,无明确的分界线。腺瘤样病变组织结构无异型性,仅表现出细胞的异型性。

图6-19-5 病例19的术后病理

最后诊断

性质判断：癌☑ 非癌☐

分化程度：分化型☑ 混合型☐ 未分化型☐

深度判断：黏膜层☑ 黏膜下层☐

内镜治疗：适合☑ 不适合☐

小结

1. 腺瘤性病变通常为平坦隆起型，黏膜下层没有明显的纤维化形成，因而也是 ESD 起步阶段非常好的临床指征。但有些研究认为小腺瘤不一定需要内镜下切除，因为小腺瘤除了癌变概率不高外，还有多发的可能性，因此急于处理的意义有限。针对腺瘤的处理方法选择目前还有争议，需要进一步的研究，但对于直径超过 2cm 的病变，因为癌变风险较大，可以考虑内镜下切除，且预后良好[1]，国内目前将之列入 ESD 切除指征。
2. 对于腺瘤性病变的评估，表面微结构和微血管的规整是判断其有无癌变的重要依据，但对于仅有高级别瘤变者，通常无法灵敏地判断出癌变的发生。此例病变因考虑癌变的区域位于上皮层较深处区域，内镜下无法明确判断癌变的发生；但其色调呈现局部发红，与经典的腺瘤退色性改变有所不同，可据此诊断腺瘤癌变的发生。

参考文献

［1］ KATO M. Diagnosis and therapies for gastric non-invasive neoplasia. World J Gastroenterol，2015，21（44）：12513-12518.

病例 20
胃窦 0-IIa+IIc 型病变 *

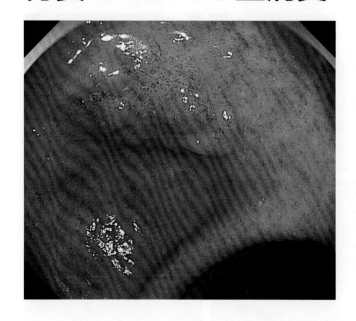

请初步判断

性质判断：癌□ 非癌□

分化程度：分化型□ 混合型□ 未分化型□

深度判断：黏膜层□ 黏膜下层□

内镜治疗：适合□ 不适合□

图 6-20-1　胃窦 0-IIa+IIc 型病变

病史简介

女，56 岁，主因"间断上腹部隐痛 2 个月余，发现胃黏膜病变 1 个月余"入院。患者 2 个月前无明显诱因间断出现腹痛不适，间断隐痛为主，与进食无关，休息后可缓解，偶有恶心，无呕血、黑便等。前往当地医院，行电子胃镜检查提示："胃窦小弯侧可见直径约 1.5cm 的新生物生长，取活检 5 块，质软"；病理活检提示："考虑高级别上皮内瘤变，癌不能除外"；我院病理会诊回报提示："胃窦腺瘤，局部伴高级别上皮内瘤变"。为行进一步治疗前往我院，患者既往有肺结核病史 30 年余，已治愈；入院后完善实验室检查：血常规、血凝、肝肾功、离子、肿瘤标志物均正常；腹部增强 CT 检查提示："胃大弯侧远端壁轻度增厚，请结合胃镜检查，肝多发小囊肿，右肺中叶多发硬结钙化灶"。

---

* 病例编号 5248

术前精查(图 6-20-2)

部位:胃体、胃底。

所见:胃体大弯侧可见皱襞水肿增粗,表面充血发红,可见浑浊黏液附着(图6-20-2A);反转镜身可见萎缩超过贲门部,达整个胃底(图6-20-2B),根据内镜图像及相关病史,考虑为慢性萎缩性胃炎(O2),HP 考虑现症感染。

部位:胃窦小弯侧。

所见:胃窦小弯侧可见直径约 3.0cm 的黏膜隆起型病变,我们根据其表面形态及色泽不同分为"abc"三处标记进行观察,整体病变表面呈结节状微隆起改变(c),局部可见浅凹陷(a),局部凹陷明显处黏膜表面色泽充血发红(b)(图6-20-2C);NBI 下观察可见病变与周围黏膜分界尚清,局部凹陷处黏膜色泽呈茶褐色改变(图 6-20-2D)。c 处结节状隆起部分在 NBI 放大内镜下观察可见黏膜表面色泽略有发红,表面腺体结构排列欠规则,但整体异型性较低,内镜下诊断考虑腺瘤或是在腺瘤基础上癌变(图 6-20-2E)。呈浅凹陷的 a 处在NBI 下观察可见病变表面呈大小不等的腺体结构,排列稀疏(图 6-20-2G,红箭头);白光下凹陷和充血发红明显的 b 处在 NBI 下腺体结构排列紊乱,局部腺体结构显示不清,可见异常增生血管(图6-20-2F、G,黄箭头),表面可见不规则的 WOS 存在。综合考虑该病变为分化型肿瘤,病变整体质地较为柔软,考虑病变浸润深度局限于黏膜层,建议患者进行内镜下治疗(图 6-20-2H、I、J)。

整体评价:
边界线: 存在☑ 不存在☐
MV: 规则☐ 不规则☑ 消失☐
MS: 规则☐ 不规则☑ 消失☐
性质: 癌☑ 非癌☐ 不确定☐
分化: 分化型☑ 混合型☐ 未分化型☐
深度: 黏膜层☑ 黏膜下层☐

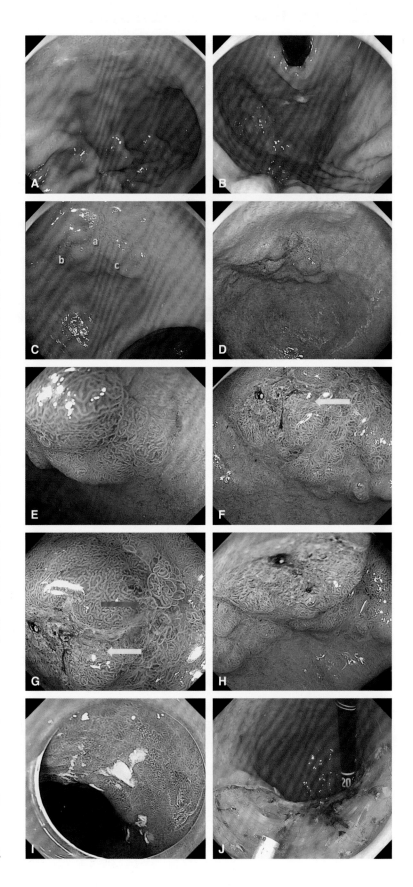

图 6-20-2 病例 20 的术前精查内镜下表现

术后病理（图6-20-4）

病理诊断:(胃窦)浅表隆起型高-中分化腺癌(高＞中分化)(红色线标记),侵及黏膜肌层,癌旁黏膜高级别上皮内瘤变(绿色线标记),周围黏膜中度慢性炎症,重度萎缩,重度肠上皮化生;未见溃疡,癌组织前沿未见"瘤芽";黏膜各切缘、基底部未查见癌组织,瘤组织距最近侧切缘约0.8cm(组织条4,右侧)(图6-20-4A)。

病理分期:AJCC(2017)pT1aNx。

癌变区域主要集中在组织条5~7内(图6-20-4A),即离体标本内镜图像中的黑框内(图6-20-4B)。内镜下考虑腺瘤的区域(图6-20-4B,黄框)病理证实为腺瘤基础上表层细胞出现轻度异型性,考虑诊断为高级别上皮内瘤变(图6-20-4C,4号切片)。

5号及6号病理切片低倍观察可见该区域病变的大体形态改变与内镜下所见一致(图6-20-4D、E),可利用这些形态特征进行内镜-病理对照。

对6号切片(图6-20-4E)从左至右依次放大观察(图6-20-4F~H),分别对应内镜下重点观察的三个区域。内镜下可见网格状的区域(绿框)在病理切片中表现出细胞形态和结构的异型性,考虑癌变,病变主要集中在黏膜肌层以上(图6-20-4F)。内镜下可见表面腺体结构紊乱、局部似有消失,以及表面血管增粗紊乱、异型性明显的区域(红框),在病理切片中可见病变较周围黏膜微隆起,出现癌性的细胞和结构改变,局部呈筛样结构(黄箭头),考虑诊断为高分化,并有局部中分化改变(图6-20-4G)。内镜下所观察到腺体结构排列稀松但整体结构尚完整的区域(蓝框),在病理切片中可见与内镜下相同的大体形态改变,肿瘤性腺体改变主要集中在黏膜表层(图6-20-4H)。

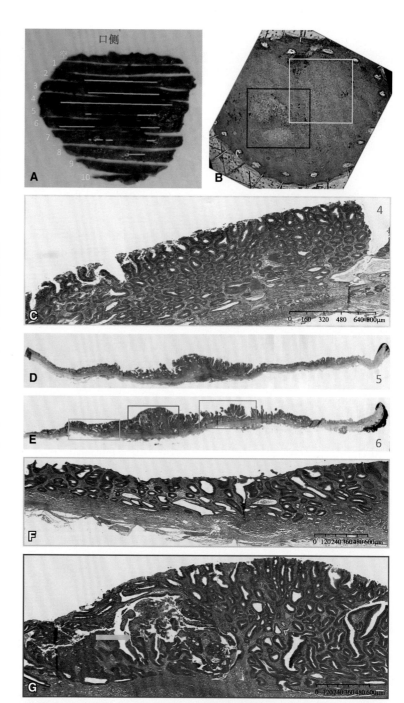
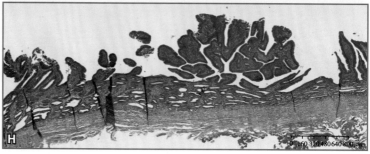

图6-20-4 病例20的术后病理

术后标本(图 6-20-3)

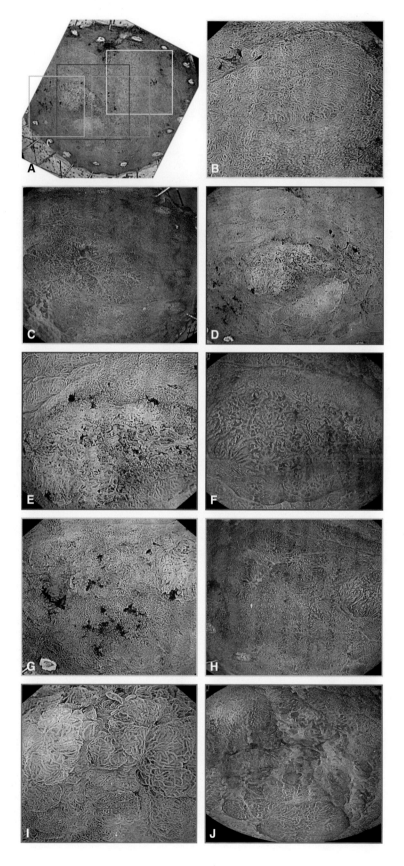

将离体病变分为四个区域(四色方框),进行 NBI 放大内镜及结晶紫染色观察,可见病变整体边界尚清(图 6-20-3A)。

黄框内对应在体内的普通白光内镜下呈结节状隆起型改变的区域(图 6-20-2C,c 处)。NBI 放大内镜观察可见该处黏膜表面色泽略有发红,表面腺体结构排列欠规则,但整体异型性较低(图 6-20-3B);结晶紫染色后可见表面结构完整,排列异型性较低,内镜下考虑腺瘤可能性较大,但不除外早期癌变的可能(图 6-20-3C)。

红框内对应在体内的普通白光内镜下局部凹陷和表面充血发红较明显的区域(图 6-20-2C,b 处)。NBI 下观察可见该处病变与周围黏膜存在边界线(图 6-20-3D),表面腺体结构排列紊乱,局部腺体结构显示不清,表面可见异常增生血管,呈不规则排列(图 6-20-3E);结晶紫染色后可见表面腺体结构存在,但排列紊乱(图 6-20-3F),内镜下考虑诊断为分化型肿瘤,以高分化为主,局部可能存在中分化成分。

绿框(红框左侧)内,NBI 下观察表面色泽呈茶褐色改变,与周围黏膜分界尚清,表面腺体结构排列密集,呈网格状改变(图 6-20-3G);结晶紫染色后可见网格状腺体结构改变(图 6-20-3H)。

蓝框内对应在体内的普通白光内镜下局部可见浅凹陷,色泽略发红区域(图 6-20-2C,a 处)。NBI 及结晶紫染色后观察可见该处病变表面呈大小不等的腺体结构,排列稀疏(图 6-20-3I、J)。综合判断,考虑该病变的内镜下诊断为分化型肿瘤,以高分化为主,局部可能存在中分化成分。

图 6-20-3 病例 20 的离体标本内镜下表现

最后诊断

性质判断：癌☑ 非癌☐
分化程度：分化型☑ 混合型☐ 未分化型☐
深度判断：黏膜层☑ 黏膜下层☐
内镜治疗：适合☑ 不适合☐

小结

病变表面黏膜局部色调的变化和形态的轻微改变（隆起、凹陷或凹凸不平）是发现早期胃癌的关键。

病例 21

胃角后壁 0-Ⅱa+Ⅱb 型病变 *

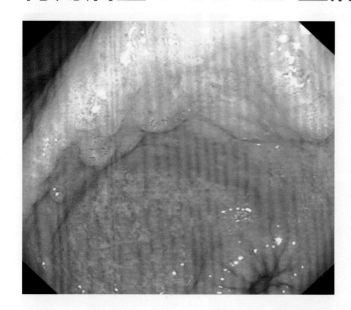

请初步判断

性质判断: 癌□ 非癌□

分化程度: 分化型□ 混合型□ 未分化型□

深度判断: 黏膜层□ 黏膜下层□

内镜治疗: 适合□ 不适合□

图 6-21-1 胃角后壁 0-Ⅱa+Ⅱb 型病变

病史简介

男,42 岁,主因"间断上腹部不适 3 个月余"入院,患者 3 个月前无明显诱因出现上腹部不适,与进食无关,偶有腹胀,无恶心、呕吐,无黑便及便血等。前往当地医院,行电子胃镜检查提示:"胃窦黏膜红白相间,呈花斑样改变";病理活检提示:"部分腺上皮重度不典型增生"。后患者前往我院,复查胃镜检查:"胃角片状黏膜粗糙,充血明显,可见 2 处黏膜凹陷,底覆白苔";病理活检提示:"胃角局部腺体高级别上皮内瘤变"。建议患者口服雷贝拉唑治疗 1 个月后,再次前往我院复查胃镜提示:"胃角近后壁可见一大小约 3.0cm×2.0cm 的片状黏膜充血发红,表面凹凸不平,NBI 下观察可见凹陷处表面腺体结构紊乱,部分消失,血管紊乱增粗,边界尚清";内镜诊断:"早期胃癌";腹部增强 CT 检查未见明显异常。

---

* 病例编号 1283

术前精查（图 6-21-2）

部位：胃角。

所见：近后壁可见平坦隆起改变，有大小不等结节，以不同颜色箭头表示（图6-21-2A）。病变处近景显示隆起部黏膜大体呈等色调改变（图6-21-2B、C），近小弯可见色调略红；NBI下呈棕褐色改变，近景可见棕褐色改变呈平坦改变，周围可见结节样隆起，表面结构扩张，呈蓝绿色调（图6-21-2D）；略高倍数的放大可见微血管呈不规则网格样，周围隆起部腺体似可见亮蓝嵴（图6-21-2E），此部分结构见蓝箭头处，考虑分化型肿瘤。近小弯的小结见绿箭头处，后壁侧的大结节见黄箭头处（图6-21-2F）。

沿蓝箭头处所示病变向胃远端移动，可以看到隆起旁平坦黏膜改变（图6-21-2G），放大观察可见表面微结构不规则，因有WOS的存在不容易观察微血管，但部分WOS不均匀区域可见微血管增生，管径不一（图6-21-2H、I），同样考虑分化型肿瘤，见红箭头处。

因病变主体呈平坦改变，考虑黏膜层病变可能性大。病变标记及切除范围如图6-21-2J所示。

整体评价：

边界：存在☑ 不存在☐

MV：规则☐ 不规则☑ 消失☐

MS：规则☐ 不规则☑ 消失☐

性质：癌☑ 非癌☐ 不确定☐

分化：分化型☑ 混合型☐ 未分化型☐

深度：黏膜层☑ 黏膜下层☐

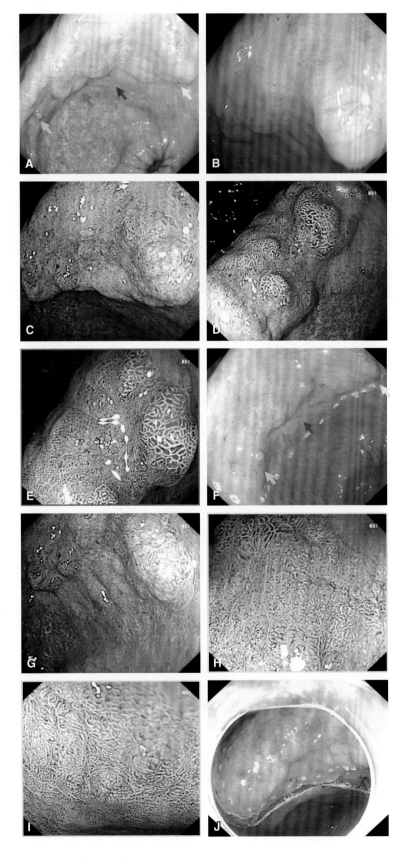

图6-21-2 病例21的术前精查内镜下表现

术后标本（图 6-21-3）

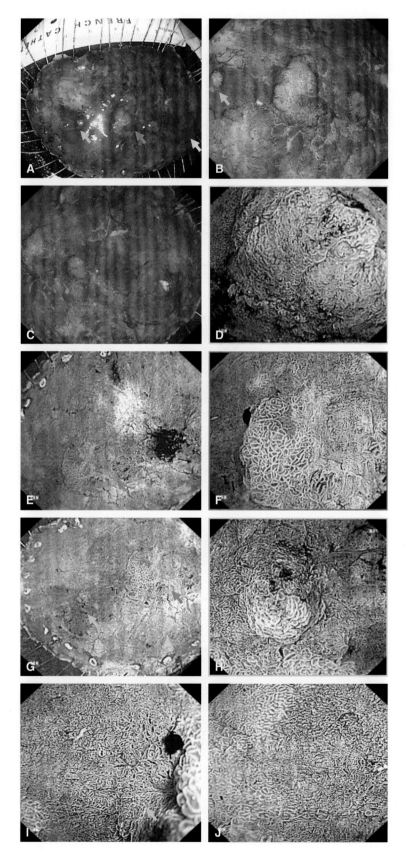

离体标本用结晶紫染色后结节更为明显，三处结节及隆起分别以不同颜色箭头标注（图 6-21-3A、B）。内镜下隆起比较明显的位置如图 6-21-3C 所示，可见病变与体内有所区别，主要呈现平坦黏膜改变，仅在结节处隆起明显。

后壁侧大结节（黄箭头）放大可见表面血管增生不规则，腺体表面结构不规则，符合分化型肿瘤的表现（图 6-21-3D）。

中部的结节呈现不规则的盘状隆起，高低有所不同（图 6-21-3E），放大蓝箭头处可见表面腺体扩张，不规则性尚可，反光明显，呈现蓝绿色调，考虑残存的增生黏膜（图 6-21-3F）。

近小弯侧黏膜呈红色平坦改变（图 6-21-3G），放大绿箭头中央小结节处（图 6-21-3H）可见隆起周缘与周围密集腺体结构类似，中央与蓝箭头处类似，考虑肿瘤侵蚀增生组织后的残留，因结节较小，不能排除增生黏膜腺体下存在肿瘤的可能。

图 6-21-3I、J 显示病变平坦部分的黏膜结构，呈现大小不等的腺管开口，微血管增生呈网格状，考虑分化型肿瘤。

整体评价：此病变在凹陷处可观察到局部腺体结构紊乱，隆起处呈反应性增生性改变，这种情况不考虑是典型腺瘤样病变发生癌变，仍考虑为早期肿瘤性病变。

图 6-21-3　病例 21 的术后离体标本内镜下表现

术后病理(图6-21-4)

病理诊断:(胃角后壁)黏膜局部腺体高级别上皮内瘤变(绿色线标记),局部高分化腺癌(红色线标记),侵及黏膜肌层,黏膜四周切缘及基底未查见瘤组织,周围黏膜慢性萎缩性胃炎伴肠上皮化生(图6-21-4B)。

病理分期:AJCC pT1aNx。

上述四处在术后标本的部位如内镜下标本图(图6-21-4A)和病理复原图(图6-21-4B)所示。

小弯侧小结节(绿箭头)如图6-21-4C所示,其放大见图6-21-4D,可见病变主要呈现为平坦黏膜改变,细胞密集,核大深染,极向紊乱,腺体扭曲,但仍有完整腺体结构,未见筛状结构及腺体融合,考虑高分化腺癌。在结节处可见表面黏膜为增生组织,但其下已经完全被肿瘤所取代,提示我们在病变中看到这样的表面正常结构也不能排除上皮下延伸的可能性。

中部结节(蓝箭头)病理组织像如图6-21-4E所示,放大(图6-21-4F)可见与图6-21-4C结节处表现类似,中间为残存的增生组织,两侧已逐渐被肿瘤组织所取代。

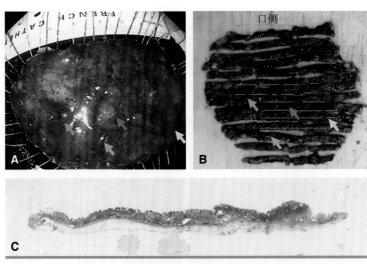

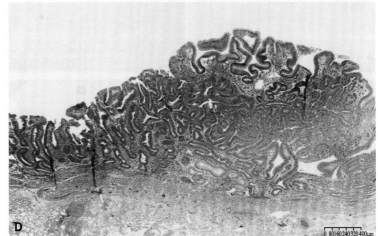

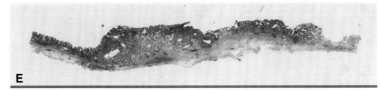

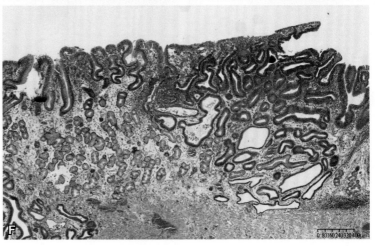

图6-21-4 病例21的术后病理

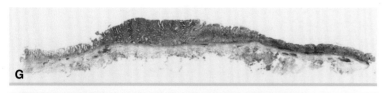

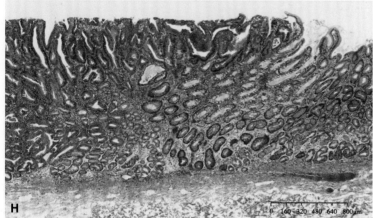

前壁黄箭头结节处可见肿瘤边界存在（图 6-21-4G），逐渐将周围肠化黏膜取代，因此上皮层深处还可以见到正常的幽门腺结构（图 6-21-4H），这也是分化型肿瘤的典型特征。

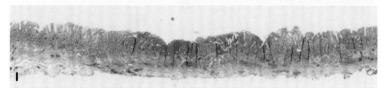

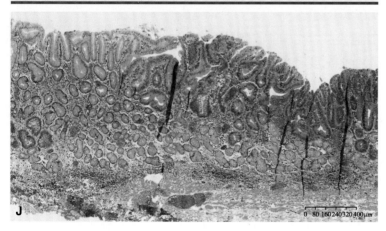

幽门侧红箭头处黏膜呈平坦 0-IIb 型改变（图 6-21-4I），与周围黏膜厚度一致，病变浅表，仅侵袭黏膜的表层，但仍考虑是高异型度的分化型腺癌，而没有明确的腺瘤成分存在（图 6-21-4J）。

整体而言，此病变在肿瘤部分多呈平坦改变，而隆起部分多为侵袭前端而未完全将增生黏膜取代的改变，因而此病变考虑为非腺瘤癌变的病变类型。

图 6-21-4（续）

最后诊断

性质判断：癌☑ 非癌☐

分化程度：分化型☑ 混合型☐ 未分化型☐

深度判断：黏膜层☑ 黏膜下层☐

内镜治疗：适合☑ 不适合☐

小结

1. 此病变粗看与本书中病例 14（病例编号 1182）类似，都是平坦的隆起型病变，但进行 NBI 观察后可见两者在本质上是不同的，病例 14 为更倾向于腺瘤的癌变，特点是在平坦隆起的基础上可见结节样的改变，而本例病变则呈现为平坦与隆起交替的改变，癌在侵袭的过程中部分黏膜增厚形成 0-Ⅱa 型改变，还有部分 0-Ⅱa 型改变则是由于萎缩肠化的黏膜增生所致。

2. 对于大体类型为 0-Ⅱa 的病变，需要判断是否存在 0-Ⅱb 的部分，这种 0-Ⅱb 的延伸在极端情况下有可能范围会比较大，因而通常会建议在体内观察边界时，从明确正常的黏膜处逐渐向病变中心处移动，找到正常的边界，然后沿着边界找到整个病变的边界；尤其在边界线不清时，要考虑继续向远端移动明确病变边界。

3. 对于隆起的结节，需要注意观察表面的血管及腺管结构的改变是否符合对肿瘤的诊断，通常如果在中心部看到隆起明显的肿瘤性结节，要考虑除外黏膜下浸润的可能性，但如果表面为非癌黏膜，那么深浸润的可能性较小。

病例 22
胃窦大弯 0-Ⅱa+Ⅱc 型病变 *

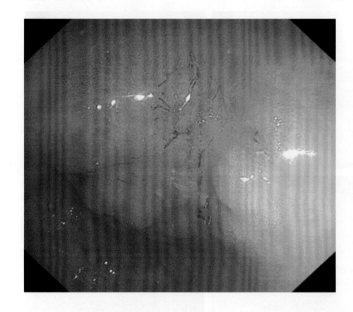

请初步判断

性质判断：癌□ 非癌□

分化程度：分化型□ 混合型□ 未分化型□

深度判断：黏膜层□ 黏膜下层□

内镜治疗：适合□ 不适合□

图 6-22-1 胃窦大弯 0-Ⅱa+Ⅱc 型病变

病史简介

男，73 岁，主因"间断恶心、纳差 1 年余"入院。患者 1 年前无明显诱因出现间断恶心、纳差等不适，偶有呕吐，为胃内容物，无发热、胸痛，无腹痛、腹泻等。前往当地医院，行电子胃镜检查提示："胃窦近幽门小弯侧可见一溃疡隆起型病变，表面粗糙"；病变活检提示："胃窦小块黏膜慢性炎症伴局部腺体腺瘤样增生及局灶性高级别上皮内瘤变"。我院复查电子胃镜检查提示："胃窦小弯侧近后壁可见直径约 2cm 的片状黏膜微隆起，表面充血发红，顶端略凹陷，NBI 放大可见病变边界清，凹陷处腺体结构消失"；内镜诊断考虑早期胃癌；腹部增强 CT 检查提示："所见肝脏多发囊肿及钙化灶"。

---

* 病例编号 1282

术中精查（图 6-22-2）

部位：胃窦小弯侧。

所见：白光（图 6-22-2A）可见隆起/凹陷型改变，色泽发红，单纯白光有改变就要警惕早期胃癌的可能性。胃窦后壁可见黄色瘤存在，提示萎缩肠化背景。靛胭脂染色观察（图 6-22-2B）可见凹陷周围是平坦隆起型改变，但色调与周围黏膜差异不大，似可见隆起处有边界。近肛侧可见小片黏液附着。NBI 下病变边界更清楚（图 6-22-2C）。

近景白光也能看到隆起成分，但边界线不清，可见病变容易发生自发性出血（图 6-22-2D）。NBI 下边界略清，但仍有难以区分详细的边界，中央凹陷部边界清晰，色调有差异，黏膜表面腺管结构清晰，有轻度大小不等，近前壁肛侧部位可见腺管密集，微血管管径变化明显（图 6-22-2E）。分别显示病变口侧（图 6-22-2F）、中部（图 6-22-2G）和肛侧（图 6-22-2H）可见病变隆起部呈膨大腺管结构，与周围边界不清，病变能够看到的边界线位于隆起/凹陷间，其内部是密集的小腺体，异型程度不高，整体色调略呈退色性，中间可见可能已增生的大腺体，有部分被黏液附着，无法判断。病变质地较柔软，变形度好，因而总体考虑为腺瘤基础上的癌变，局限于黏膜层。

对照半个月前的筛查内镜（图 6-22-2I、J），可见病变色泽从红变白，隆起厚度变薄，考虑炎症较前有所消退，因而考虑隆起部为增生性改变，病变主体为凹陷性，因而可能判断 0-IIc 型改变更为合适。

整体评价：
边界：存在☑ 不存在☐
MV：规则☐ 不规则☑ 消失☐
MS：规则☐ 不规则☑ 消失☐
性质：癌☑ 非癌☐ 不确定☐
分化：分化型☑ 混合型☐ 未分化型☐
深度：黏膜层☑ 黏膜下层☐

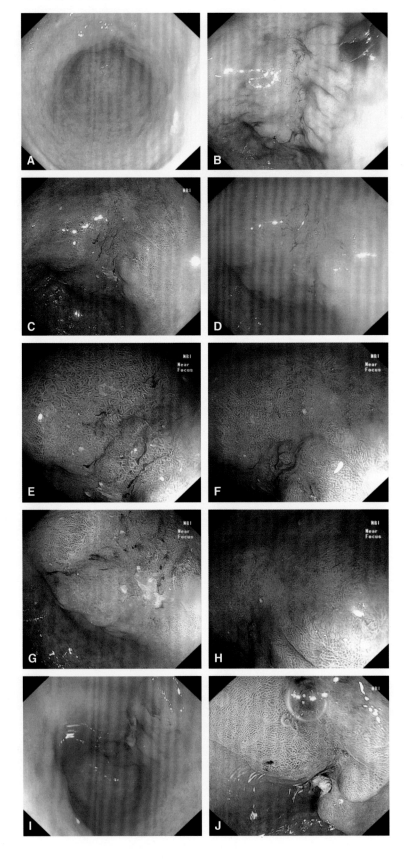

图 6-22-2 病例 22 的病变术中内镜下表现

术后标本（图 6-22-3）

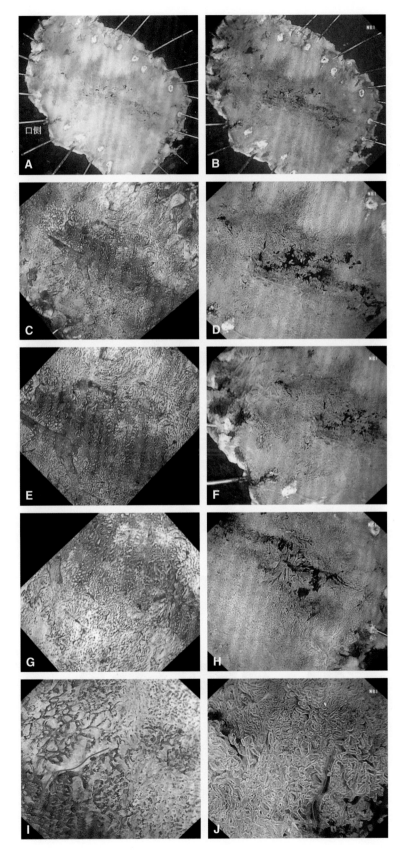

体外标本的白光、NBI 及结晶紫染色图片见图 6-22-3A~C。可见病变在体外主要呈现出凹陷改变，隆起不明显，边界清晰，不规则，从病变的轮廓上就高度怀疑早期胃癌的可能。

NBI 下可见病变凹陷部分明显，中央可见微结构的不规则，整体色调较深，考虑有血管改变（图 6-22-3D）。周围的 0-IIa 型改变部分不够明确，看不到明显的结构和血管的改变，考虑为增生性改变。

进一步放大观察病变的口侧（图 6-22-3E、F）发现病变表面微结构在周边的改变形式主要是均匀的密集腺管，血管增生不明显；靠近中间的腺管结构出现不规则及血管的增生，但考虑到既往病变中炎症背景较重，不能除外炎症变化。

近肛侧部放大图片（图 6-22-3G、H）可见病变存在小片黏膜集中的情况，考虑是炎症原因造成的瘢痕改变，结合筛查内镜表现，考虑为溃疡瘢痕。

对口侧凹陷部进行高倍放大（图 6-22-3I、J）发现腺体异型程度增高，微血管管径变化明显，呈不完整的网格状，考虑存在中分化成分，或者是因为既往炎症造成的改变。蓝色线所示为两幅图片共有的黏膜改变，作为定位点。

图 6-22-3　病例 22 的术后离体标本内镜下表现

术后病理（图 6-22-4、图 6-22-5）

病理诊断:(胃窦)管状绒毛状腺瘤(绿色线标记),局部腺体高级别上皮内瘤变(红色标记),黏膜四周切缘及基底未查见瘤组织,周围黏膜慢性萎缩性胃炎伴肠上皮化生(图 5-22-4B)。

病理复核认为将这样呈凹陷的病变诊断为管状绒毛状腺瘤合并癌变是有争议的,以 WHO 标准来说,通常认为隆起型的息肉状改变更适于界定腺瘤,凹陷型病变更适合使用瘤变或异型的概念。而日本对于腺瘤在病理上的界定标准为纵深排列的规则腺体、细胞核呈杆状(参考本书病例 19),也不适用于此病变。

切片位置示意图(图 6-22-4A)及病理复原图(图 6-22-4B)显示此切片从背景黏膜、病变及病变周边至中心部的改变(图 6-22-4C)。切片的口侧黏膜(黄色线处)较厚,放大可见病变对周围肠化黏膜的侵袭还不完全,因而周边较厚。尽管肿瘤仍主要表现为杆状核,集中于细胞的基底侧,但腺体表面有一定程度的高低差,扭曲分支明显,从腺体结构上不符合日本对于腺瘤的定义,仍考虑为高分化腺癌的诊断(图 6-22-4D)。

从周边(左侧)逐渐往病变中心部延伸的过程中,腺体呈现出大小不等的乳头样结构,规则性好,考虑为高分化腺癌(图 6-22-4E)。近中央部腺体异型程度进一步加剧,表面高低不平(图 6-22-4F),放大可见核变圆,极向逐渐消失,呈假复层结构,腺体扭曲分支明显,异型程度增加(图 6-22-4G),考虑为中分化成分逐渐出现。由于腺体的分支出芽明显,诊断为癌较为合适。

综合考虑,病理上并不认为此病例为腺瘤癌变,内镜下看到的规则性较好的边缘部分为高分化腺癌。

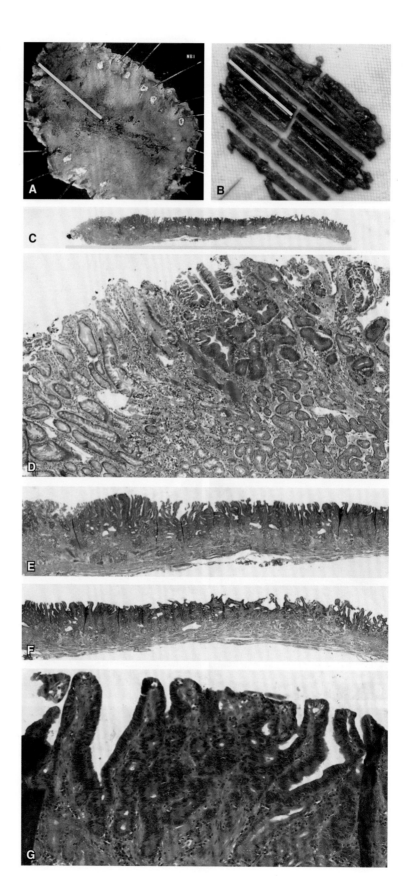

图 6-22-4 病例 22 的术后病理I

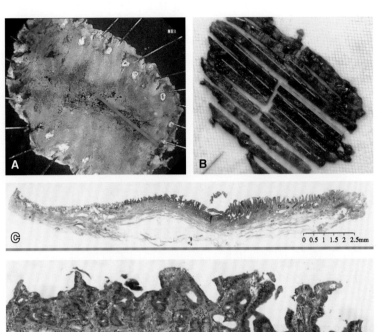

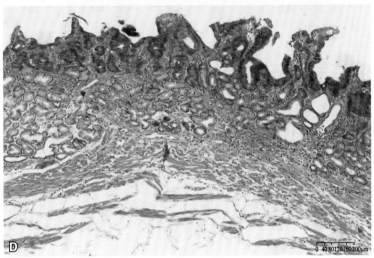

病理切片对应内镜下病变位置示意图
(图 6-22-5A, 蓝色线) 及病理复原图
(图 6-22-5B),显示此切片包括背景黏
膜及病变中心部至肛侧边缘的改变(图
6-22-5C)。可见部分区域黏膜下组织
缺乏,提示纤维化存在,放大观察此处
黏膜层改变可见黏膜肌层仍存在,但固
有层内结构紊乱,且有纤维组织增生
(图 6-22-5D),考虑为损伤修复性瘢痕
改变。

图 6-22-5 病例 22 的术后病理 II

最后诊断

性质判断：癌☑ 非癌☐
分化程度：分化型☑ 混合型☐ 未分化型☐
深度判断：黏膜层☑ 黏膜下层☐
内镜治疗：适合☑ 不适合☐

小结

1. 此例内镜下曾考虑为凹陷性腺瘤（depressed adenoma）病变，病理仍证实是分化型腺癌。凹陷性腺瘤是目前文献等报道较少的一类病变，但恶性潜能较高[1]，不过目前对其界定标准还有待于进一步研究。通常腺瘤多呈隆起型的 0-Ⅱa 型改变，但此例病变有所不同；而且由于炎症背景明显，判断其为腺癌还是腺瘤是比较困难的，本例病变基于病变大小、表面结构等特征，更倾向于诊断为腺癌。但要注意的是，诊断类型对治疗决策不造成影响，二者都需要考虑内镜下切除。作为内镜医生，在术前判断困难的时候，可以考虑与患者交流时，以"肿瘤性病变"这样的笼统名词进行沟通。

2. 平坦隆起型的腺瘤病变边界有时难以区分，靛胭脂染色可能有帮助，因而通常在 NBI 观察后考虑联合使用靛胭脂进一步确认，但在此病例上这种处理方式可能会造成误导，将隆起部分同样判断为病变。目前这些不同的辅助鉴别方法并不能互相取代。

3. 胃窦的病变在伴有明显炎症或糜烂、溃疡的时候会呈现僵硬的形态，类似于此病变在筛查内镜时的表现，此时对于浸润深度的评估可能会更深，需要谨慎做出黏膜下层浸润的诊断，可以考虑抑酸处理后复查再行确定。

参考文献

[1] TAMAI N, KAISE M, NAKAYOSHI T, et al. Clinical and endoscopic characterization of depressed gastric adenoma. Endoscopy, 2006, 38 (4): 391-394.

第七章
0-Ⅱb 型病变

病例 23
胃体下部小弯 0-Ⅱb 型病变 1*

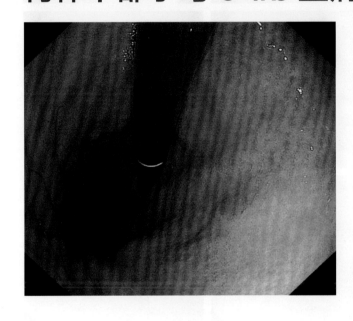

请初步判断

性质判断：癌□ 非癌□

分化程度：分化型□ 混合型□ 未分化型□

深度判断：黏膜层□ 黏膜下层□

内镜治疗：适合□ 不适合□

图 7-23-1　胃体下部小弯 0-Ⅱb 型病变

病史简介

男,66 岁,主因"间断腹胀、呕吐 2 个月余"入院。患者 2 个月前无明显诱因出现上腹胀,伴有恶心、呕吐,呕吐物为胃内容物,无呕血,无发热,无黑便及便血等。曾前往当地医院,行电子胃镜检查提示:"胃窦前壁可见一直径约 1.0cm 的广基浅隆起,表面溃疡,活检质软"。我院病理会诊提示:"黏膜局部腺体高级别上皮内瘤变";复查胃镜提示:"胃窦前壁可见直径约 0.8cm 的扁平黏膜隆起,表面略粗糙发红,NBI 放大可见病变边界清晰,表面腺体结构消失,血管结构紊乱,胃体下部小弯侧可见大小约 0.5cm×0.3cm 的黏膜发红,略粗糙,触之易出血,NBI 放大观察病变边界清晰,表面血管及腺体结构稍紊乱";我院腹部增强 CT 检查提示:"胃窦壁轻度增厚,强化不明显,其周围脂肪间隙尚清,请结合胃镜检查"。

---

* 病例编号 1339

术前精查及离体标本（图 7-23-2）

部位：背景黏膜。

所见：胃体上部黏膜可见散在斑片状黏膜发红，黏膜水肿明显（图 7-23-2A），NBI 下更为清晰（图 7-23-2B），考虑慢性萎缩性胃炎，伴有 HP 现症感染。

部位：胃体中部小弯侧。

所见：该病变系胃窦腺瘤的同时性病变，白光下倒镜（图 7-23-2C）及正镜（图 7-23-2D）可见区域性色泽改变，边界略呈起伏不平。病变色泽与周围有明显分界，中央部结构略有凹陷。NBI 下病变呈明显境界清晰的茶褐色改变（图 7-23-2E），近焦观察可见微结构存在但不规则，微血管增生、管径不一（图 7-23-2F）。该病变口侧接近不稳定，戴透明帽后接近似可见口侧黏膜有 WGA 存在（图 7-23-2G、H，绿箭头），水中放大消除反光后更清晰。此例病变异型程度小，考虑为分化好的肿瘤性病变；主体呈平坦改变，考虑为黏膜层病变。

整体评价：

边界：存在☑　不存在□

MV：规则□　不规则☑　消失□

MS：规则□　不规则☑　消失□

性质：癌☑　非癌□　不确定□

分化：分化型☑　混合型□　未分化型□

深度：黏膜层☑　黏膜下层□

离体标本进行体外观察可见血管增生明显，呈完整的网格状（图 7-23-2I），表面微结构存在，有不规则性（图 7-23-2J）。

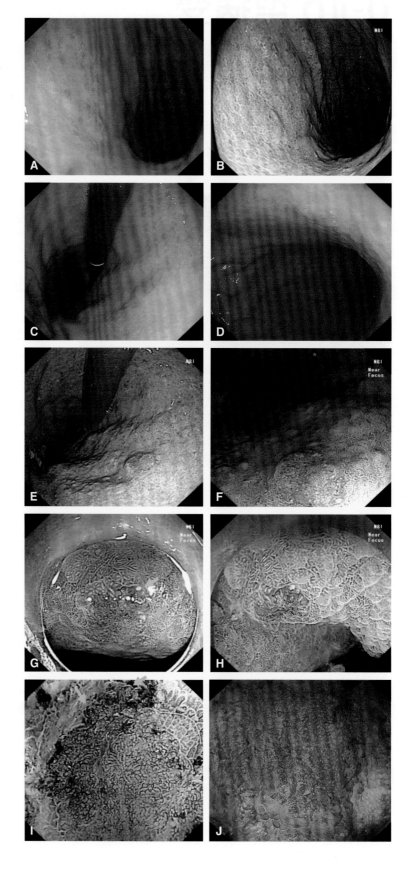

图 7-23-2　病例 23 的内镜下表现

术后病理（图 7-23-3）

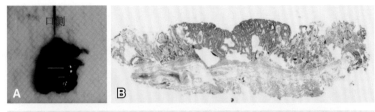

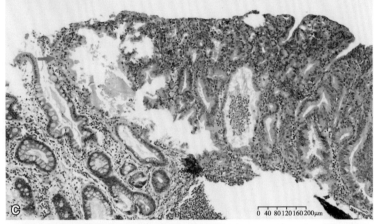

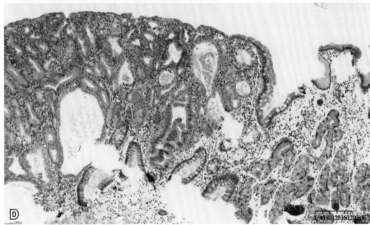

病理诊断:(胃体下部小弯)黏膜局部腺体高级别上皮内瘤变(绿色线标记),黏膜四周切缘及基底未查见瘤组织,周围黏膜慢性萎缩性胃炎伴肠上皮化生(图7-23-3A)。

组织复原图见图 7-23-3A,取中央病变范围最大的组织条观察,可见病变整体上与周围黏膜等厚(图 7-23-3B),因此判断为 0-Ⅱb 型病变是合理的,病变中央部略有凹陷,与内镜下观察一致,考虑是腺瘤组织在生长过程中结节间的部分。

分别观察病变左侧(图 7-23-3C)和右侧(图 7-23-3D)边界,背景的肠化黏膜与病变分界明显。可见病变呈现出典型的分化型肿瘤改变,细胞核增大变圆,大小不等,极向在部分表面上皮中消失,考虑符合腺瘤癌变的过程。腺腔大小不等,可以见到腺腔内坏死(绿箭头),较大的一个位于较浅的表面(蓝箭头),但由于制片时有造成破坏,不容易确认,这可能就对应着内镜下观察到的 WGA。

图 7-23-3 病例 23 的术后病理

最后诊断

性质判断：癌☑ 非癌☐
分化程度：分化型☑ 混合型☐ 未分化型☐
深度判断：黏膜层☑ 黏膜下层☐
内镜治疗：适合☑ 不适合☐

小结

1. 通常 0-IIb 型病变比较难以发现，内镜下观察黏膜的色泽、纹理及反光度的细节变化有助于发现，本例病变主要是色泽的改变较为明显。在萎缩肠化背景上，干扰较多，鉴别的主要依据还是应该放在边界上，通常肠化的黏膜边界不够清晰，呈蓝绿色调，如能发现明确的棕褐色境界性改变，则考虑肿瘤，必要时考虑进行活检。

2. 对于"早癌入门者"来说，不必过分纠结于是否能发现 0-IIb 型病变，通常 0-IIb 型病变浸润深度较浅，代表了癌变的早期，万一真的出现漏诊，其危害明显小于 0-IIc 或 0-IIa 型病变。因而对于初学者，应该更为关注"凹凸"的变化。

3. 通常腺瘤性病变发生癌变的进程较缓，而该患者既往发现的胃窦病变尽管直径约 1cm，却没有癌变发生，提示腺瘤癌变并不一定总与病变大小有关。因病变并没有进行高倍放大，鉴别癌变较为困难，但 WGA 的出现提示癌变的可能。

胃体下部小弯 0-IIb 型病变2*

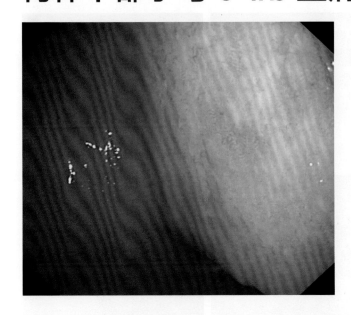

请初步判断

性质判断：癌□ 非癌□

分化程度：分化型□ 混合型□ 未分化型□

深度判断：黏膜层□ 黏膜下层□

内镜治疗：适合□ 不适合□

图 7-24-1　胃体下部小弯 0-IIb 型病变

病史简介

女,56 岁,主因"间断上腹部不适 3 个月余"入院。患者 3 个月前无明显诱因出现间断上腹部不适,与进食有关,多于晨起空腹时明显,休息后可缓解,未予以特殊处理。2017-02-13 前往我院体检,电子胃镜检查提示:"胃体下端小弯侧可见两片局限性黏膜充血发红";病理活检回报提示:"局部高级别上皮内瘤变";进一步行放大内镜检查提示:"胃体下部小弯侧近胃角处可见直径约 1.2cm 的片状黏膜充血发红,中央可见直径约 0.3cm 的黏膜浅凹陷,凹陷处覆白苔,考虑活检后改变,NBI 观察病变边界欠清,放大观察可见局部腺体结构稍紊乱,微血管结构稍紊乱,余未见明显异常"。因患者病变中央存在黏膜浅凹陷(考虑为活检所致),建议患者口服 PPI 及黏膜保护剂,待活检溃疡愈合后再行内镜下治疗。腹部增强 CT 检查提示:"胃窦部胃壁轻度增厚强化,周围脂肪间隙显示清晰,请结合临床及胃镜检查"。

---

* 病例编号 1330

术前筛查（图 7-24-2；2017-02-13）

部位：背景黏膜。

所见：胃黏膜广泛粗糙不平，红白相间明显（图 7-24-2A），胃内可见黏稠黏液附着（图 7-24-2B），提示慢性萎缩性胃炎伴 HP 现症感染。

部位：胃体下部小弯侧。

所见：局部黏膜呈红斑样改变（图 7-24-2C），境界不清，病变较小，近景观察无明确的肿瘤性血管或结构的改变（图 7-24-2D）。NBI 下观察，红斑处呈蓝绿色调，考虑肠上皮化生，但红斑近前壁处可见直径约 0.5cm 的片状棕褐色区域（图 7-24-2E），有边界，考虑肿瘤性病变，用黄色虚线标注（图 7-24-2F）。图 7-24-2G、H 提示活检位置及活检后创面。活检提示高级别瘤变。

该病变在发现时被认为红斑处为肿瘤，但再次查看内镜图片，发现其旁的平坦改变为肿瘤的可能性更大，活检的组织较大，而病变本身很小，可能对此病变的破坏较重。

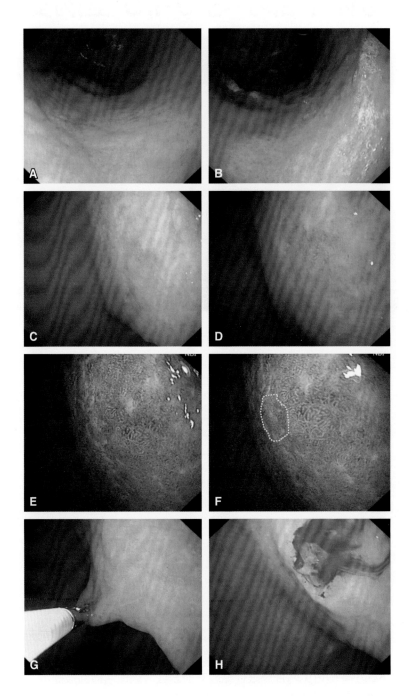

图 7-24-2　病例 24 的术前内镜下表现 I

术前精查（图 7-24-3；2017-02-22）

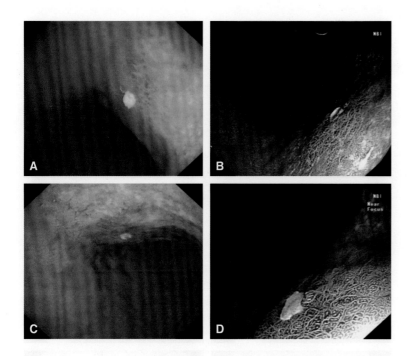

活检发现高级别瘤变后，患者要求尽快复查内镜，在活检后近 10 天进行了第一次胃镜复查（图 7-24-3A、B），可见病变溃疡面直径约 0.5cm，周围黏膜水肿明显。

靛胭脂染色和 NBI 近焦（图 7-24-3C、D）下无明确阳性发现，建议患者待黏膜愈合后再行内镜检查，患者积极要求诊断性切除。

图 7-24-3　病例 24 的术前内镜下表现Ⅱ

术中精查及术后标本（图 7-24-4；2017-03-27）

1 个月后安排进行内镜下切除。白光下可见原活检处黏膜愈合，局部略呈黏膜聚集（图 7-24-4A）。对病变的后壁侧（图 7-24-4B）、口侧及中央（图 7-24-4C）及肛侧（图 7-24-4D）进行观察未见明确黏膜结构异常。前壁侧接近困难，遂戴透明帽后接近，观察前壁侧及病变中央（图 7-24-4E）亦未见明确黏膜结构的异常。

按瘢痕位置周围扩大 1cm 左右的范围进行切除，标本如图 7-24-4F 所示，可见标本中央瘢痕明确，NBI（图 7-24-4G）及结晶紫染色（图 7-24-4H）放大观察瘢痕及周围黏膜，未见明确黏膜结构及血管的异常。

整体判断该病变能够发现的仅有活检瘢痕，以及周围呈炎性改变，由于活检时间短、病变小、破坏严重，活检后无法判断其性质，也无法判断是否存在肿瘤性改变。

整体评价：

边界：存在□ 不存在☑

MV：规则☑ 不规则□ 消失□

MS：规则☑ 不规则□ 消失□

性质：癌□ 非癌☑ 不确定□

分化：分化型□ 混合型□ 未分化型□

深度：黏膜层☑ 黏膜下层□

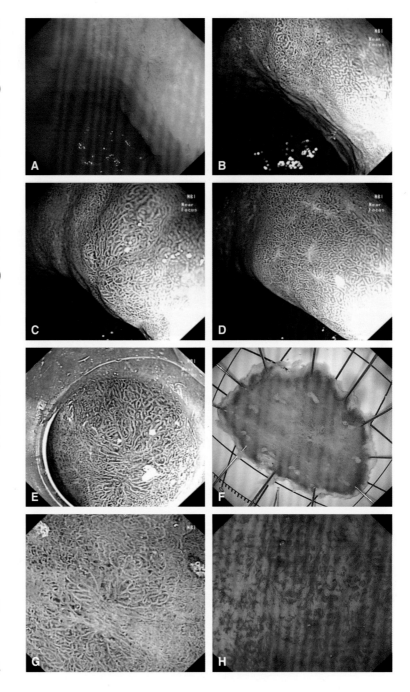

图 7-24-4　病例 24 的术中及术后标本内镜下表现

病理诊断(图 7-24-5)

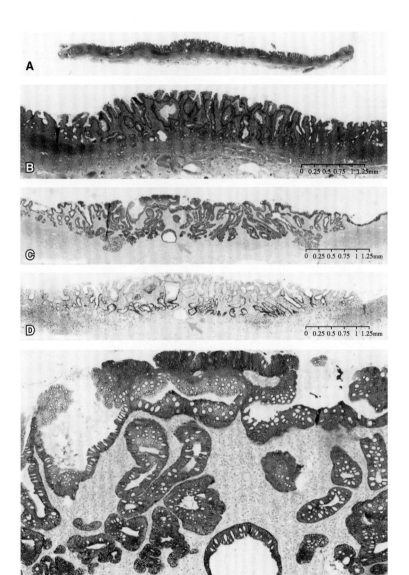

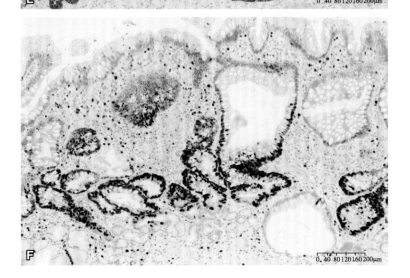

术前病理诊断:(胃体下段)黏膜中度慢性炎症,轻度急性活动,中重度萎缩,中度肠上皮化生,轻度 HP 感染,局灶腺体高级别上皮内瘤变。

术后病理诊断:(胃体下段)黏膜固有层内可见个别异型腺体,形态提示高级别上皮内瘤变(病变范围约直径 90μm)。切缘及基底未见肿瘤组织,其余区域为黏膜重度慢性炎症、轻度急性活动、重度肠上皮化生、中重度萎缩、重度 HP 感染,淋巴组织增生明显,局部固有层可见较多嗜酸性粒细胞浸润(约 50/HPF)。

经病理复核,活检病理高级别上皮内瘤变诊断明确。但术后 ESD 标本未见明确病变存在(图 7-24-5A、B)。遂对中央 3 条组织复切进行 CK(图 7-24-5C、E)及 Ki-67(图 7-24-5D、F)免疫组化染色进一步诊断,在其中一条组织处发现了两个异型的腺体(图 7-24-5A~F)。图 7-24-5B~D 为利用视野内两侧淋巴细胞聚集处作为定位标志,针对同一位置进行的低倍放大。图 7-24-5D 中黏膜固有层内可见两处腺体形态异常(黄箭头),放大后可见细胞核增大、异型程度高、Ki-67 染色增高。以图 7-24-5C、D 中的扩张腺体(绿箭头)作为定位标志可见此异型腺体仅出现于 Ki-67 染色片,在 CK 及 HE 染色片上都未发现,CK 染色片上可见相应位置的两个腺管形态未见明确异常。因此这两个异型腺管判断为肿瘤较为困难。

综上所述,因 ESD 上病变较小,无法准确判断病变性质,而且萎缩背景较重,也可能为修复后改变,只能通过术前活检结果诊断此病例为高级别瘤变。

图 7-24-5 病例 24 的术后病理

最后诊断

性质判断：癌☑ 非癌☐
分化程度：分化型☑ 混合型☐ 未分化型☐
深度判断：黏膜层☑ 黏膜下层☐
内镜治疗：适合☑ 不适合☐

小结

1. 对于范围较小且边界欠清的病变，其处理通常不是进行活检(以免破坏病变)，而是安排进行内镜精查，如内镜下考虑为肿瘤，可直接考虑内镜下切除；对内镜下诊断不清者，可考虑定期复查或活检确认。在本例病变中，诊断策略的错误在于在未详细留下病变图片就进行了活检，导致病变被破坏，造成后续治疗决策的困难。
2. 早期胃癌的发现增多目前已经直接改变了胃癌的处理流程，在过去，发现病变后进行活检是标准流程。而随着内镜下切除技术的发展，在发现病变后的处理上，对内镜医生有了更高的要求，即需要明确区分非癌、内镜下可以处理的癌、进展期癌。活检标本因组织较小、有挤压，对于局限性的小病变来说，病理判断非常困难，因而也需要我们更多地从治疗决策上去考虑病变的处理，而不能"活检了之"。

病例 25

胃体上部前壁 O-IIb 型病变 *

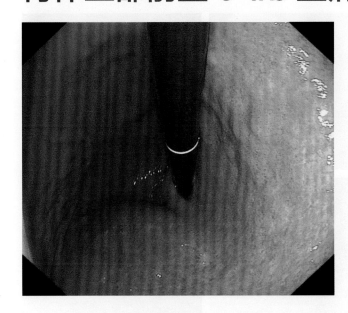

请初步判断

性质判断：癌□ 非癌□

分化程度：分化型□ 混合型□ 未分化型□

深度判断：黏膜层□ 黏膜下层□

内镜治疗：适合□ 不适合□

图 7-25-1　胃体上部前壁 O-IIb 型病变

病史简介

男,46 岁,主因"上腹胀痛 3 个月余"入院。患者 3 个月前无明显诱因出现间断上腹部胀痛,休息后可缓解,无发热,无恶心、呕吐,无黑便及便血等,自行口服雷贝拉唑治疗。前往我院门诊,行电子胃镜检查提示:"胃体小弯侧可见一直径约 2.0cm 的不规则黏膜扁平改变,表面腺体结构尚规则,胃窦大弯侧近窦体交界处可见一直径约 0.8cm 的扁平黏膜改变,表面腺体结构尚规则";内镜诊断考虑:"胃多发腺瘤样息肉";腹部增强 CT 检查未见明显异常。

---

* 病例编号 1355

术前精查 (图 7-25-2)

部位: 胃体上部小弯侧。

所见: 白光下边界不清 (图 7-25-2A),
NBI 可看到病变边界 (图 7-25-2B), 与周
围黏膜有一定色差, 仍是棕褐色调与蓝
绿色调的差异, 病变部分区域有隆起, 其
形态类似于黏膜下肿瘤的隆起表现, 黏
膜表面没有显示明确的境界性, 考虑可
能与黏膜没有展平或胃壁的起伏有关。

靛胭脂染色 (图 7-25-2C) 后病变似有边
界, 但与体外标本显示的外形不完全一
致 (图 7-25-2E、F), 考虑是由于 0-IIb 型
病变用靛胭脂显示不佳。NBI 近焦可见
病变边界清晰, 周围黏膜可见亮蓝嵴的存
在, 病变内腺管密集而规则, 血管可见略
有扩张, 但分布均匀, 走行尚规则, 考虑是
来自于集合静脉的血管 (图 7-25-2D)。

体外切除标本的白光 (图 7-25-2E) 和
NBI (图 7-25-2F) (全景图), 标记点为口
侧, 可见病变呈平坦 0-IIb 型改变, 与周
围黏膜有一定色差, 但色泽上与体内不一
致, 考虑为血供切断后引起的改变。对病
变的口侧 (图 7-25-2G) 和肛侧 (图 7-25-
2H) 进行观察, 可见与体内形态一致。

高倍放大显示微血管 (图 7-25-2I) 和微结
构 (图 7-25-2J) 的改变可见表面结构规
则, 血管形态一致, 考虑为腺瘤性病变。

整体评价:
边界: 存在☑ 不存在☐
MV: 规则☑ 不规则消失☐
MS: 规则☑ 不规则☐ 消失☐
性质: 癌☐ 非癌☑ 不确定☐
分化: 分化型☐ 混合型☐ 未分化型☐
深度: 黏膜层☑ 黏膜下层☐

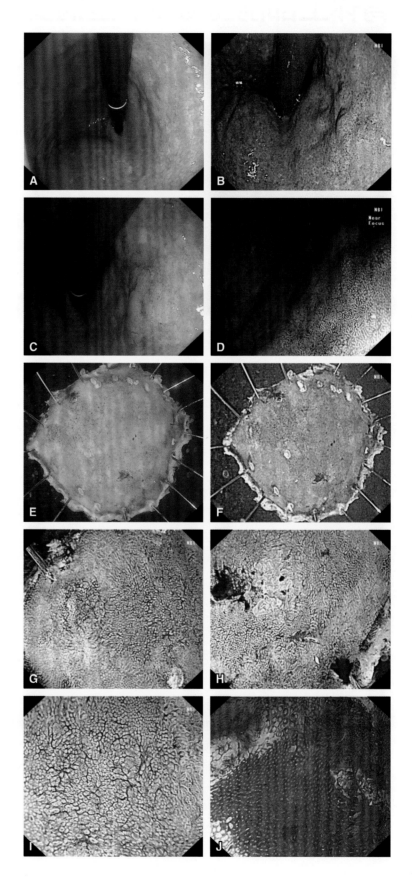

图 7-25-2 病例 25 的术前内镜下表现

术后病理（图 7-25-3）

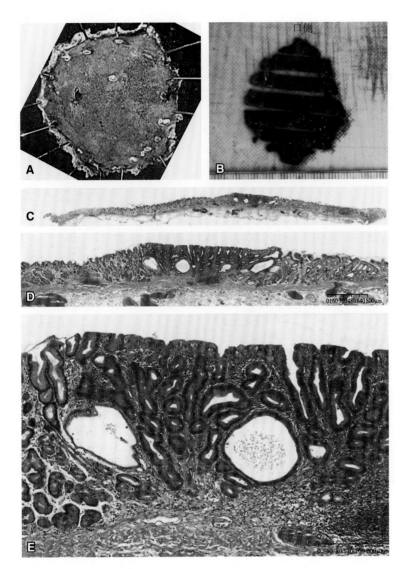

图 7-25-3 病例 25 的术后病理

病理诊断:(胃体)管状腺瘤(红色线标记,图 7-25-3B),黏膜四周切缘及基底未查见瘤组织,周围黏膜慢性萎缩性胃炎伴肠上皮化生。

比较 NBI 标本图片(图 7-25-3A)和病理复原图(图 7-25-3B)可见 NBI 显示的病变边界正确。形态学上可见黏膜没有明显的隆起/凹陷,与周围黏膜的厚度一致(图 7-25-3C)。核染色加深,与周围边界明确。病变表层可见大量密集排列的表面平坦腺体结构,与内镜观察一致,上皮层中间可见较多囊性改变,但囊腔不大,未造成黏膜明显增厚(图 7-25-3D)。进一步放大观察细胞核:呈杆状、极向存在、腺体的异型程度不高,符合管状腺瘤改变(图 7-25-3E)。

最后诊断

性质判断：癌□ 非癌☑

分化程度：分化型□ 混合型□ 未分化型□

深度判断：黏膜层☑ 黏膜下层□

内镜治疗：适合☑ 不适合□

小结

1. 近年来有部分研究认为：因腺瘤样病变存在一定的自限性且常容易多发，可进行随访观察，无须进行内镜下切除治疗。但是考虑到胃腺瘤相较于结直肠腺瘤癌变的风险高，因此本书仍建议行内镜下切除治疗。

2. 对于平坦病变，我们需要密切关注病变处色泽变化，以免造成漏诊。

病例 26

胃角前壁 0-Ⅱb+Ⅱa 型病变 *

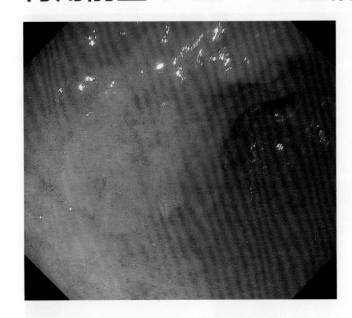

请初步判断

性质判断：癌☐ 非癌☐
分化程度：分化型☐ 混合型☐ 未分化型☐
深度判断：黏膜层☐ 黏膜下层☐
内镜治疗：适合☐ 不适合☐

图 7-26-1 胃角前壁 0-Ⅱb+Ⅱa 型病变

病史简介

男,78 岁,主因"发现胃腺瘤样病变 1 个月余,拟行内镜下治疗"入院。患者 1 年前在当地医院体检,行电子胃镜检查提示:"胃窦可见不规则片状微隆起,表面粗糙不平,取材质软";病理活检提示:"腺瘤(低级别上皮内瘤变)"。我院腹部增强 CT 检查未见明显异常。

---

* 病例编号 1677

术前精查(图 7-26-2)

部位:胃窦前壁。

所见:胃窦(图 7-26-2A)退色样改变,边界清晰、病变平坦,仅为颗粒样浅表结节,肛侧部分隆起明显(图 7-26-2B)。

靛胭脂染色可见表面结构明显,周围黏膜结构较密集平整,中间部分可见细颗粒样的结构,但因病变起伏不明显,且背景黏膜萎缩肠化明显,故对于边界的勾画欠佳(图 7-26-2C)。

近焦观察中间部分(图 7-26-2D),可见微血管明显增生,表面结构部分呈乳头样。周围部分可见明显规则分布的血管,表面因存在分布较为均匀的 WOS,因此血管观察不清楚(图 7-26-2E)。近肛侧可见病变隆起更明显,周围 WOS 分布均匀,中央部 WOS 缺失,血管增生不明显(图 7-26-2F)。

沿 NBI 下边界进行标记,再次靛胭脂染色可见病变口侧情况,与肛侧病变似不完全连续,部分边界不确定也标记于内(图 7-26-2G,蓝色虚线框内);图 7-26-2H 显示术后创面,病变黏膜下纤维化不明显,剥离容易。

整体评价:
边界: 存在☑ 不存在□
MV: 规则□ 不规则☑ 消失□
MS: 规则□ 不规则☑ 消失□
性质: 癌☑ 非癌□ 不确定□
分化: 分化型☑ 混合型□ 未分化型□
深度: 黏膜层☑ 黏膜下层□

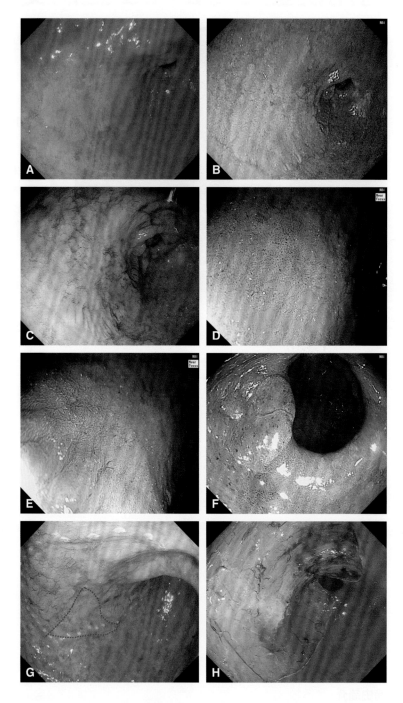

图 7-26-2 病例 26 的精查内镜下表现

术后标本及术后病理（图 7-26-3）

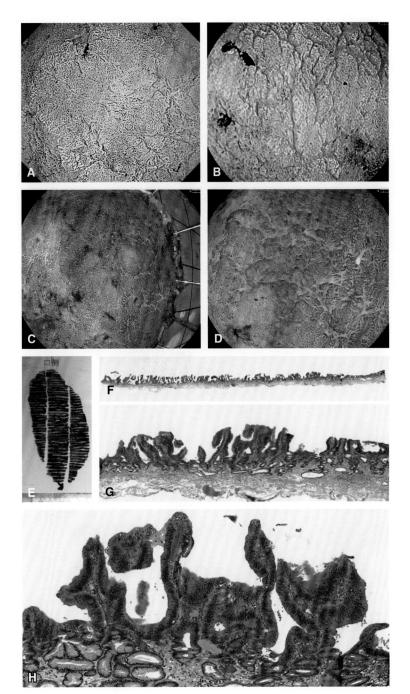

图 7-26-3 病例 26 的术后病理

图 7-26-3A、B 显示 NBI 下的切除病变标本，腺管开口周围可见分布均匀的 WOS，提示腺瘤样改变，也是病变发白的原因。WOS 多位于病变周缘的位置，中央较少，且分布不如周围均匀，据相关文献对腺瘤和癌的鉴别标准，考虑此病变为腺瘤基础上的癌变。

结晶紫染色显示表面结构不规则性不强（图 7-26-3C、D），提示病变主体仍考虑腺瘤，但中央部分异型程度增高，提示癌变可能性大，结合病变大小，考虑为腺瘤基础上的癌变。

病理诊断：（胃角、胃窦）管状腺瘤（绿色线标记），局部高级别上皮内瘤变（红色线标记），黏膜四周切缘及基底未查见瘤组织，周围黏膜慢性萎缩性胃炎伴肠上皮化生（图 7-26-3E）。

病理复原图（图 7-26-3E）提示病变由两处组成，在部分层面有连续，左上部为内镜不确定的区域，主要是因为此病变隆起不明显，且背景为萎缩肠化，造成鉴别的困难。也正是因为边界的不清晰，让病变区分变得非常困难。

切片（图 7-26-3F~H）显示腺体较拥挤，呈紊乱的乳头样结构，可以提示高级别瘤变或黏膜内癌的诊断。细胞核异型性较大，浸润深度较浅。

术后复查（图 7-26-4、图 7-26-5）

术后 9 个月患者进行了胃镜的复查,可见胃窦创面愈合良好,有轻度的增生,考虑非肿瘤性病变(图 7-26-4A)。

在其他部位发现了多处与原病变相似的黏膜改变,图 7-26-4B~D 为胃体上部小弯侧的 0-Ⅱb 型黏膜改变,可见均匀一致的 WOS。

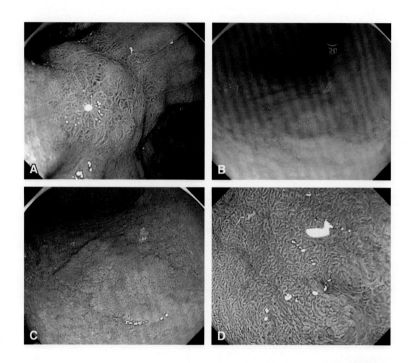

图 7-26-4　病例 26 的术后 9 个月复查内镜下表现

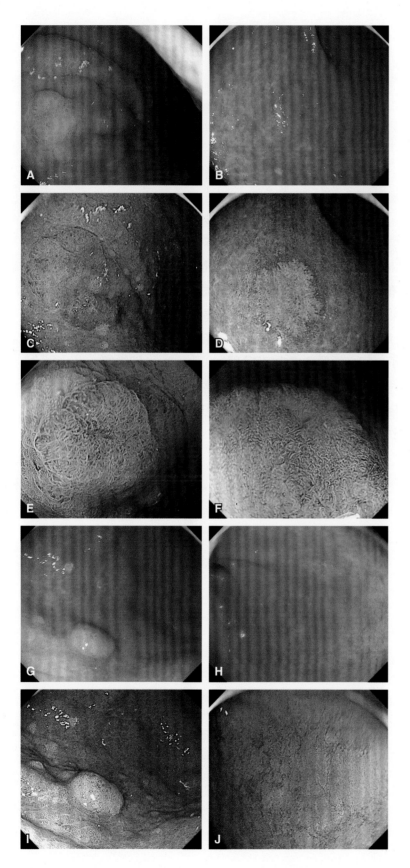

图 7-26-5A、C、E 为位于胃体上部大弯侧的 0-Ⅱa 型病变，WOS 不明确。图 7-26-5B、D、F 为 0-Ⅱb 型改变，WOS 明显。

胃体下部大弯侧（图 7-26-5G、I）可见 0-Ⅰs 型黏膜隆起，表面腺管排列规则，血管增生不明显，WOS 不明显。

胃窦后壁可见 0-Ⅱb 型黏膜改变（图 7-26-5H、J），无明显血管增生，可见 WOS。

事实上，患者的胃内还有大小不等的多个病变，这在首次内镜精查时就已经发现，当时选择了最大的一片病变进行切除以正确评估病变的性质。二次复查时同期切除了两片次大的病变。在后续其他病变的处理上，经与患者家属沟通，考虑患者年事已高，要求其定期复查，目前患者一般情况良好。

图 7-26-5 病例 26 的后续内镜随访表现

最后诊断

性质判断：癌☑ 非癌☐
分化程度：分化型☑ 混合型☐ 未分化型☐
深度判断：黏膜层☑ 黏膜下层☐
内镜治疗：适合☑ 不适合☐

小结

1. 白色不透光物质（WOS）本质上是黏膜表面脂质相关物质，其与胃癌本身并无直接关系，但在黏膜表面的分布常可影响对微结构和微血管的观察。既往的研究显示，WOS 分布与表面结构有一定程度的相关性，分布不均匀的 WOS 常常提示表面结构和血管的改变，即良性病变的 WOS 呈规则分布，而癌性病变的 WOS 分布不规律。

2. 此例病变是一个比较极端的腺瘤癌变病例，但腺瘤多在萎缩肠化的背景上发生，有可能是多发的，这也是有些专家认为腺瘤不一定必须要考虑内镜下切除的理由之一，即腺瘤有可能多发，而且进展又比较慢，可以考虑只处理癌变风险大的腺瘤，然后定期随访。对于此例病变，如果患者年龄不高，可以考虑分次处理的方式；对于高龄患者，考虑寿命预期、病变进展等因素，可以选择谨慎随访观察。

病例 27
胃角前壁 0-IIb+IIc 型病变 *

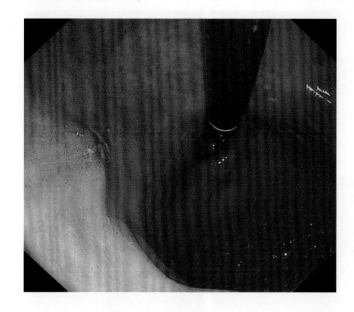

请初步判断

性质判断: 癌□ 非癌□

分化程度: 分化型□ 混合型□ 未分化型□

深度判断: 黏膜层□ 黏膜下层□

内镜治疗: 适合□ 不适合□

图 7-27-1　胃角前壁 0-IIb+IIc 型病变

病史简介

男,61 岁,主因"上腹部隐痛不适 2 年"前往我院就诊。2 年前患者无明显诱因出现间断上腹部隐痛,无明显规律性,未予以特殊处理。曾前往我院,行电子胃镜检查提示:"胃体上部后壁可见黏膜微隆起,表面充血、局部凹陷、溃疡形成、覆薄白苔,NBI 放大观察表面腺体尚规则,余黏膜柔软欠光滑";内镜诊断:"胃体黏膜病变,不排除活检后增生修复所致";建议患者 3 个月后复查。3 个月后患者再次前往我院,行电子胃镜检查提示:"胃体上部后壁可见一直径约 0.5cm 的黏膜凹陷,底覆白苔,周围黏膜呈环堤样隆起,充血明显,NBI 放大观察病变口侧部分黏膜表面结构紊乱,表面血管稍增粗,于病变口侧黏膜取 2 块活检,质脆,后于溃疡表面取 4 块活检,余未见明显异常";内镜诊断考虑:"胃溃疡,性质结合病理";腹部增强 CT 检查提示:"胃充盈一般,胃窦壁不规则稍增厚,请结合胃镜检查";建议患者前往外科,行根治性全胃切除术。

---

* 病例编号 1846

内镜精查(图 7-27-2)

部位:胃体上部后壁。

所见:倒镜白光下(图 7-27-2A)可见隆起病变,中央有凹陷,局部增生,易出血;NBI 观察(图 7-27-2B)情况类似,病变肛侧没有明确边界。病变较小,但是可见皱襞改变,考虑病变为炎症或深浸润的肿瘤性改变。

正镜可见白光下隆起改变为增生性,表面腺管增大,无明显边界(图 7-27-2C)。NBI 远景可见口侧黏膜呈瘢痕样退色性改变,似有色调差异,肛侧有 0-IIc 型改变的部分,表面覆苔无法观察(图 7-27-2D)。

镜头靠近病变可见病变口侧有区域性的色调改变,表面腺管微结构及微血管有改变(图 7-27-2E),吸气后病变变形不明显,较为僵硬,考虑为肿瘤性病变,深浸润可能性大(图 7-27-2F)。

调整侧向观察角度,可见口侧退色性病变改变明显(图 7-27-2G),肛侧 0-IIc 型改变部分的白苔用水冲洗掉后可见黏膜显露,微血管及微结构异常,有自发性出血,高度怀疑肿瘤性病变(图 7-27-2H)。

近焦状态下正镜(图 7-27-2I)和倒镜(图 7-27-2J)观察病变口侧黏膜,可见微结构不规则,微血管分布不均匀,还可见模糊边界,略呈退色性,考虑为肿瘤性病变。

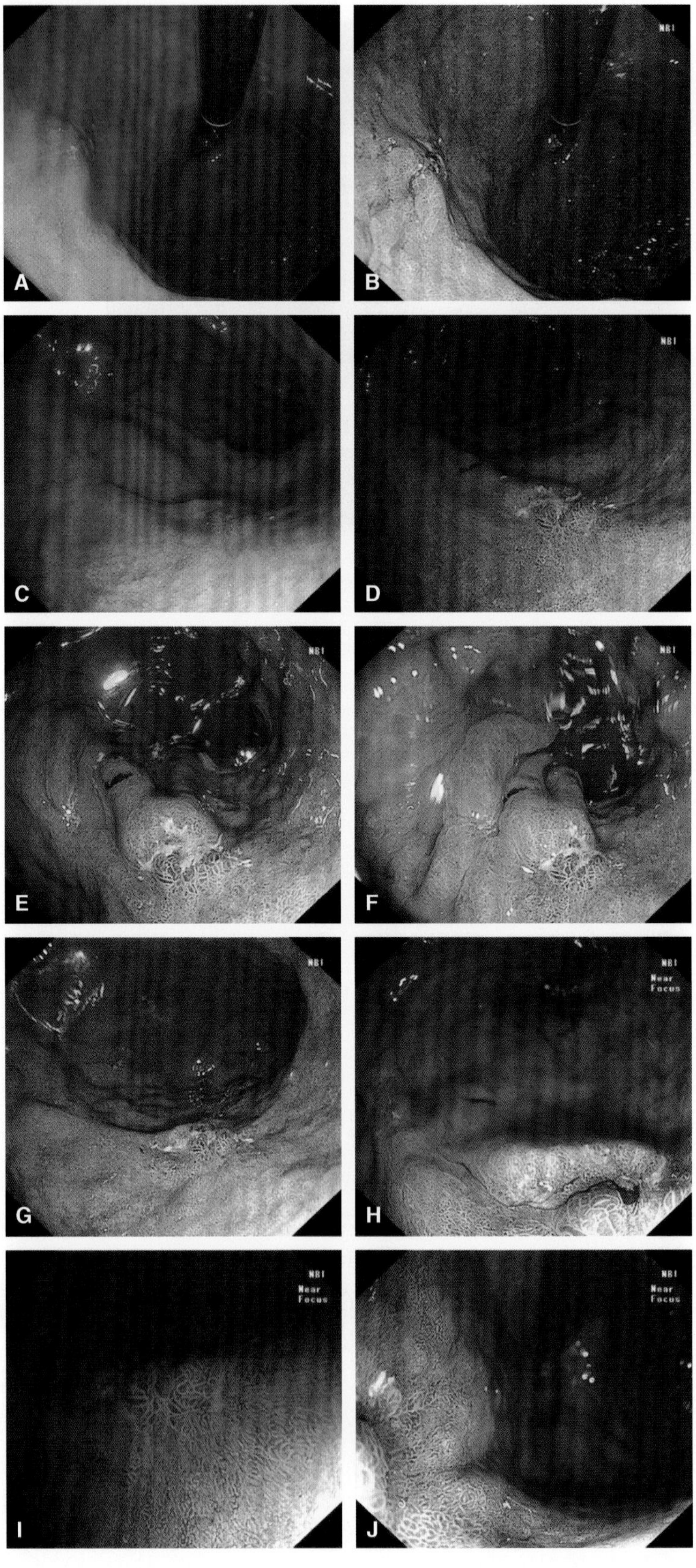

图 7-27-2 病例 27 的内镜精查表现

患者既往有溃疡病史,抑酸治疗后可见表面形成瘢痕样改变,这部分的观察与炎症相鉴别是有困难的,有提示意义的是病变口侧有色调改变,这在溃疡瘢痕中是无法见到的。正镜观察可见隆起/凹陷病变口侧有 O-IIb 型延伸部分,未见明确树枝样血管,内镜下这种情况多考虑为分化型肿瘤,肛侧较为符合分化型癌的诊断,可见边界的隆起。病变在非常见部位出现溃疡,口侧部分呈现平坦延伸,病变在较小的时候出现变形不良,此时要除外未分化成分发生深浸润的可能。此次内镜精查获取的图片质量较好,能够支持病变的诊断,但由于实际操作医生经验所限,未能及时取活检明确未分化成分来诊断,其做出的复查决定是不恰当的。

整体评价:
边界:存在☑ 不存在☐
MV:规则☐ 不规则☑ 消失☐
MS:规则☐ 不规则☑ 消失☐
性质:癌☑ 非癌☐ 不确定☐
分化:分化型☐ 混合型☑ 未分化型☐
深度:黏膜层☐ 黏膜下层☑

复查内镜(图 7-27-3)

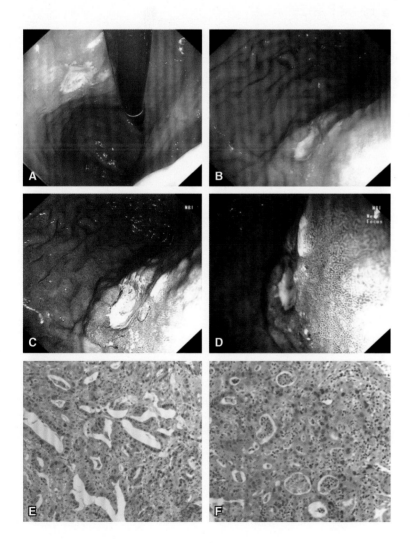

4 个月后复查可见深凹陷形成,表面覆白苔,周围"环堤样"隆起(图 7-27-3A、B)。溃疡形态为圆形,不能提示恶性,但溃疡周围可见平台样隆起,高度提示恶性肿瘤对周围的浸润。口侧可见色调改变,不能除外低分化成分(图 7-27-3C、D)。活检确定炎症较重,细胞腺样结构已完全消失,存在低分化成分(图 7-27-3E、F)。

病理诊断:(溃疡口侧)黏膜内查见中-低分化腺癌。

活检明确病变性质为混合型胃癌,在有溃疡、考虑深浸润的情况下不适合内镜下切除,建议外科处理。

图 7-27-3 病例 27 的随访内镜下表现及活检病理

最后诊断

性质判断：癌☑ 非癌☐
分化程度：分化型☐ 混合型☑ 未分化型☐
深度判断：黏膜层☐ 黏膜下层☑
内镜治疗：适合☐ 不适合☑

小结

1. 这例病变因为伴有溃疡修复的改变，因此对肿瘤的诊断较为困难，但应警惕病变周围的色泽差异，对这种病变，精细观察周围黏膜血管及组织结构改变是必要的，但似乎这种色调改变在与镜头保持一定距离的情况下更容易被发现，类似于内镜下对于早期印戒细胞癌发现的情况。此病变虽然在首次诊断上存在错误，但并不改变患者的预后，即使在首次出现时进行了活检，这个病例也是不适于内镜下治疗的。

2. 当活检病理提示低分化成分或混合型肿瘤时，多不建议进行内镜下治疗，因为术后淋巴结转移风险较大。而对于单纯印戒细胞癌，如浸润深度仅为固有层而未及黏膜肌层时，内镜切除有较好的预后，可考虑行内镜下治疗，但应扩大内镜下切除的范围。

第八章
0-I 型病变

病例 28
贲门后壁 0-Is 型病变 1*

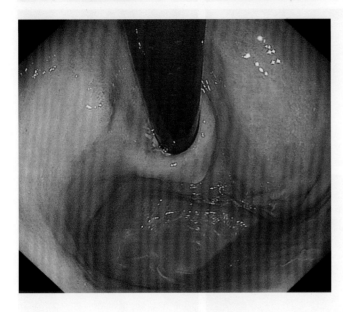

请初步判断

性质判断：癌□ 非癌□

分化程度：分化型□ 混合型□ 未分化型□

深度判断：黏膜层□ 黏膜下层□

内镜治疗：适合□ 不适合□

图 8-28-1 贲门后壁 0-Is 型病变

病史简介

女,72 岁,主因"发现胃底病变 1 个月余,拟行内镜下治疗"入院。患者 1 个月前于当地医院就诊,行电子胃镜检查提示:"胃底大小约 0.8cm×0.8cm 的半球形息肉,表面粗糙,糜烂、发红,活检质软,易出血";病理活检结果回报提示:"黏膜慢性炎症,局部黏膜浅表部及少许腺体高级别上皮内瘤变"。为行进一步治疗,于 2017-06-21 前往我院,复查胃镜检查提示:"胃体上部近胃底后壁可见直径约 0.5cm 的半球形黏膜隆起,表面略充血,覆少量白苔,冲洗后易出血,NBI 观察隆起处腺体结构稍增粗,其旁局部腺体结构消失,血管结构紊乱,边界尚清晰";内镜诊断:"胃体黏膜病变,考虑早期胃癌";我院腹部增强 CT 检查提示:"胃壁未见明显增厚强化,请结合胃镜检查"。

---

* 病例编号 1473

术前精查（图 8-28-2）

部位：贲门下方后壁。

所见：正向（图 8-28-2A）及翻转（图 8-28-2B）视野下可见微小黏膜病变，色泽略红，整体呈浅丘样隆起，远景观察无法判断病变性质。对于大体形态的判断，如果按绝对黏膜厚度，应划为 0-IIa，但病变整体形态为丘样隆起，诊断为 0-Is 可能更符合实际情况。

NBI 下倒镜观察病变不易靠近（图 8-28-2C），可见病变边界不明确，隆起部分为粗大表面腺管，炎性增生性病变的可能性大。正镜贴近近焦观察（图 8-28-2D）可见病变隆起部分没有明确的边界，在隆起中央可见略凹陷的黏膜改变，局灶黏膜存在边界线（图 8-28-2E、F），表面血管及微结构不规则，符合早期胃癌的诊断标准，其中间夹杂着大腺体，考虑有增生穿插，呈"马赛克"样分布。黄色虚线内绿箭头标记处表面结构紊乱，可能与既往活检修复性改变有关。

图 8-28-2G 提示病变存在自发性出血，这常与肿瘤性病变相关联。图 8-28-2H 为 1 个月前与图 8-28-2E 相同正镜观察视野的近景观察。表面覆有白苔，无法清除来确定结构及血管改变，但同样存在自发性出血。病变隆起需要与黏膜下浸润相鉴别，此例病变周围黏膜呈整体平滑隆起，不是孤立的"台阶状"隆起（图 8-28-3），而且肠型分化型早期胃癌很少在直径小于 1cm 时出现黏膜下浸润，因此判断为黏膜层病变。

整体评价：

边界：存在☑ 不存在☐
MV：规则☐ 不规则☑ 消失☐
MS：规则☐ 不规则☑ 消失☐
性质：癌☑ 非癌☐ 不确定☐
分化：分化型☑ 混合型☐ 未分化型☐
深度：黏膜层☑ 黏膜下层☐

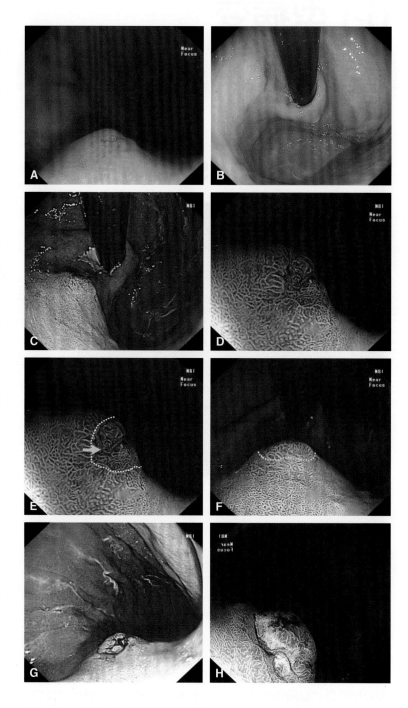

图 8-28-2 病例 28 的术前精查内镜下表现

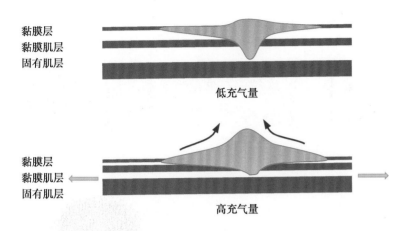

黏膜层
黏膜肌层
固有肌层

低充气量

黏膜层
黏膜肌层
固有肌层

高充气量

图 8-28-3　不同深度隆起型病变的形态示意图

术后标本及病理（图 8-28-4）

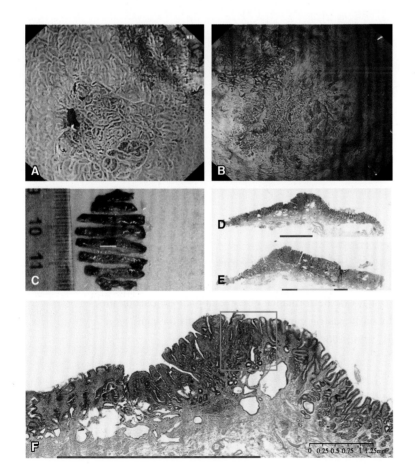

图 8-28-4A 为离体标本的水中放大图片，显示表面血管的不规则增粗及病变的边界，因为病变在体外被展平，因此隆起相较于在体内时不明显；图 8-28-4B 为结晶紫染色，可见边界线的存在，中央的黏膜结构呈网格状，仅有一定程度的不规则性，没有明显的消失，考虑为分化型肿瘤。

病理诊断:(胃体)管状腺瘤伴高级别上皮内瘤变(红色线标记)，局部高分化腺癌(黄色线标记)，侵及黏膜肌层，黏膜四周切缘及基底未查见瘤组织，周围黏膜慢性萎缩性胃炎伴肠上皮化生。
病理分期:AJCC pT1aNx。

病理复原图如图 8-28-4C 所示，病理复核可见该病变大体类型与体内观察类似，为丘样的隆起，考虑为 0-Is 型病变。但与一般病变有所区别的是，隆起部分并不都是肿瘤，从全景图(图 8-28-4D、E)可见颜色较深的肿瘤部分与隆起并不是一致的。

最后诊断

性质判断：癌☑ 非癌☐
分化程度：分化型☑ 混合型☐ 未分化型☐
深度判断：黏膜层☑ 黏膜下层☐
内镜治疗：适合☑ 不适合☐

小结

1. 这是一个较为典型的分化型癌的内镜下表现，在体内呈 0-Is 型改变，在体外展平可见病变较为平坦，因存在色调差异和自发性出血，其发现并不算困难，但由于增生性病变的干扰，需要 NBI 及近焦或放大观察才能明确性质。

2. 该病变在体内呈现出平缓的隆起，应区别于恶性肿瘤黏膜下浸润所致的浸润生长。目前判断黏膜下浸润缺乏敏感的指标，超声的假阳性率较高，需要谨慎诠释结果[1]。Yao 等曾提出将台阶状隆起（non-extension sign）作为诊断黏膜下浸润的标志[2]（图 8-28-3），即肿瘤向下浸润的部分会随着充气量的增加而隆起，进而变得更为显著，且其呈台阶样隆起，这可能有助于判断黏膜下浸润，但其灵敏度可能不尽如人意。

3. 此例病变还应区分腺瘤基础上出现高级别上皮内瘤变或癌变，以及发生时就是高分化腺癌的情况，这些情况往往需结合周围组织环境来进行综合判断，但在该病例这样经过活检的微小病变上是无法鉴别的；在稍大的病变中，常可以看到部分黏膜呈平坦的隆起或凹陷，表面结构和血管规则，此时考虑为腺瘤癌变。

参考文献

［1］赵芯, 任贵, 吕文浩, 等. 内镜超声对消化道早期肿瘤黏膜下微浸润判断的准确性. 中华消化内镜杂志, 2016, 33 (2):80-84.

［2］NAGAHAMA T, YAO K, IMAMURA K, et al. Diagnostic performance of conventional endoscopy in the identification of submucosal invasion by early gastric cancer: the "non-extension sign" as a simple diagnostic marker. Gastric Cancer, 2017, 20 (2):304-313.

对图 8-28-4D 组织条放大,低倍镜可见病变占据了隆起部的一半,其隆起的原因除黏膜层较厚外,还有腺体囊状扩张的因素存在(图 8-28-4F)。

进一步对肿瘤边界进行放大观察(图 8-28-4G),可见细胞核增大、染色加深、极向消失、核异型性明显,属于高异型度的分化型腺癌。局部腺体增生、扩张、管腔拥挤,肿瘤与正常组织交界处边界清楚,局部可见中分化成分,高 - 中分化癌的诊断明确;病理报告诊断为腺瘤癌变可能存在争议,因为此病变虽然表面腺体似乎还存在一定规则性,但细胞核及腺体结构的紊乱已经不能只用腺瘤界定,直接诊断为分化型腺癌更符合认知。

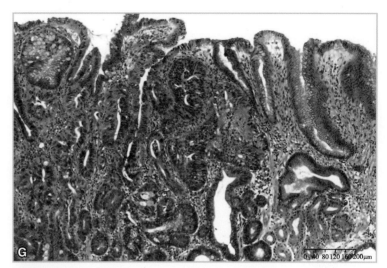

对图 8-28-4E 组织条放大进行观察可见,病变在右侧缘呈现出在增生黏膜下匍匐浸润的表现,部分肿瘤已经浸润到黏膜肌层,提示黏膜内癌的诊断是明确的(图 8-28-4H)。此病变与常见的分化型肿瘤的边界有些区别,出现了正常上皮下潜行,而分化型肿瘤通常是由黏膜上皮表层向下的替代式生长,不除外是损伤修复后的增生造成的。

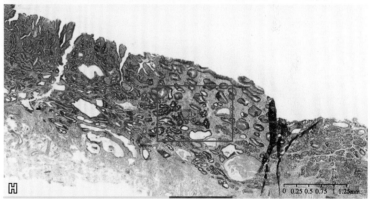

进一步放大图 8-28-4H 蓝框处,可见在浸润前端有肿瘤与非肿瘤组织穿插分布,局部腺体呈筛状改变,考虑有少量中分化癌成分(图 8-28-4I)。

图 8-28-4 病例 28 的术后标本及病理

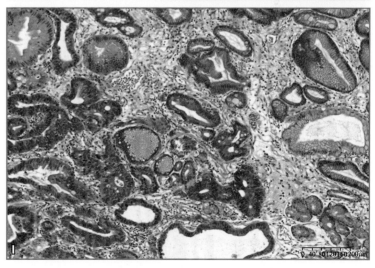

病例 29
贲门后壁 0-Is 型病变2*

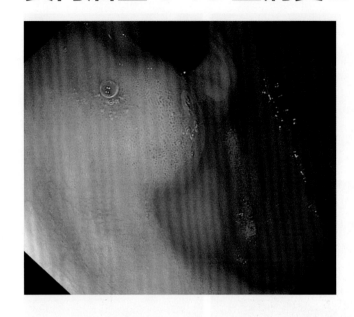

请初步判断

性质判断：癌□ 非癌□

分化程度：分化型□ 混合型□ 未分化型□

深度判断：黏膜层□ 黏膜下层□

内镜治疗：适合□ 不适合□

图 8-29-1 贲门后壁 0-Is 型病变

病史简介

女,62岁,主因"间断上腹部不适 10 余天"入院。患者 10 天前无明显诱因出现间断上腹部不适,伴反酸、纳差,与进食无关,便后可缓解,无心悸,无腹痛、腹泻,无黑便及便血等。前往我院就诊,行胃镜检查提示:"贲门小弯侧可见一直径约 0.5cm 黏膜凹陷,考虑贲门黏膜病变";病理活检提示:"黏膜内可见少许异型腺体,怀疑肿瘤性病变";腹部增强 CT 检查提示:"胃壁未见明确增厚及异常强化,余未见明显异常"。

---

* 病例编号 1160

术前及术中精查(图 8-29-2)

部位:贲门部后壁。

所见:2016-08-15 胃镜术前白光(图 8-29-2A)及 NBI 观察(图 8-29-2B)可见丘样隆起病变,表面覆白苔,周围可见环状发红区域,病变旁可见条带状皱襞形成,根据内镜下表现,首先考虑的是黏膜下肿瘤。病变凹陷处因黏液无法清除干净而无法观察,其肛侧(图 8-29-2C)和前壁(图 8-29-2D)附近黏膜未见明确边界,腺体局部扩张,考虑炎症性改变,微结构没有显示出明显的不规则性。由于该病例首次检查时并没有活检病史,表面已经出现溃疡,覆白苔,而通常黏膜下肿瘤表面黏膜溃疡多出现在较大的病变,而很少出现在直径不超过 2cm 的病变上,因此需要警惕特殊类型的肿瘤,如胃底腺癌等。结合溃疡处病理活检结果,提示:(贲门)黏膜内可见少许异型腺体,肿瘤性病变可疑,不能除外黏膜下肿瘤合并表面癌变的可能性,为明确诊断,进行 ESD 切除。

2016-08-29 内镜切除术中可见病变较前次胃镜检查变得更为平坦,与表现无明显区别(图 8-29-2E、F),考虑排除黏膜下肿瘤合并黏膜癌变的可能性,因通常黏膜下肿瘤在短期内形态不会有明显的改变。超声内镜(图 8-29-2G)提示黏膜层增厚,黏膜下层清晰,病变不仅存在于隆起处,而且在周围平坦部也有延伸(图 8-29-2H,绿箭头),高度提示特殊类型癌深浸润。ESD 手术过程中并没有发现黏膜下明显的纤维化(图 8-29-2I、J),操作过程顺利。

整体评价:
边界: 存在□ 不存在☑
MV: 规则☑ 不规则□ 消失□
MS: 规则☑ 不规则□ 消失□
性质: 癌☑ 非癌□ 不确定□
分化: 分化型□ 混合型□ 未分化型□
深度判断: 黏膜层□ 黏膜下层☑

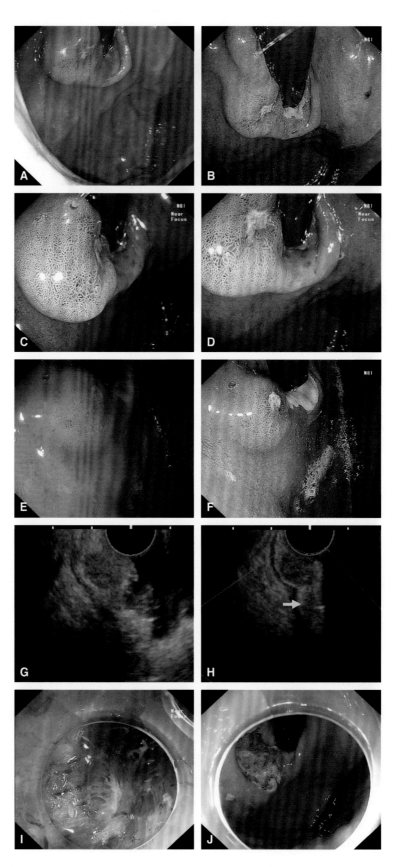

图 8-29-2 病例 29 的术前及术中内镜下表现

术后病理（图 8-29-3、图 8-29-4）

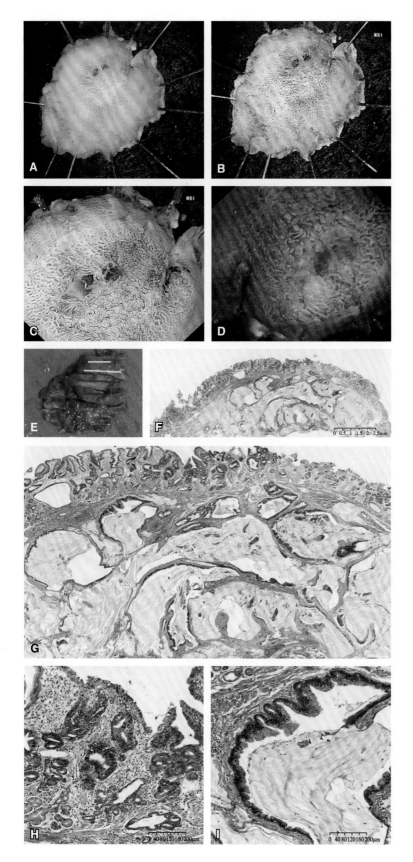

图 8-29-3　病例 29 的离体标本观察、术后病理

白光及 NBI 下观察离体标本（图 8-29-3A、B）中央部去除黏液后可见黏膜表面结构及血管紊乱（图 8-29-3C、D），中央有深凹陷，类似腺体开口的改变，考虑有分化型肿瘤可能。此时仍不能明确病变深度，从黏膜情况看，更考虑为合并黏膜下病变而非肿瘤浸润。

病理诊断：（贲门）高分化腺癌，部分为黏液腺癌，侵及黏膜下层，基底部查见癌组织（黄色线标记，图 8-29-3E），口侧、肛侧切缘未查见癌组织。

病理复原图（图 8-29-3E）可见病变范围主要集中在隆起部分，取隆起明显处组织条（图 8-29-3F）进行观察可见黏膜层有较为局限的部分呈分化型腺癌。肿瘤向下浸润生长，分泌大量黏液，形成大量黏液湖，造成黏膜隆起（图 8-29-3G）。肿瘤向表面及基底部生长，向表面生长的部分将黏液排出，形成内镜下所见的白苔，考虑非溃疡而是黏液成分，故清除困难。

对黏膜层肿瘤细胞进行放大观察可见细胞核异型程度高，核大深染，腺体结构扭曲，符合分化腺癌表现（图 8-29-3H）。

黏膜下层内黏液湖大部分区域衬覆肿瘤细胞，但细胞异型程度略好于黏膜层，细胞形成假复层结构，但还保留着一定细胞极向（图 8-29-3I）。

最后诊断

性质判断：癌☑ 非癌☐

分化程度：分化型☐ 混合型☑ 未分化型☐

深度判断：黏膜层☐ 黏膜下层☑

内镜治疗：适合☐ 不适合☑

小结

1. 黏液腺癌的发生率非常低，仅占内镜切除病例中的 0.1%，因而我们当前对其内镜下表现所知不多，但常见的特征是表面有黏稠的黏液附着；与既往文献描述有所不同的是，此例黏液腺癌以黏膜下浸润为主要生物学表现，因而诊断尤为困难。

2. 混合型胃癌中未分化成分与分化成分的混合通常具有一定连续性，如中低分化的混合，而高分化腺癌与黏液腺癌的混合并不常见，本例病变可能仍存在少量中分化成分未能给予对应的诊断。

3. 对疑似黏膜下肿瘤的隆起型病变，应注意黏膜表面是否出现不规则血管或腺体结构的改变，应警惕由生物学行为较差的肿瘤浸润性生长所形成的类似黏膜下肿瘤的隆起型改变，此外胃底腺癌、神经内分泌肿瘤等也可以出现类似的隆起型病变。

4. 对本病例来说，如果希望避免内镜下诊断性切除，可以考虑其他途径：①进一步活检确认肿瘤性质；②结合超声内镜图像排除黏膜下肿瘤的可能性，同样也可以达到确诊的目的，但需要依赖于病理科医生的诊断能力。不推荐超声下穿刺获取病理组织，一方面黏膜下层部分多数为黏液湖，获取确定性的病理组织较为困难，另一方面在医疗费用上也代价颇大。

取边缘平坦部分的组织(图 8-29-4A,局部放大见图 8-29-4B、C)进行观察,可见黏膜表面呈现增生样的改变,腺体增大,形成扩张的表面结构。病变中心可见核染色加深,核极向消失,腺体扭曲变形。上述显著异型的腺体在局部沿表面小凹上皮生长,提示可能为病变对于周围黏膜的浸润。

免疫组化进行了 CDX-2(图 8-29-4D)、MUC-2(图 8-29-4E)、MUC5AC(图 8-29-4F)、MUC6(图 8-29-4G)和 Ki-67(图 8-29-4H)染色,考虑为肠型胃癌,并为单一来源的混合型。

整体而言,考虑本病变为混合分化型胃癌(MUC>Tub1),因深度超过内镜下切除指征、垂直切缘阳性,考虑非治愈性切除,建议患者追加外科手术。

患者术后 2 周进行了追加外科手术,病理回报:【近端胃切除标本】(ESD 术后,贲门),黏膜慢性炎症急性活动伴溃疡形成;结合病史,符合 ESD 术后改变;上下切缘:另送吻合器上下切缘未查见肿瘤细胞;小弯淋巴结(0/21)、另送淋巴结(4)(0/2)、(8a)(0/1)、(12a)(0/2)未查见肿瘤组织。

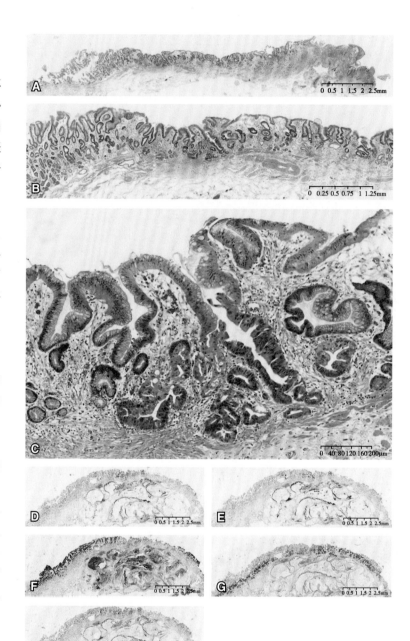

图 8-29-4　病例 29 的术后病理

病例 30
胃体小弯 0-Is 型病变 *

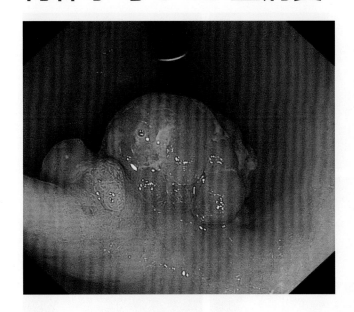

请初步判断

性质判断: 癌□ 非癌□

分化程度: 分化型□ 混合型□ 未分化型□

深度判断: 黏膜层□ 黏膜下层□

内镜治疗: 适合□ 不适合□

图 8-30-1　胃体小弯 0-Is 型病变

病史简介

女,74 岁,主因"口苦 1 个月余"入院。患者 1 个月前无明显诱因出现口苦,伴有口干、上腹部胀感,无胸痛,无发热,无黑便及便血等。前往我院门诊就诊,行电子胃镜检查提示:"胃角可见直径约 2.5cm 的不规则隆起,宽蒂,顶端分叶状,表面凹凸不平,取材质脆";病理结果回报提示:"胃角腺瘤低级别上皮内瘤变";腹部增强 CT 检查提示:"胃角部占位性病变,明显强化,考虑腺瘤,肿块形态不规则,不除外恶变可能,待排除神经内分泌肿瘤,小弯侧周围有少许小淋巴结"。

---

* 病例编号 1396

术中精查（图 8-30-2）

部位：胃体中下部小弯。

所见：白光下正镜（图 8-30-2A）及倒镜（图 8-30-2B）观察可见胃体小弯侧不规则结节样隆起病变，色泽发红，表面覆苔，未见明确糜烂凹陷区域。正镜时无法看到基底，倒镜可见宽基底。通常这种不规则的隆起形态多见于良性增生性病变。

NBI 近焦（图 8-30-2C）可见表面微血管增生，有轻度不规则，微结构呈现类似结肠黏膜腺管开口分型（pit pattern）中肠道腺瘤的 0-ⅢL 型改变，但规则性尚可，图 8-30-2D、E 分别显示了病变的边界，可见病变主要局限在隆起部，没有见到明确的平坦部延伸。病变为狭长的广基病变，表面结构及血管改变多考虑腺瘤，而不符合增生性息肉的内镜下表现。因从病变口侧进镜时无法接近基底部，故戴透明帽以接近基底（图 8-30-2F、G），可见病变仍局限于隆起部。

胃腺瘤与结肠腺瘤不同，通常是平坦型的病变，但如果考虑腺瘤，当病变直径超过 2cm 后，常常可伴有高级别瘤变或癌变，因此需要留意病变在隆起的基础上是否有凹陷、自发性出血等改变。

本例病变仍采用了 ESD 进行切除，主要的原因是 EMR 对广基病变基底部切缘的控制不够理想；本例病变在隆起病变的基底部仍然有病变组织，EMR 切除复发可能性大。

ESD 操作需要注意：由于病变较大，会有较粗的血管供给，同时会将固有肌层向腔内牵扯（图 8-30-2H），需要留意剥离层次的调整，在初始环周切开时，尽量做浅切开来暴露黏膜下血管（图 8-30-2I），并用热活检钳对血管进行逐一处理，才能尽量减少术中出血的发生（图 8-30-2J）。

整体评价：
边界：存在☑　不存在☐
MV：规则☑　不规则☐　消失☐
MS：规则☑　不规则☐　消失☐
性质：癌☑　非癌☐　不确定☐
分化：分化型☑　混合型☐　未分化型☐
深度：黏膜层☑　黏膜下层☐

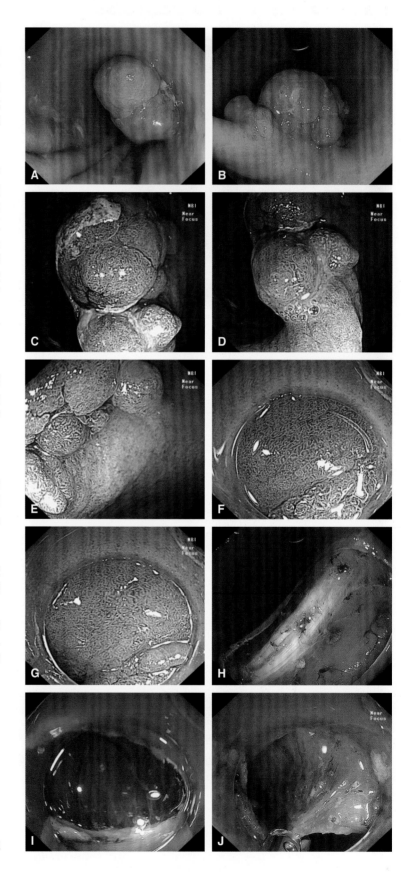

图 8-30-2　病例 30 的术中内镜下表现

术后病理（图 8-30-4）

病理诊断:(胃角)管状绒毛状腺瘤(绿色线标记),局部高级别上皮内瘤变(红色线标记),黏膜四周切缘及基底未查见病变组织,周围黏膜慢性炎症(图 8-30-4A)。

该病变的肠型腺瘤诊断明确,外形不规则,可见大小不等的结节形成(图 8-30-4B),但放大可见病变局部的外轮廓平齐,呈现细长的乳头样结构(图 8-30-4C),这也是病理诊断为绒毛状腺瘤的可能原因。

进一步对表面进行观察可见蓝箭头处黏膜上皮虽然核染色加深,但整体上仍然是梭状,位于基底膜侧;而绿箭头处细胞核变圆、核大小异型程度增高、极向消失、腺体扭曲,考虑局部高级别上皮内瘤变的诊断(图 8-30-4D)。

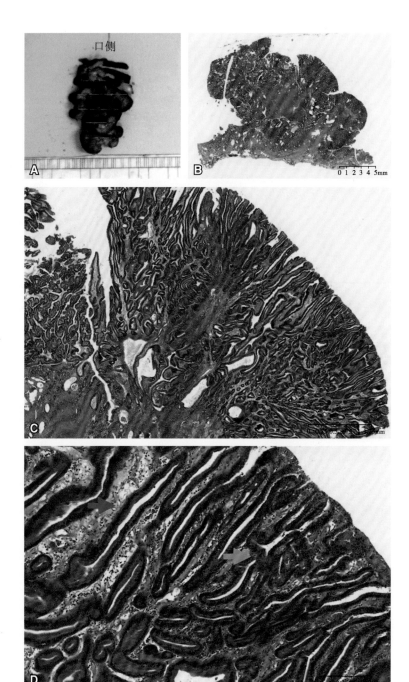

图 8-30-4　病例 30 的术后病理

术后标本（图 8-30-3）

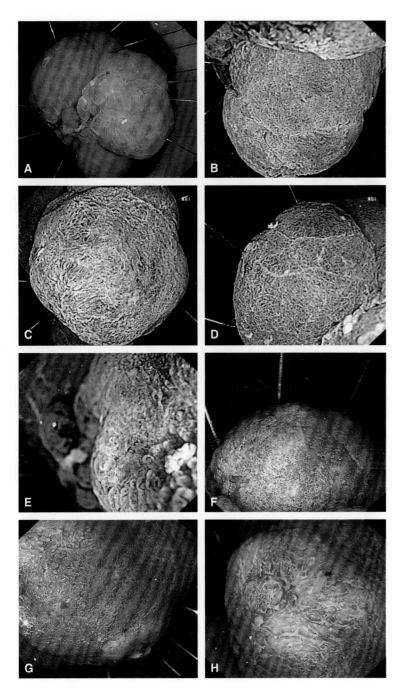

A B C D E F G H

将病变固定在软木板上进行标本摄片，因此时没有胃肠道蠕动和呼吸的影响，更容易进行放大图像的拍摄。将病变浸入水中可以减少反光，更容易获得高质量的图片，但需要注意，水中放大因为有水的折射影响，其放大倍数会更大，而且对于结构的反差也会显示得更清楚，但对于血管的反差显示会弱一些。

图 8-30-3A 为白光下的病变表现，可以发现病变虽然呈结节样改变，但结节表面没有明确的凹陷和溃疡，因而认为进展期癌的可能性小。将不同的结节表面进行放大观察可见：图 8-30-3B、D表面的结构及血管的规则性尚可，但图8-30-3C、E 已经呈现出一定程度的不规则性，提示有癌变的发生。

结晶紫染色同样提示图 8-30-3F 的规则性尚可，而图 8-30-3G、H 都呈现了一定程度的不规则性，前者以密集的腺体为主，后者显示绒毛状的结构，因而判断该病变应该是在腺瘤基础上出现的恶变，但关于是否存在着黏膜下的深浸润，因为缺乏大体类型上的改变信息而不能判断，这也是内镜下只能观察病变表面的局限性所在。

图 8-30-3　病例 30 的术后离体标本内镜下表现

最后诊断

性质判断：癌☑ 非癌☐
分化程度：分化型☑ 混合型☐ 未分化型☐
深度判断：黏膜层☑ 黏膜下层☐
内镜治疗：适合☑ 不适合☐

小结

1. 胃腺瘤多数形态以平坦隆起的退色性改变为主，本例病变形态以隆起为主，需要与增生性息肉进行鉴别，通常增生性病变表面结构以扩张的腺体为主要表现，而本例病变更接近于肠道的管状腺瘤的表现。此外，当病变增大到一定程度时，会有癌变的出现，但多数情况下是分化较好的癌，因此内镜下干预的可能性较大。
2. 此例病变对于癌变的估计建立在病变大小的基础上，而并未看到明确的异常血管与结构。在体拍摄图片时，常由于位置的问题难以获得更为精细的照片，本例病变在体内没有看到明确的结构与血管的异型，但在离体标本中可以发现微细的变化，体外对离体标本进行拍摄可以更精确地了解组织结构与血管的改变，对于提高对早癌的认识很有帮助。

病例 31
幽门 0-Is 型病变 *

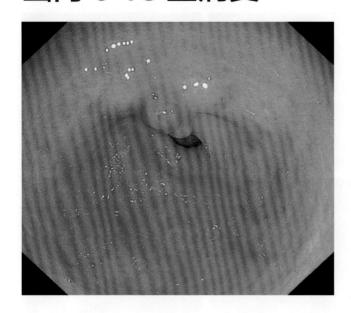

请初步判断

性质判断: 癌□ 非癌□

分化程度: 分化型□ 混合型□ 未分化型□

深度判断: 黏膜层□ 黏膜下层□

内镜治疗: 适合□ 不适合□

图 8-31-1 幽门 0-Is 型病变

病史简介

男,42 岁,主因"体检发现胃窦病变 6 年余"入院。6 年前在当地医院就诊,行电子胃镜检查提示:"胃窦黏膜隆起病变,息肉可能";后间断门诊复查,未予以特殊处理。入院前在我院行电子胃镜检查提示:"幽门前区可见大小约 2.0cm×1.0cm 的黏膜隆起,表面充血,NBI 观察表面腺体及血管结构尚规则";内镜诊断:"胃窦黏膜病变,考虑增生性病变";患者一般情况可,偶有烧心,无吞咽困难,无胸痛、反酸、发热,无腹痛、腹胀,无呕血及黑便;腹部增强 CT 检查提示:"胃充盈良好,胃壁未见明显增厚强化"。

---

* 病例编号 1357

术前精查（图 8-31-2）

部位：幽门口。

所见：幽门口小弯侧（图 8-31-2A）可见黏膜丘样隆起型改变，近景观察（图 8-31-2B）可见病变色泽略有发红，呈平滑隆起结节样改变，与周围的边界性不明显。

NBI 远景（图 8-31-2C）和近景（图 8-31-2D）观察病变微黏膜结构有增大，但规则性好，有微血管扩张，但管径变化不明显。

近焦观察显示病变后壁（图 8-31-2E、F）、口侧（图 8-31-2G、H）、肛侧（图 8-31-2I、J）边界，病变与周围黏膜间没有清晰的边界，表面结构改变呈过渡变化。

Tips：

由于 290 系统在光源上有明显的增强，在 NBI 模式下远景更明亮，但在拍摄近焦图片时，需要将测光模式改为峰值（Peak）模式，而不要使用平均（Average）模式，以避免产生右图的过曝光问题。

整体评价：

边界：存在□　不存在☑

MV：规则☑　不规则□　消失□

MS：规则☑　不规则□　消失□

性质：癌□　非癌☑　不确定□

分化：分化型□　混合型□　未分化型□

深度：黏膜层☑　黏膜下层□

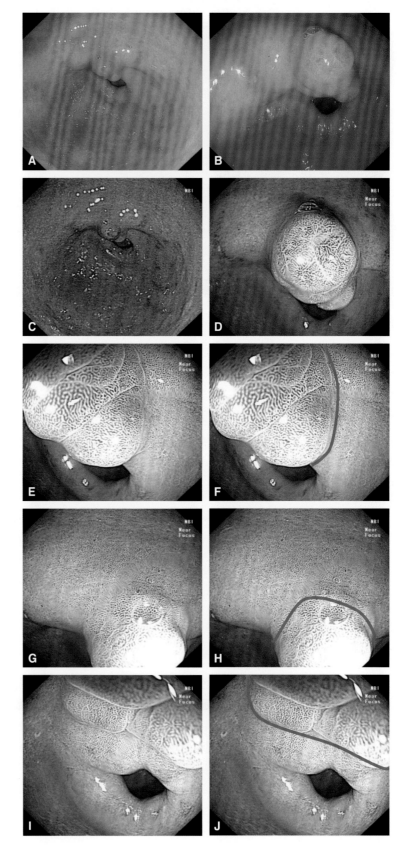

图 8-31-2　病例 31 的术前内镜下表现

离体标本(图 8-31-3)

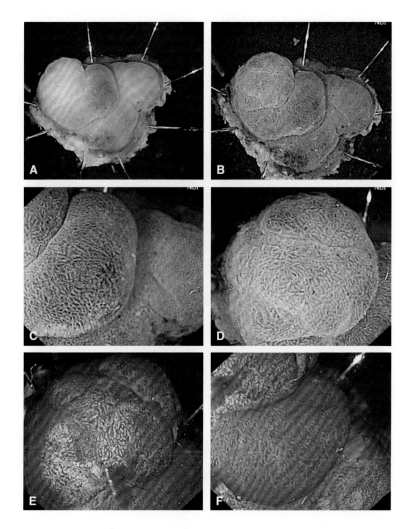

离体标本(图 8-31-3A、B)NBI 放大(图 8-31-3C、D)和结晶紫染色(图 8-31-3E、F)与在体显示一致,都显示黏膜表面结构规则,血管异型度不高,单纯从表面微结构及微血管形态来看,不能除外腺瘤性改变,但病变没有边界性,因此并不提示肿瘤性病变,考虑为炎性病变。

图 8-31-3　病例 31 的术后离体标本观察

术后病理（8-31-4）

病理诊断:(幽门前区)增生性息肉(红色线标记),黏膜四周切缘及基底未查见病变组织,周围黏膜慢性炎症。

如图 8-31-4A~C 所示,病变主要位于隆起部分,黏膜层及黏膜下层增厚,腺体结构紊乱、增生活跃,呈乳头样改变,表面小凹上皮局灶有锯齿状改变。局部可见少许异型细胞,考虑为损伤后的反应性改变。

在黏膜基底部左侧(图 8-31-4D)及右侧(图 8-31-4E)部分染色较深(两图中蓝箭头对应图 8-31-4 蓝箭头位置),似可见到边界,但对图 8-31-4E 交界部放大观察(图 8-31-4F)可见病变部分和周边黏膜腺体结构一致,因此不能认定具有分界线的存在。

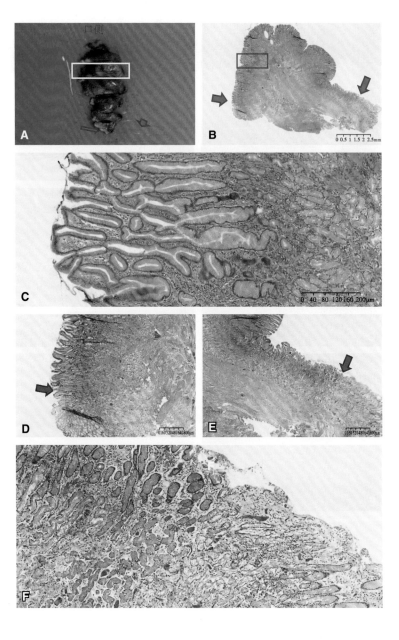

图 8-31-4　病例 31 的术后病理

术后随访（图 8-31-5）

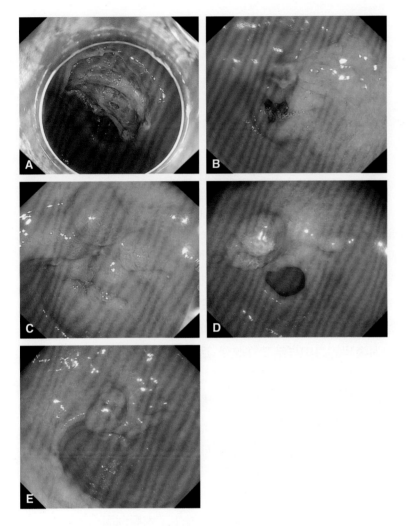

术后随访分别显示了术后创面（图 8-31-5A），术后 1 个月复查创面（图 8-31-5B），术后 2 个月复查创面（图 8-31-5C）愈合情况，可以发现该创面的愈合时间较长，且在 1 个月时已经发现周围黏膜有明显水肿隆起。术后 1 年（图 8-31-5D）和 2 年（图 8-31-5E）复查显示病变在术后 1 年时已经复发，在 2 年时无明显改变，提示处理失败。

图 8-31-5　术后内镜随访表现

最后诊断

性质判断：癌□ 非癌☑

分化程度：分化型□ 混合型□ 未分化型□

深度判断：黏膜层☑ 黏膜下层□

内镜治疗：适合□ 不适合☑

小结

1. 此病例属于典型的胃增生性病变，结合 NBI 及近焦观察而进行诊断并不困难，边界线不明显是最主要的证据；增生性病变常表现出更显著的发红和绒毛样表面结构、脑回样结构，这些在此病例中不明显，但在病理图片上还是能观察到腺体呈绒毛状改变的。

2. 胃良性增生性病变的处理是比较难于决策的，特别是在胃窦，这些病变常在此前进行过内镜下的干预，因而复发的可能性非常大，文献报道出现创面增生的 14 例病变中，13 例位于胃窦。胃良性增生性病变通常表现为隆起的息肉样结节样改变，活检提示再生及增生组织，有报道称为期45个月的随访未见癌变[1]。因此，如果活检没有出现明确的异型，不建议内镜下切除，定期复查即可。本例病变因合并有早期食管癌，患者要求同期切除幽门病变，医生考虑不应增加患者负担而同意并进行了切除。该病变的患者大都已经经历了多次治疗，患者通常会表现得非常焦虑，因此这些良性病变在切除前，需要与患者认真沟通、解释复发的可能性，做到知情同意并安慰患者。

3. 对创面增生的预防目前没有共识性意见，减少 PPI 应用及使用黏膜保护剂可能有一定帮助[2]，但在本例病变中，尽管预防性应用了创面关闭及黏膜保护剂，仍然发生了术后创面的增生；当然，也不能除外金属夹过早脱落而未能发挥作用的可能性。

参考文献

[1] ARANTES V，UEDO N，PEDROSA M S，et al. Clinical relevance of aberrant polypoid nodule scar after endoscopic submucosal dissection. World J Gastrointest Endosc，2016，8(17)：628-634.

[2] INABA T，ISHIKAWA S，TOYOKAWA T，et al. Basal protrusion of ulcers induced by endoscopic submucosal dissection(ESD) during treatment with proton pump inhibitors，and the suppressive effects of polaprezinc. Hepatogastroenterology，2010，57(99-100)：678-684.

病例 32

胃窦小弯 0-Is 型病变 *

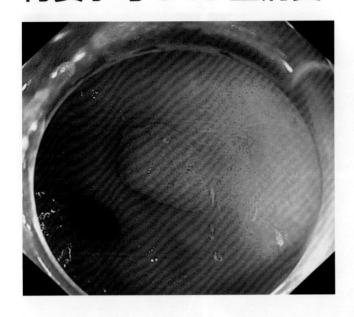

请初步判断

性质判断：癌□ 非癌□

分化程度：分化型□ 混合型□ 未分化型□

深度判断：黏膜层□ 黏膜下层□

内镜治疗：适合□ 不适合□

图 8-32-1　胃窦小弯 0-Is 型病变

病史简介

女，57 岁，主因"间断上腹部疼痛 1 年，加重 1 个月"入院。患者 1 年前无明显诱因出现上腹部疼痛，呈阵发性胀痛，进食后加重，无反酸、烧心，无恶心，呕吐，无呕血及黑便等。当地医院给予对症支持治疗后症状缓解不明显，行电子胃镜检查提示："幽门前区小弯侧可见一大小约 0.8cm×0.8cm 的蚕豆样黏膜隆起，广基"。后又前往我院行超声胃镜检查提示："幽门前区小弯侧可见大小约 1.0cm×1.2cm 的隆起，表面局部可见凹陷，考虑活检后改变，超声胃镜下病变起源于黏膜下层，偏低回声，内部回声不均一，固有肌层及外膜层清晰完整"；腹部增强 CT 检查提示："胃窦部胃壁局限性增厚强化，请结合胃镜检查"。

---

* 病例编号 1142

术前精查(图 8-32-2)

部位:胃背景黏膜。

所见:倒镜可见胃体上部红白相间明显,黏膜粗糙不平(图 8-32-2A),考虑萎缩性胃炎(C3)。

部位:胃窦后壁近小弯。

所见:胃窦(图 8-32-2B)可见直径约 1cm 的黏膜浅丘样隆起,近景观察白光下可见表面附有大量胆汁(图 8-32-2C),局部边界可疑存在(图 8-32-2D)。NBI 近焦观察(图 8-32-2E)较白光下的边界更为清楚,部分区域血管增粗较为明显,但微结构仍比较规则,提示腺瘤性病变的可能性大;但边界线外仍然有隆起型改变,因此癌性病变的可能性较小。首先应该考虑腺瘤性病变,且由于部位在胃窦,还应该注意除外异位胰腺造成的隆起型病变。

对此类小病变,超声内镜通常不是必须做的,其价值在于可以明确病变的层次,从本例超声内镜的图像(图 8-32-2F)看,病变(绿箭头)出现黏膜层的增厚,黏膜下层增厚也非常明显,呈较为均匀的低回声改变,与异位胰腺的超声图像不一致。

内镜下进行了 ESD 切除,图 8-32-2G 为切除创面,黏膜下层没有明显的纤维化,与异位胰腺表现不一致,可以除外异位胰腺的诊断。

对此病变进行水中放大可见原来明显的血管边界变得不明确(图 8-32-2H),黏膜表面结构规则,血管规则,病变仍有浅丘样的隆起,提示病变可能并不是黏膜层来源,而可能是黏膜下层来源。

术后 1 个月创面恢复良好(图 8-32-2I)。

整体评价:

边界: 存在□ 不存在☑
MV: 规则☑ 不规则□ 消失□
MS: 规则☑ 不规则□ 消失□
性质: 癌□ 非癌☑ 不确定□
分化: 分化型□ 混合型□ 未分化型□
深度: 黏膜层□ 黏膜下层☑

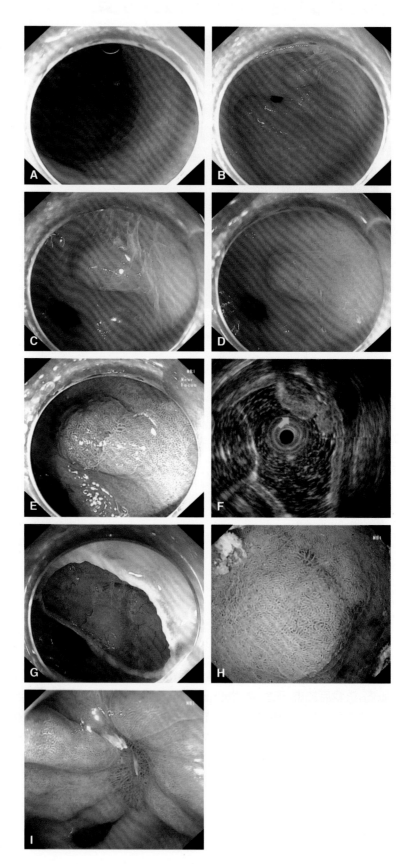

图 8-32-2 病例 32 的内镜下表现

术后病理 (图 8-32-3)

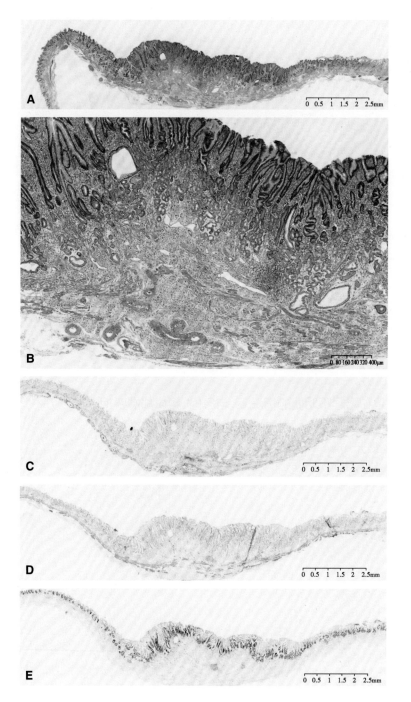

病理诊断:(胃窦)黏膜中度慢性炎症,中度急性活动,轻度肠上皮化生,中重度萎缩,小凹上皮增生,形态符合炎性纤维样息肉。

病理组织像可见黏膜增厚,上皮层略厚,主要是正常增生的小凹上皮,呈锯齿样改变,与周围黏膜无明确分界(图 8-32-3A、B)。由于必须要有异型性才可以诊断为腺瘤,此病变不考虑诊断为腺瘤样改变。

内镜下看到有分界线,可能是周围背景黏膜肠化所致。固有层和黏膜下组织可见纤维增生性改变,梭形细胞网格样改变,大多数在黏膜下,少数衍生至固有肌层(图 8-32-3B),CD34 染色(+)(图 8-32-3C)。Desmin 染色提示黏膜肌层破坏(图 8-32-3D),Ki-67 染色未提示细胞高增殖活性(图 8-32-3E)。炎性纤维样息肉诊断明确。

图 8-32-3 病例 32 的术后病理

最后诊断

性质判断：癌□ 非癌☑
分化程度：分化型□ 混合型□ 未分化型□
深度判断：黏膜层□ 黏膜下层☑
内镜治疗：适合☑ 不适合□

小结

1. 炎性纤维性息肉（inflammatory fibroid polyp，IFP）是一类黏膜下层起源的病变，表面结构表现可不同，大多数类似于黏膜下肿瘤性病变，病理像上通常可见典型的围绕血管的生长方式和嗜酸性粒细胞浸润，但在本例病变上不是特别明确。

2. 通常认为对 IFP 行内镜下切除效果良好，但由病理图可见该病变主要位于黏膜下层并向固有肌层延伸，而内镜下切除的范围通常局限在黏膜下层浅层，因此其理论上的根治性可能不佳。但因病例数较少，目前对于 IFP 内镜下治疗效果的评估不够完善，且病变发展呈良性过程，故仍主张内镜下切除后随访。

3. 内镜下对于 IFP 的诊断较为困难，特别是在隆起不明显的情况下，与息肉、腺瘤都需要相互鉴别，但就处理原则来说是一致的：以病变形态区分，对于局限性隆起明显的病变可以考虑注射后 EMR 切除；对于平坦型病变，可以考虑 ESD 切除，主要是为了达到对切除边界精细控制的目的。

第九章
早期胃癌的特殊病例

病例 33
胃多发病变：贲门 0-IIc 型及胃角 0-IIa 型病变 *

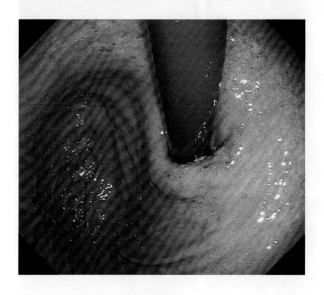

图 9-33-1　贲门 0-IIc 型病变

请初步判断

性质判断：癌□　非癌□
分化程度：分化型□　混合型□　未分化型□
深度判断：黏膜层□　黏膜下层□
内镜治疗：适合□　不适合□

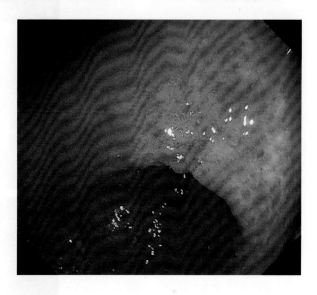

图 9-33-2　胃角 0-IIa 型病变

请初步判断

性质判断：癌□　非癌□
分化程度：分化型□　混合型□　未分化型□
深度判断：黏膜层□　黏膜下层□
内镜治疗：适合□　不适合□

病史简介

男，72 岁，主因"反复腹胀、腹痛 6 个月，发现贲门黏膜病变 5 个月"入院。患者 6 个月前无明显诱因间断出现餐后饱胀、腹痛不适，每次持续约数分钟可自行缓解，无恶心、呕吐、反酸，无黑便及便血等。后于 2018-03-09 前往我院，行电子胃镜检查提示："贲门前壁可见一直径约 1cm 的黏膜浅凹陷，充血明显，NBI 观察病变边界清晰，凹陷处腺体结构消失，微血管结构紊乱；胃角可见直径约 4cm 的片状黏膜微隆起，表面呈结节样，局部发白，NBI 观察边界尚清，局部腺体结构紊乱消失，局部腺体结构增粗，靛胭脂染色后边界尚清"。内镜诊断："①贲门黏膜病变，考虑早期胃癌；②胃角黏膜病变，不除外腺瘤伴癌变"。我院病理会诊结果提示："（贲门）黏膜局部腺体高级别上皮内瘤变；（胃角）黏膜中度慢性炎症，轻度肠上皮化生，局部腺体低级别上皮内瘤变"。腹部增强CT 检查提示："胃贲门局部壁增厚，请结合胃镜检查"。

---

* 病例编号 1888/1889

术前精查(图 9-33-3)

部位:背景黏膜。
所见:胃窦黏膜在白光下(图 9-33-3A)呈明显红白相间改变,NBI(图 9-33-3B)可见胃窦明显斑片样浅色区(绿箭头),考虑是肠化造成的颜色差异。通常分化型肿瘤的背景黏膜多有蓝绿色调的肠化区域,观察背景颜色的变化是发现早期胃癌的有效方法。该病例胃体黏膜亦呈萎缩性改变。

部位:贲门。
所见:白色区域为苔,冲洗后可见下方局部黏膜发红,有自发性出血(图 9-33-3C)。NBI 下范围明确,约直径 1cm 大小,呈 0-IIc 型改变(图 9-33-3D、E);近焦观察未覆苔区域可见表面结构及血管不规则,色调与周围有区别(图9-33-3F),考虑分化型癌。周围未见明确平台样隆起,充气后病变变形明显,考虑黏膜层病变。齿状线鳞状上皮侧可见局部色泽改变,可见小的鳞状上皮缺损,不能除外肿瘤的鳞状上皮下延伸。

整体评价 - 贲门病变:
边界: 存在☑ 不存在☐
MV: 规则☐ 不规则☑ 消失☐
MS: 规则☐ 不规则☑ 消失☐
性质: 癌☑ 非癌☐ 不确定☐
分化: 分化型☑ 混合型☐ 未分化型☐
深度: 黏膜层☑ 黏膜下层☐

部位:胃角。
所见:白光下可见平坦隆起型病变,略呈退色改变,范围不明确(图 9-33-3G)。如前所述,胃平坦隆起型病变(如腺瘤等)在白光及 NBI 下边界不一定明确,靛胭脂是有效的评估手段,但其对于平坦型 0-IIb 型病变可能帮助不大。该病变靛胭脂染色后边界较明确(图 9-33-3H);NBI下病变大部分呈现规则的表面结构和血管(图9-33-3I),考虑为腺瘤性改变;中央部近后壁可见凹陷改变,需警惕癌变可能,但凹陷部黏膜略有集中,表面腺体发红,结构扩张(图 9-33-3J),呈增生性改变,更倾向于考虑是活检所致。

整体评价 - 胃角病变:
边界: 存在☑ 不存在☐
MV: 规则☑ 不规则☐ 消失☐
MS: 规则☑ 不规则☐ 消失☐
性质: 癌☐ 非癌☑ 不确定☐
分化: 分化型☐ 混合型☐ 未分化型☐
深度: 黏膜层☑ 黏膜下层☐

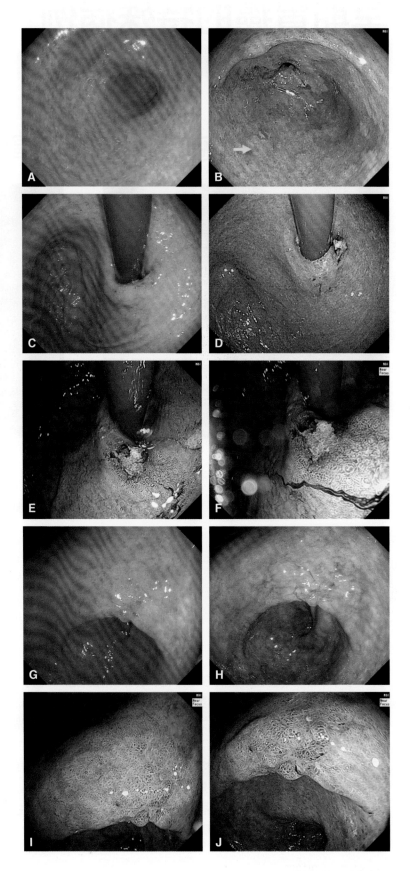

图 9-33-3 病例 33 的贲门、胃角两处病变术前内镜下表现

术中精查（图 9-33-4）

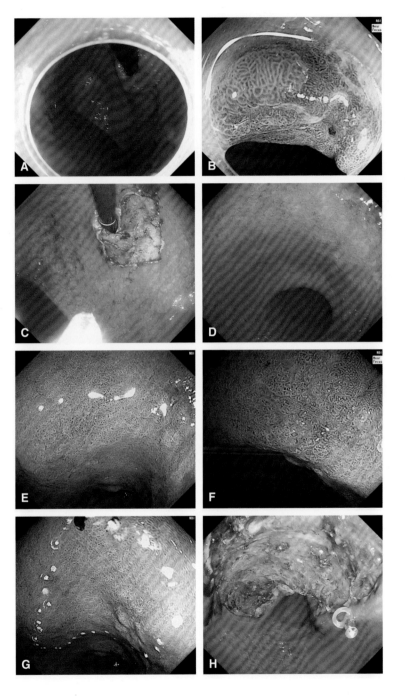

部位：贲门。

所见：可见原白苔附着区消失，整个病变呈红色平坦改变（图 9-33-4A）；NBI 近焦可见腺体呈相对规则的网格状改变，腺体密集，血管扩张明显（图 9-33-4B），考虑为分化良好的早期胃癌。局部无明显隆起 / 凹陷，考虑黏膜层病变。ESD 术后创面见图 9-33-4C。

部位：胃角。

所见：炎症消退后病变厚度变薄，呈现 0-IIb 型改变，白光下不明显，似可见退色性改变（图 9-33-4D）。

NBI 下可见色调差异明显，边界明确（图 9-33-4E），腺体规则，仍考虑腺瘤性病变，原增生处水肿消退，腺体仍较规则（图 9-33-4F）。

病变标记范围如图 9-33-4G 所示，术后创面如图 9-33-4H 所示。

图 9-33-4　病例 33 的 2 处病变术中精查内镜下表现、ESD 标记范围、术后创面

术后标本内镜下观察（图 9-33-5）

部位：贲门。

所见：病变呈轻微凹陷，中央部分色调较深，提示密集血管，周围规则血管及结构形态尚规则，考虑高分化腺癌，为 0-IIc 型病变（图 9-33-5A~D）。

部位：胃角。

所见：结晶紫染色后，黏膜表面腺体结构规则，部分呈乳头样改变，分布均匀，有裂隙样改变（图 9-33-5E~H）。

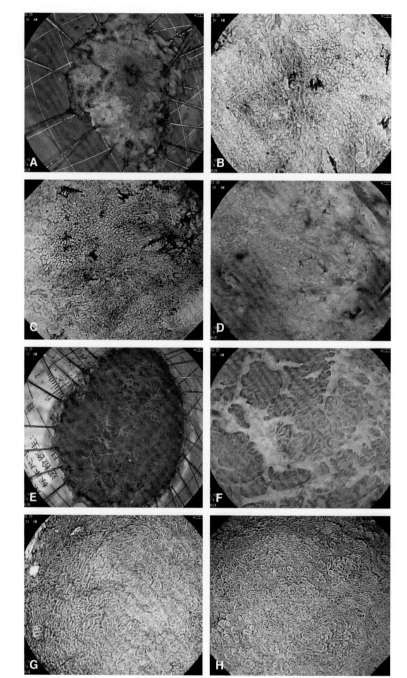

图 9-33-5　病例 33 的 2 处病变离体内镜下观察及结晶紫染色

病理报告:(胃窦)黏膜部分腺体低级别上皮内瘤变(绿色标记),基底及黏膜四周切缘未查见瘤组织,周围黏膜中度慢性炎症,中度急性活动,重度肠上皮化生,重度萎缩。

图 9-33-7A 为复原图,将黄色标记处切片逐步放大(图 9-33-7B~D),病变形态平坦,黏膜表面结构缺乏,可见少量乳头样的结构残留,这与内镜观察的表现一致。细胞核染色加深,但异型程度不高,极向存在,表面可见高低不平的结构改变,部分区域表面微结构缺失,因此在离体标本上着色不均匀。周围为重度萎缩背景。按 WHO 标准考虑腺瘤样改变或低级别上皮内瘤变,但其病理图像并不符合日本关于肠型腺瘤的界定,按日本标准可能会考虑诊断低异型度癌。

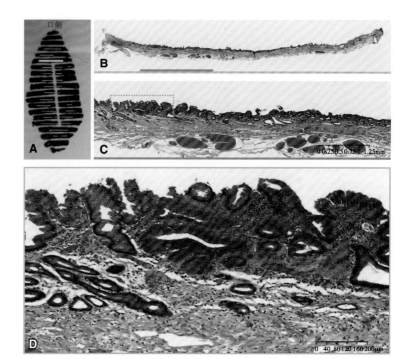

图 9-33-7　病例 33 的胃角病变术后病理

术后病理（图 9-33-6、图 9-33-7）

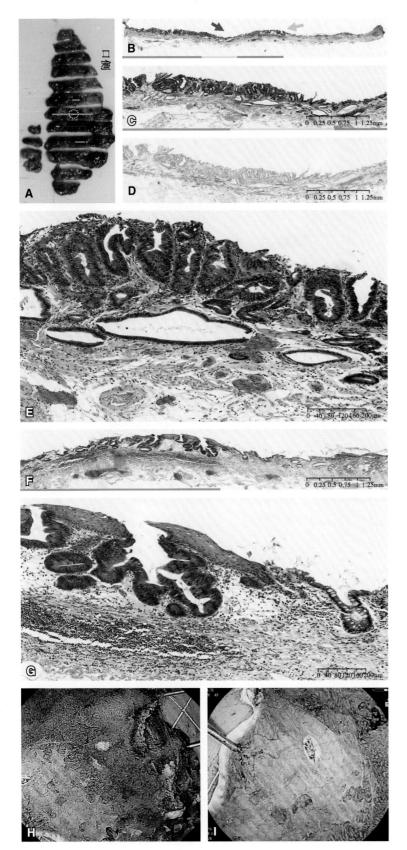

病理报告：(贲门)浅表型高分化腺癌(黄色虚线中的黄色线标记)，侵及黏膜肌层，局部腺体高级别上皮内瘤变(红色线标记)，局部腺体伴低级别上皮内瘤变(绿色线标记)，基底及黏膜四周切缘未查见癌组织；周围黏膜中度慢性炎症，中度急性活动，轻度肠上皮化生，中-重度萎缩；未见溃疡(图 9-33-6A)。病理分期：AJCC pT1aNx。

贲门病变病理复原图如图 9-33-6A 所示，取浸润最明确的组织条查看其病理图(图 9-33-6B)，可见肿瘤部位主要集中于组织条左侧，周围可见重度萎缩背景，分别取病变最深的部分(蓝箭头处，对应图 9-33-6C)和口侧边界处(绿箭头处，对应图 9-33-6F)进行放大观察。

将病变最深的部分(图 9-33-6C)放大(图 9-33-6E)可见黏膜表面细胞异型性强，极性消失，腺体扭曲，部分腺腔扩张明显。最深的腺体已浸润至黏膜肌层，免疫组化 Desmin 染色(图 9-33-6D)显示部分腺体已深达黏膜肌。肿瘤向黏膜下层浸润生长是与黏膜肌层"斗争"的过程，当肿瘤真正达到黏膜下层时，其周围可以观察到少许残留的黏膜肌层组织结构，在病变浸润深度判断中，需要在观察黏膜肌层完整程度的同时，注意腺体周围的情况或是否存在膨胀腺体，不能仅依赖具体测量数值。对于此例病变，考虑肿瘤尚未突破黏膜肌层，还属于 M3 型病变。

口侧边界处(图 9-33-6F)放大可见鳞状上皮下的肿瘤浸润(图 9-33-6G)，由于齿状线附近的炎症，常可出现鳞状上皮在修复的过程中爬行到柱状上皮之上，肿瘤在浸润时也常容易在鳞状上皮下潜行，在内镜下通常可以见到鳞状上皮底色的改变，局部可见鳞状上皮小缺损(图 9-33-6H、I)，但其内镜下范围与肿瘤并不完全一致。在涉及齿状线部分的切除时，需要留出足够的边界。

图 9-33-6　病例 33 的贲门病变术后病理

最后诊断

贲门病变:

性质判断: 癌☑ 非癌☐

分化程度: 分化型☑ 混合型☐ 未分化型☐

深度判断: 黏膜层☑ 黏膜下层☐

内镜治疗: 适合☑ 不适合☐

胃角病变:

性质判断: 癌☐ 非癌☑

分化程度: 分化型☐ 混合型☐ 未分化型☐

深度判断: 黏膜层☑ 黏膜下层☐

内镜治疗: 适合☑ 不适合☐

小结

1. 同时性病变的性质不一定是完全一致,由于癌变是逐渐进展的过程,尽管处于相似的环境内,但同时性病变还是可能处于不同的阶段,需要针对每个病例的具体情况进行分析,充分考虑病变的性质与深度。
2. 当患者胃黏膜整体为萎缩肠化的背景时,病变性质的诊断工作会相对困难,特别是要与地图样发红相鉴别。需要避免反复处理,否则会影响内镜下的判断,应强调对病变边界标准的判断,只有当病变范围局限且存在明确界限时才考虑处理。

病例 34

胃多发肿瘤性病变 *

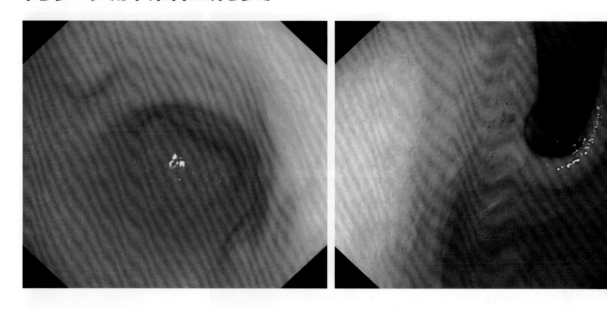

图9-34-1　胃多发肿瘤性病变

请初步判断

贲门后壁病变：

性质判断：癌□ 非癌□

分化程度：分化型□ 混合型□

　　　　　未分化型□

深度判断：黏膜层□ 黏膜下层□

内镜治疗：适合□ 不适合□

胃窦小弯病变：

性质判断：癌□ 非癌□

分化程度：分化型□ 混合型□

　　　　　未分化型□

深度判断：黏膜层□ 黏膜下层□

内镜治疗：适合□ 不适合□

胃窦后壁病变：

性质判断：癌□ 非癌□

分化程度：分化型□ 混合型□

　　　　　未分化型□

深度判断：黏膜层□ 黏膜下层□

内镜治疗：适合□ 不适合□

病史简介

男，71岁，主因"上腹部胀痛1年余"入院。患者1年前无明显诱因出现间断上腹部胀痛不适，无反酸，无恶心、呕吐，无黑便及便血等，曾于当地医院就诊，给予对症支持处理后症状较前缓解。为行进一步治疗前往我院门诊就诊，行电子胃镜检查提示："胃窦前壁及后壁可见2处直径约1.2cm及0.8cm的黏膜隆起，表面光滑，色泽正常，胃体下段大弯侧及中段小弯侧可见2处直径0.1~0.2cm的黄白色扁平黏膜微隆起，表面为颗粒感"。病理活检提示："(胃窦后壁)部分腺体至少为高级别上皮内瘤变;(胃窦前壁)黏膜重度慢性炎症、重度萎缩，部分腺体低级别上皮内瘤变"。腹部增强CT检查提示："胃充盈良好，胃窦息肉样病变，多考虑良性，请结合胃镜检查"。

---

* 病例编号 1301

贲门后壁 0-IIc 型病变(图 9-34-2)

部位:贲门后壁。

所见:正镜(图 9-34-2A)及倒镜(图 9-34-2B)观察可见浅表凹陷型 0-IIc 型改变,局部黏膜发红。

NBI 下色调变化更明显,呈退色性改变,边界清楚(图 9-34-2C)。靛胭脂染色表面凹陷变化更明显(图 9-34-2D),但本例病变因为位于贲门后壁,摄片时一直处于切线位,不容易显示得清楚,非放大胃镜提示分化型肿瘤。

近焦倒镜观察病变口侧(图 9-34-2E),正镜观察病变肛侧(图 9-34-2F)可见病变不规则表面微结构及血管形态。局部可见充血发红明显,考虑损伤后的修复性改变。

离体标本大体形态(图 9-34-2G)及口侧局部(图 9-34-2H)观察与体内观察类似,其中小弯侧 WOS 较为明显,影响微血管观察,这也可能是病变色泽呈退色性的原因。结晶紫染色显示病变前壁侧(图 9-34-2I)可见病变腺体微结构存在,分布密集而不规则,中央部发红区域(图 9-34-2J)黏膜结构略有聚集,考虑修复性改变。

因病变为浅表凹陷形态,整体表现柔软,没有发现明显的不规则隆起/凹陷,因而考虑病变位于黏膜层。

整体评价 - 贲门病变:
边界:存在☑ 不存在☐
MV:规则☐ 不规则☑ 消失☐
MS:规则☐ 不规则☑ 消失☐
性质:癌☑ 非癌☐ 不确定☐
分化:分化型☑ 混合型☐ 未分化型☐
深度:黏膜层☑ 黏膜下层☐

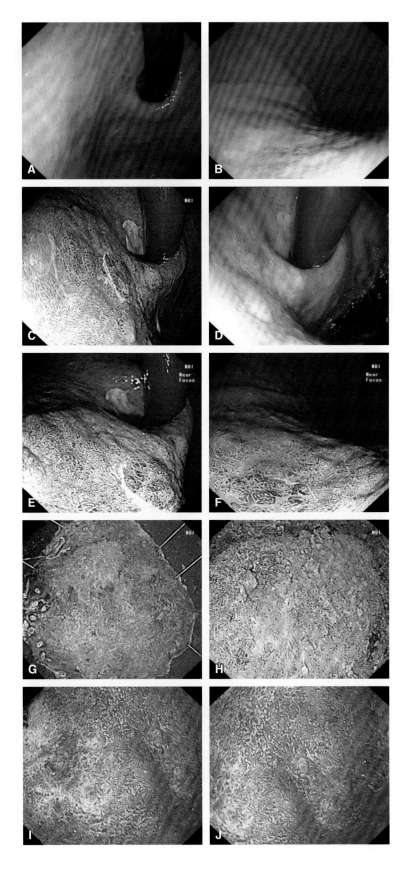

图 9-34-2 病例 34 的贲门 0-IIc 型病变内镜下表现

胃窦小弯 0-Ⅱa 型病变（图 9-34-3）

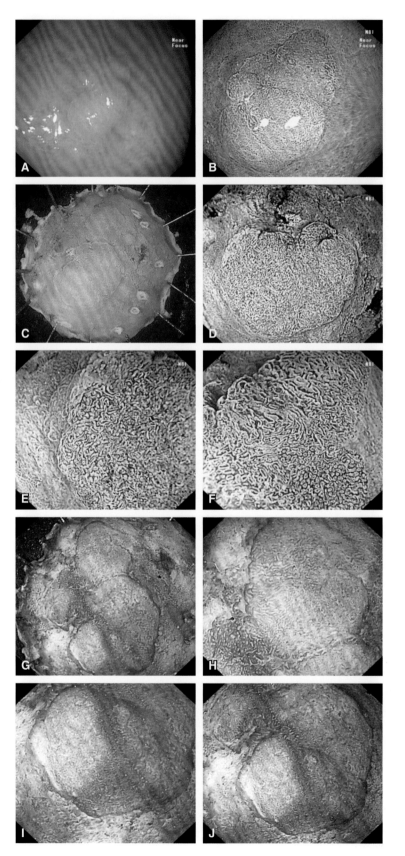

部位：胃窦小弯。

所见：可见平坦隆起型 0-Ⅱa 型改变等色调病变（图 9-34-3A），可见局部结节形成，NBI 下边界清晰，可见分布均匀的 WOS 存在（图 9-34-3B）。

离体标本（图 9-34-3C）进行局部放大观察可见病变中央部呈现小的针尖样密集腺管开口，近边缘部开口逐渐增大，呈短棒状，有分布均匀的 WOS 存在，中央部微血管可见的部分血管扩张，形态较均一（图 9-34-3D~F）。

结晶紫染色可见表面结构规则，中央部为类似于结肠腺瘤的 0-Ⅲs 型开口，周围可见类似于结肠的 0-ⅢL 型病变（图 9-34-3G~J），局部边界处深染区考虑活检损伤后修复性改变。整体考虑腺瘤样病变。

整体评价 - 胃窦小弯病变：

边界：存在☑ 不存在☐

MV：规则☑ 不规则☐ 消失☐

MS：规则☑ 不规则☐ 消失☐

性质：癌☐ 非癌☑ 不确定☐

分化：分化型☐ 混合型☐ 未分化型☐

深度：黏膜层☑ 黏膜下层☐

图 9-34-3　病例 34 的胃窦小弯病变内镜下表现

胃窦后壁 0-Ⅱb+Ⅱa 型病变(图 9-34-4)

部位:胃窦后壁。

所见:白光下可见平坦改变,近大弯侧部分隆起更为明显,呈 0-Ⅱa 型,但小弯侧在白光下边界不清(图 9-34-4A);NBI 下范围略较白光明显,可见色调改变(图 9-34-4B),NBI 下标记病变范围如图 9-34-4C 所示。

近焦观察大弯侧隆起部,考虑并不都是肿瘤的部分,边界线位于隆起高点处参差不齐,提示分化型肿瘤浸润造成的反应性隆起(图 9-34-4D)。

小弯侧平坦部延伸较为广泛,可见明确的边界线,微血管增生明显,腺体结构不清(图 9-34-4E)。靛胭脂染色见小弯侧边界不清晰(图 9-34-4F)。

切除病变如图 9-34-4G 所示,主体为平坦的 0-Ⅱb 型病变。可见局部 WOS 形成,放大可见黏膜微结构及血管不规则(图 9-34-4H),提示分化型肿瘤。

结晶紫染色放大观察隆起部可见不规则病变的边界线存在(图 9-34-4I),其近中央部结构呈现密集的、大小不等的不规则腺体分布(图 9-34-4J),考虑分化型肿瘤。因病变平坦,考虑黏膜层病变。

整体评价 - 胃窦后壁病变:

边界:存在☑ 不存在□

MV:规则□ 不规则☑ 消失□

MS:规则□ 不规则☑ 消失□

性质:癌☑ 非癌□ 不确定□

分化:分化型☑ 混合型□ 未分化型□

深度:黏膜层☑ 黏膜下层□

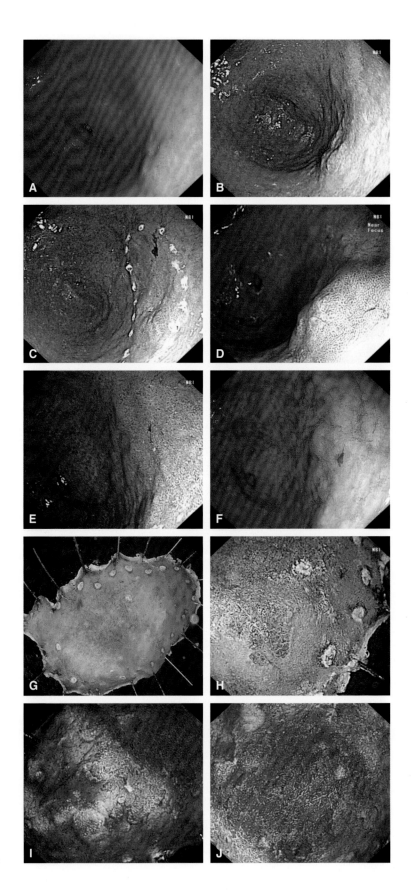

图 9-34-4 病例 34 的胃窦后壁病变内镜下表现

术后病理（图 9-34-5）

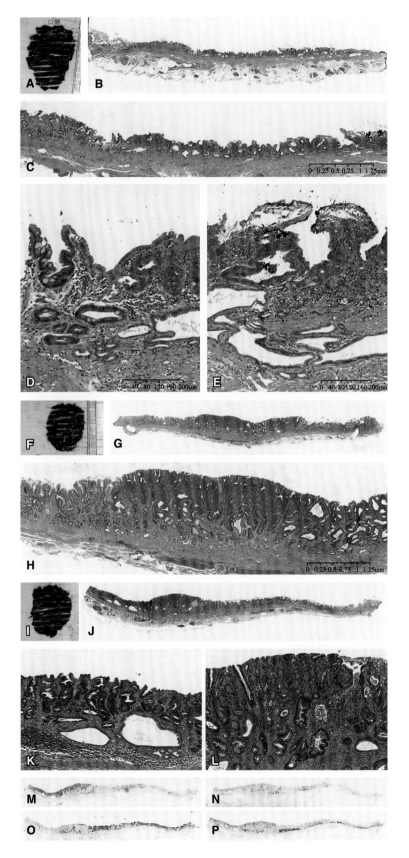

病理诊断:(贲门) 高 - 中 分 化 腺 癌 (高 > 中) (红色线标记,图 9-34-5A),侵及黏膜固有层,黏膜四周切缘及基底未查见瘤组织,周围黏膜慢性萎缩性炎伴局部肠上皮化生。贲门病变复原图(图 9-34-5A)提示肿瘤内存在非癌部分,考虑与体内观察发红区域相关,为损伤修复性改变。病变整体呈平坦的黏膜改变(图 9-34-5B),腺体表面结构呈现不规则的状态(图 9-34-5C),与非肿瘤组织边界清晰(图 9-34-5D),部分黏膜表面呈现乳头样改变(图 9-34-5E)。未见明确腺瘤样成分。

病理诊断:(胃窦小弯)管状腺瘤(绿色线标记,图 9-34-5F),黏膜四周切缘及基底未查见瘤组织,周围黏膜慢性萎缩性炎伴局部肠上皮化生。病变整体呈 0-IIa 型隆起改变(图 9-34-5G),腺体已经出现了扭曲、分支(图 9-34-5H),但细胞仍主要集中于基底层,基于 WHO 标准,考虑腺瘤诊断。

病理诊断:(胃窦后壁)黏膜局部腺体高级别上皮内瘤变(蓝色线标记,图 9-34-5I),局部高分化腺癌(红色线标记,图 9-34-5I),侵及黏膜固有层,黏膜四周切缘及基底未查见瘤组织,周围黏膜慢性萎缩性炎伴局部肠上皮化生。图 9-34-5J 组织条位于病变隆起侧;放大后,可见隆起左侧的平坦部腺体扭曲,细胞异型程度高(图 9-34-5K),符合分化型肿瘤改变;近隆起处病变与周围癌旁腺体重叠,体现了分化型肿瘤的浸润特点(图 9-34-5L)。免疫组化染色 CDX-2(图 9-34-5M)、MUC-2(图 9-34-5N)、MUC-5Ac(图 9-34-5O) 和 MUC-6(图 9-34-5P)符合肠型胃癌表现。

图 9-34-5 病例 34 的术后病理

最后诊断

贲门后壁病变:

性质判断: 癌☑ 非癌☐

分化程度: 分化型☑ 混合型☐ 未分化型☐

深度判断: 黏膜层☑ 黏膜下层☐

内镜治疗: 适合☑ 不适合☐

胃窦小弯病变:

性质判断: 癌☐ 非癌☑

分化程度: 分化型☐ 混合型☐ 未分化型☐

深度判断: 黏膜层☑ 黏膜下层☐

内镜治疗: 适合☑ 不适合☐

胃窦后壁病变:

性质判断: 癌☑ 非癌☐

分化程度: 分化型☑ 混合型☐ 未分化型☐

深度判断: 黏膜层☑ 黏膜下层☐

内镜治疗: 适合☑ 不适合☐

小结

1. 该患者同时并发多处病变,考虑为肿瘤发生、发展不同阶段的表现。胃窦小弯病变仍为腺瘤,但其他两处病变均已无法区分腺瘤成分,考虑早期胃癌在浸润的过程中已经将原腺瘤部分取代。这种类型的患者在术后出现异时性癌的可能性也比较大,需要谨慎随访。
2. 贲门后壁病变和胃窦后壁病变因色泽呈退色调或等色调改变,需要与腺瘤进行鉴别,考虑到病变虽然略呈退色改变,但表面结构和微血管具有不规则性,仍首先考虑分化型早期胃癌诊断。此鉴别对于处理方法的选择来说没有太大影响,可不需要过于纠结。

病例 35
贲门及胃角黏膜病变 *

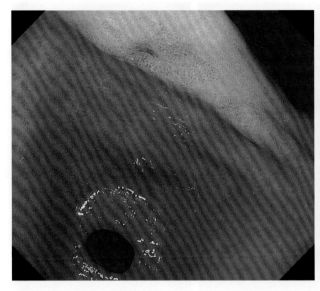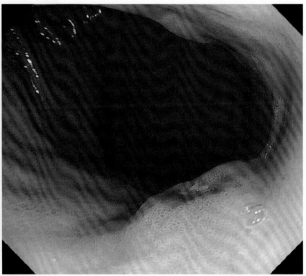

图9-35-1 贲门及胃角黏膜病变

请初步判断

贲门病变

性质判断：癌□ 非癌□

分化程度：分化型□ 混合型□ 未分化型□

深度判断：黏膜层□ 黏膜下层□

内镜治疗：适合□ 不适合□

胃角病变

性质判断：癌□ 非癌□

分化程度：分化型□ 混合型□ 未分化型□

深度判断：黏膜层□ 黏膜下层□

内镜治疗：适合□ 不适合□

病史简介

男,62 岁,主因"消瘦伴发现胃黏膜病变 1 个月余"入院。患者 1 个月前无明显诱因自觉体重下降(约 2kg),一般情况可,无反酸、纳差,无腹痛、腹泻,无黑便及便血等。遂前往当地医院,行电子胃镜检查提示:"贲门及胃角可疑黏膜病变";分别取活检后病理结果回报提示:"贲门黏膜慢性炎症;胃角黏膜上皮高级别上皮内瘤变"。外院全腹部增强 CT 检查提示:"肝脏多发囊肿,余未见明显异常"。为行进一步治疗前往我院。

---

* 病例编号 5638/5639

术前精查(图 9-35-2、图 9-35-3)

部位:背景黏膜。

所见:胃体大弯侧可见皱襞无明显水肿增粗,未见明确浑浊黏液附着(图 9-35-2A);窦体交界可见萎缩分界线(图 9-35-2B),胃窦可见黏膜萎缩(图 9-35-2C);反转镜身可见黏膜萎缩达贲门(图 9-35-2D)。根据内镜所见及相关病史,考虑为慢性萎缩性胃炎(O1~O2),HP非现症感染。虽然萎缩范围较大,但萎缩程度不重,肠化不明显。

部位:胃角。

所见:可见直径约 0.8cm 的黏膜浅凹陷,表面充血发红,与周围黏膜相比,病变黏膜血管透见性降低,边界尚清(图 9-35-2E);进一步放大观察可见病变边界尚清,局部腺体稍有增粗,有自发性出血(图 9-35-2F)。NBI 放大观察可见病变边界尚清,病变呈茶褐色改变(图 9-35-2G),表面腺体结构呈不规则袢状(ILL-2)改变(图 9-35-2H),综合内镜下所见,考虑为分化型肿瘤。

整体评价 - 胃角病变:

边界: 存在☑ 不存在☐
MV: 规则☐ 不规则☑ 消失☐
MS: 规则☐ 不规则☑ 消失☐
性质: 癌☑ 非癌☐ 不确定☐
分化: 分化型☑ 混合型☐ 未分化型☐
深度: 黏膜层☑ 黏膜下层☐

部位:贲门后壁。

所见:可见直径约 1.0cm 的黏膜微隆起,中央浅凹陷(0-IIa+IIc 型),凹陷处表面覆白苔(图 9-35-2I),进一步充气后可见中央凹陷明显,周围黏膜隆起型改变,大体类型不能除外深浸润可能(图 9-35-2J)。

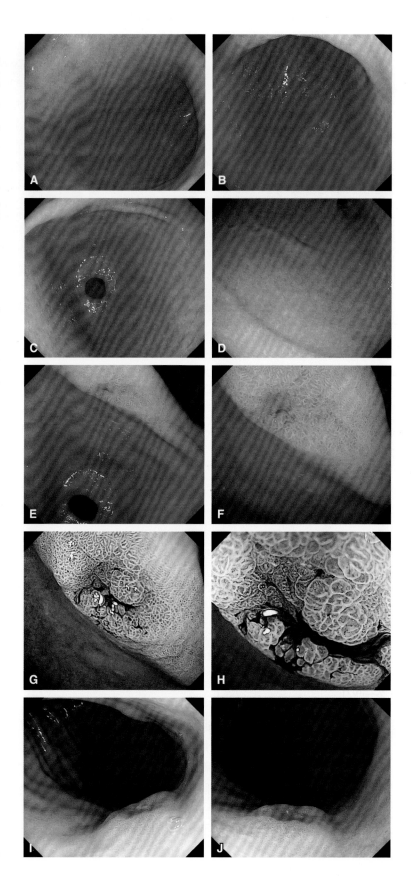

图 9-35-2 病例 35 的术前精查内镜下表现

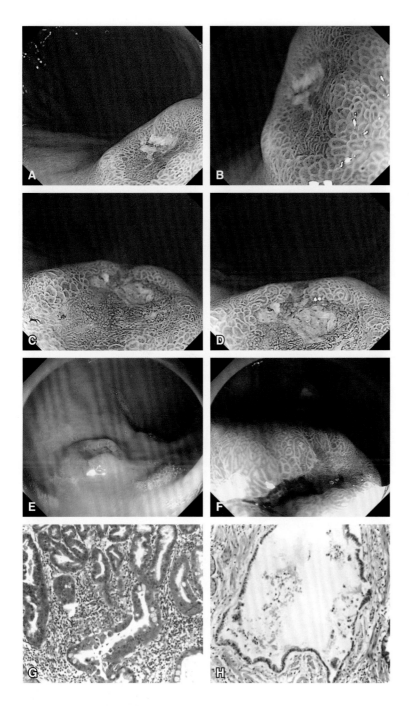

图 9-35-3　病例 35 的术前精查内镜下表现,以及既往类似病例的镜下表现和术后病理

贲门病变 NBI 下可见凹陷处黏膜呈茶褐色改变(图 9-35-3A),表面覆白苔;进一步放大观察,可见病变整体隆起,隆起边缘黏膜腺体的结构及排列尚规则,凹陷处黏膜与周围黏膜存在分界线(图 9-35-3B)。

凹陷处黏膜呈茶褐色改变,与周围黏膜腺体结构相比,病变边界清晰,表面腺体结构紊乱,可见网格状结构部分出现断裂、消失,不规则血管排列紊乱(图 9-35-3C);病变肛侧白苔反复冲洗后仍有部分残留,可见表面腺体结构紊乱,网格状结构断裂,血管不规则排列(图 9-35-3D)。结合大体形态及黏液表现,不除外有黏液腺癌成分的混合型肿瘤伴黏膜下深浸润可能。

整体评价 - 贲门病变:
边界:存在☑ 不存在☐
MV:规则☐ 不规则☑ 消失☐
MS:规则☐ 不规则☑ 消失☐
性质:癌☑ 非癌☐ 不确定☐
分化:分化型☐ 混合型☑ 未分化型☐
深度:黏膜层☐ 黏膜下层☑

图 9-35-3E~H 为我院既往曾收治的类似病例:贲门后壁直径约 1cm 黏膜隆起伴中央浅凹陷型病变(0-Ⅱa+Ⅱc 型)(图 9-35-3E),NBI 下观察凹陷处腺体结构似有改变(图 9-35-3F),最终术后病理回报提示:"胃体后壁胰腺异位,基底及黏膜四周切缘未查见病变组织,表面局部黏膜慢性炎症重度急性活动伴糜烂,部分腺体反应性异型,周围黏膜中度慢性萎缩性炎,轻度肠上皮化生"(图 9-35-3G、H)。

胃角病变内镜下诊断考虑为分化型肿瘤,病变符合内镜下治疗指征,可考虑内镜下切除。贲门后壁病变内镜下考虑混合型肿瘤伴黏膜下深浸润可能性大,已超出内镜下治疗范围,但考虑到既往例外病例的情况,以及患者外院活检病理仅提示"贲门黏膜慢性炎症",为获得准确病理结果,在完善相关术前检查,确认无明确手术禁忌,且获得患者充分知情同意后,对贲门后壁病变进行了诊断性内镜下切除治疗。

胃角病变术后病理（图 9-35-4）

病理诊断:(胃角)浅表型高 - 中分化腺癌(高 > 中分化;红色线标记,图 9-35-4C),侵及黏膜固有层,黏膜各切缘及基底部未查见癌组织,癌组织前沿未见"瘤芽";周围黏膜中度慢性炎症、重度肠上皮化生、重度萎缩。
病理分期:AJCC pT1aNx。

图 9-35-4A 为该病变体内病变标记图,图 9-35-4B 为离体标本全景,图 9-35-4C 为组织复原图,图 9-35-4D 为该病变所对应的第 11~18 号病理切片的 HE 染色低倍镜图像。其中 14 号切片对应图9-35-4A 中红色虚线,图 9-35-4E~H 为其逐步放大所见。

病变呈不连续分布,中央存在正常腺体结构区域(图 9-35-4E、F);病变左侧边界与周围正常组织分界清晰,呈高分化,另有少许中分化(图 9-35-4G);病变中央存在正常腺体结构(蓝色虚线内),其最右侧再次出现肿瘤性腺体,与周围正常腺体分界清晰,呈高分化(图 9-35-4H)。

结合内镜与病理结果对照,胃角浅表型高 - 中分化腺癌(高 > 中分化)诊断明确,内镜与病理结果一致,中央部可见正常腺体,考虑为病变不规则侵袭造成,因仅在此处出现"马赛克"样改变,故不考虑是除菌后胃癌。病变侵及黏膜固有层,黏膜各切缘及基底部未查见癌组织,符合内镜下治愈性切除标准。

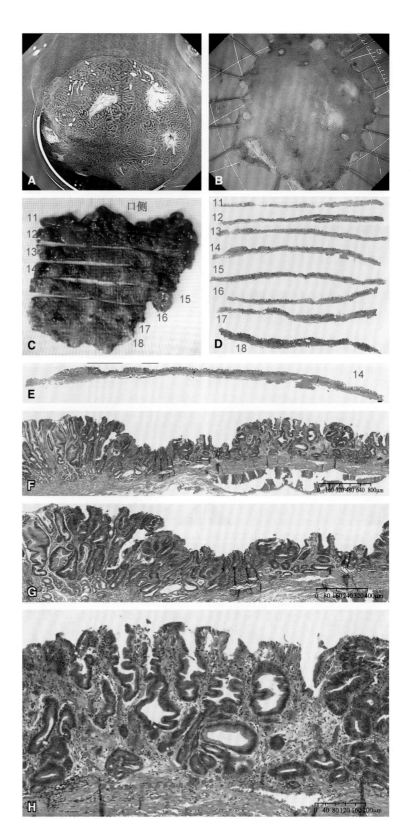

图 9-35-4　病例 35 的胃角病变术后病理

贲门病变术后病理（图 9-35-5）

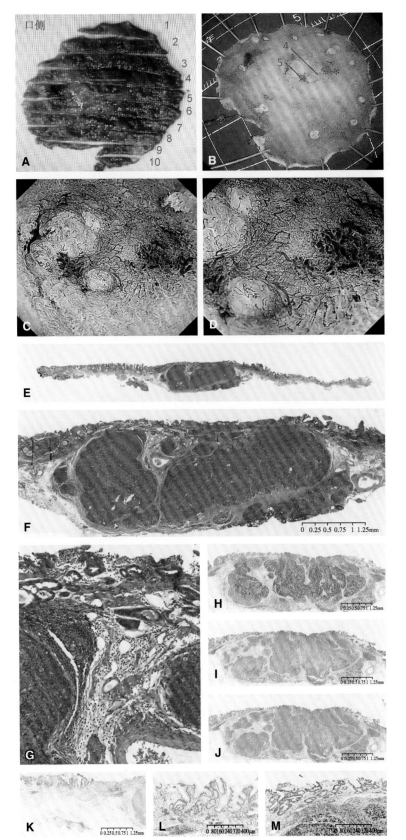

病理诊断:(贲门)浅表型混合性癌(中分化腺癌 20%+ 神经内分泌癌 80%;红色标记,图 9-35-5A、B),癌组织侵及黏膜肌层以下1 083.75μm,黏膜各切缘未查见癌组织,局部基底部查见癌组织(4 号切片);周围黏膜轻度慢性炎症,轻度肠上皮化生,中 - 重度萎缩。病理分期:AJCC pT1Nx。

免疫组化结果显示为腺癌:Her-2(-)、CD10(-)、CDX-2 局部(+)、NUC-2 局部(+)、MUC-5AC(-)、MUC-6(-);神经内分泌:AE1/AE3(+)、CD56 局部(+)、CgA(+)、Syn(+)、Ki67(+70%)、S-100 染色未提示神经侵犯、D2-40 和 CD34 染色未提示脉管侵犯。

肿瘤组织主要集中在隆起部的两条组织上(图 9-35-5A、B),对应体外标本的 NBI 图片可见不完整的网格状血管呈不规则排列(图 9-35-5C、D),符合中分化腺癌诊断。

病变近边缘可见大小不等的数个血管稀疏区(图 9-35-5C、D)在体内诊断时考虑黏液腺癌,在离体标本上不考虑黏液成分,而考虑特殊类型肿瘤,病理提示以神经内分泌癌为主(图 9-35-5E),在其上方表面黏膜可见腺体结构呈中分化改变,可对应内镜下所观察到不完整的网格状血管改变(图 9-35-5F、G)。

内镜下可见凹陷处近肛侧覆较薄白苔,反复冲洗后仍有部分白苔残留,在其下方似有黏膜下肿瘤存在(图 9-35-5B),离体标本放大观察可见病变呈白色不透明改变,表面存在粗大血管(图 9-35-5C、D)。免疫组化染色可见此部位是神经内分泌癌暴露在外面的区域,免疫组化结果:Ki67(+70%)、CgA(+)、Syn(+)(图 9-35-5H~J),考虑是中分化腺癌和神经内分泌癌的混合型肿瘤。神经内分泌癌表面覆盖的中分化成分 MUC5Ac(-)(图 9-35-5K)与周围黏膜(图 9-35-5L)相比,Ki-67 指数升高(图 9-35-5M),提示为上皮肿瘤而非神经内分泌癌造成的炎症。因中分化腺癌成分较少,且没有穿插交错,故无法排除碰撞癌的可能性。

结合内镜与病理结果对照,贲门后壁考虑诊断为浅表型混合性癌(中分化腺癌 20%+ 神经内分泌癌 80%),黏膜下浸润超过指征且局部基底部阳性,考虑给予非治愈性切除,故建议患者术后追加外科手术治疗。

图 9-35-5 病例 35 的贲门病变术后病理

最后诊断

胃角病变：

性质判断：癌☑ 非癌☐

分化程度：分化型☑ 混合型☐ 未分化型☐

深度判断：黏膜层☑ 黏膜下层☐

内镜治疗：适合☑ 不适合☐

贲门病变：

性质判断：癌☑ 非癌☐

分化程度：分化型☐ 混合型☑ 未分化型☐

深度判断：黏膜层☐ 黏膜下层☑

内镜治疗：适合☐ 不适合☑

小结

1. 患者存在多处病变，且性质差距较大，在检查过程中应认真仔细。当内镜下出现可疑病变时，应考虑靶向活检或定期复查，必要时应考虑诊断性内镜下切除，以获得准确的病理学结果。
2. 此例病变的病理诊断很容易考虑到混合型腺 - 神经内分泌癌（mixed adenoneuroendocrine carcinoma，MANEC），但因腺上皮成分过少而未作出相应诊断，但处理上应该比照 MANEC 进行。后续考虑有预后差、转移风险高[1]，尽管文献有仅进行内镜下切除的个案报道[2]，但通常建议追加外科切除。

参考文献

[1] KUBO K，KIMURA N，MABE K，et al. Synchronous triple gastric cancer incorporating mixed adenocarcinoma and neuroendocrine tumor completely resected with endoscopic submucosal dissection. Intern Med，2018，57（20）：2951-2955.

[2] YAMASAKI Y，NASU J，MIURA K，et al. Intramucosal gastric mixed adenoneuroendocrine carcinoma completely resected with endoscopic submucosal dissection. Intern Med，2015，54（8）：917-920.

病例 36
贲门大弯侧 0-Is+Ⅲ型病变 *

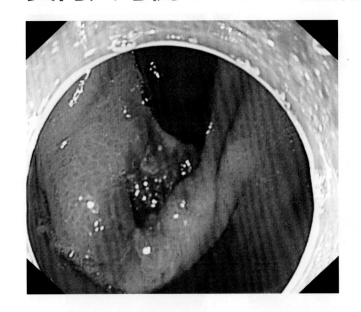

请初步判断

性质判断：癌□ 非癌□

分化程度：分化型□ 混合型□ 未分化型□

深度判断：黏膜层□ 黏膜下层□

内镜治疗：适合□ 不适合□

图 9-36-1　贲门大弯侧 0-Is+Ⅲ型病变

病史简介

女,54 岁,主因"上腹部不适 6 个月余,发现胃黏膜下肿瘤 10 余天"入院。患者 6 个月前无明显诱因出现上腹部不适,与进食无明显关系,伴反酸,无恶心、呕吐,无腹泻,无黑便及便血等。前往当地医院,行胃镜检查提示:"贲门息肉";腹部增强 CT 检查提示:"贲门胃底壁显著增厚,多考虑占位病变,不除外恶性可能"。

---

* 病例编号 0185

术中及术后内镜(图 9-36-2)

部位:贲门大弯侧。

所见:可见黏膜丘样隆起,中央处为深凹陷,周围黏膜充血水肿(图 9-36-2A)。抵近观察深凹陷中央可见污苔(图 9-36-2B),不能除外肿瘤性病变。因当时未进行 NBI 放大内镜检查,故考虑为黏膜下肿瘤合并溃疡,其更多见的是因黏膜下肿瘤瘤体增大造成的供血不足而形成,建议患者进行诊断性切除。但与常见黏膜下肿瘤伴发溃疡有所不同的是,该溃疡较深、不规则,故内镜切除时需要连带表面黏膜一同切除。图 9-36-2C 为暴露的黏膜下肿瘤瘤体,图 9-36-2D 为术后创面,图 9-36-2E 为被切除的瘤体,图 9-36-2F 为五年随访内镜结果。

整体评价:

边界:存在□ 不存在☑

MV:规则□ 不规则□ 消失□

MS:规则□ 不规则□ 消失□

性质:癌□ 非癌☑ 不确定□

分化:分化型□ 混合型□ 未分化型□

深度:黏膜层□ 黏膜下层☑

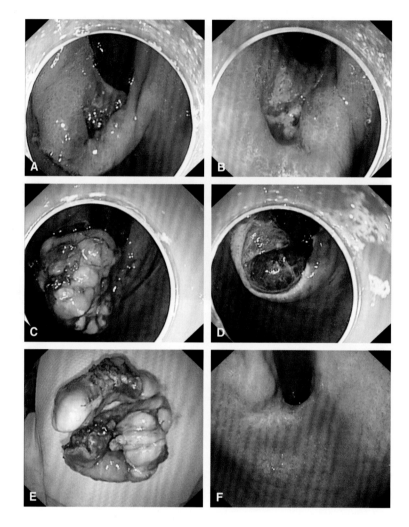

图 9-36-2 病例 36 的术中和术后内镜所见

术后病理（图 9-36-3）

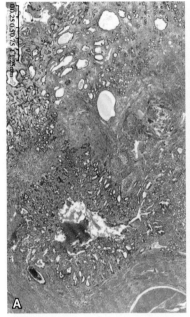
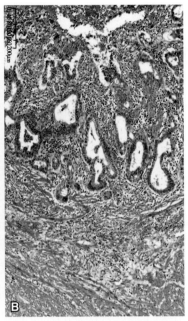

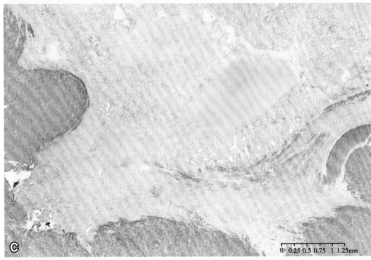

病理诊断:(贲门)高 - 中分化腺癌,局部侵及黏膜下层。黏膜下层另查见梭形细胞肿瘤,待免疫组化协助诊断。

免疫组化结果显示:梭形细胞 Actin(肌动蛋白)(+)、Desmin(+)、SMA(平滑肌)(+)、Vimentin(+)、CD117(-)、CD34(-)、DOG-1(-)、S-100(-)、Ki-67<1%,检测结果支持(贲门)平滑肌瘤。

腺癌成分显示:C-erbB-2(-)、EGFR(-)、Ki-67 约 40%。

图 9-36-3A 显示病变凹陷处黏膜改变,细胞异型度高,腺腔扭曲、分支,向下浸润至平滑肌瘤内,图 9-36-3B 为癌与平滑肌瘤交界处黏膜改变。

图 9-36-3C 为 Desmin 染色显示局部黏膜肌层走向,在凹陷右侧仍可见黏膜肌,但在左侧及中间黏膜肌层已经被完全破坏,难以评估浸润深度。因平滑肌瘤切除后局部未见固有肌层暴露,结合 Desmin 染色黏膜肌层的走向,考虑平滑肌瘤起源于黏膜下层,这种情况有可能对胃癌的浸润起到一定程度的抵抗作用。

术后建议患者追加外科手术,患者要求随访,五年内无复发,考虑治愈性切除。

图 9-36-3 病例 36 的术后病理及 Desmin 染色

最后诊断

性质判断：癌☑ 非癌☐

分化程度：分化型☑ 混合型☐ 未分化型☐

深度判断：黏膜层☐ 黏膜下层☑

内镜治疗：适合☐ 不适合☑

小结

1. 黏膜下肿瘤合并癌变者罕见，需要与黏膜下肿瘤伴溃疡相鉴别。后者容易发生在肿瘤表面，在大的黏膜下病变时，因血供受到影响容易发生；在炎症背景下，区分癌与非癌较为困难。但在本例病变中，考虑到溃疡深、边界不规则，需要警惕癌变的发生。

2. 在此类病变中，如果病变较大，建议切除部分表面黏膜，一方面便于暴露瘤体，另一方面在伴有癌的情况下，有机会完整切除。但对于治愈性切除的判断标准，因此类型病变较为罕见，目前还没有较多的临床数据。既往有异位胃黏膜合并早期胃癌的报道将这种情况归结为黏膜癌[1]，但此病例与文献报道的情况还有所区别，是否可与常规早期胃癌采用同样的标准来评估治愈性切除，目前还不明确。

参考文献

[1] HAGIWARA T,KAKUSHIMA N,IMAI K,et al. Early gastric cancer with spreading to heterotopic gastric glands in the submucosa:a case report and review of the literature. Clin J Gastroenterol，2014,7(2).123-128.

病例 37
贲门下前壁 0-Is 型病变 *

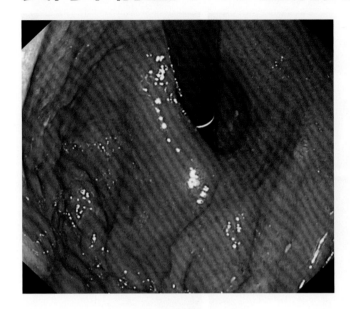

请初步判断

性质判断：癌□ 非癌□

分化程度：分化型□ 混合型□ 未分化型□

深度判断：黏膜层□ 黏膜下层□

内镜治疗：适合□ 不适合□

图 9-37-1 贲门下前壁 0-Is 型病变

病史简介

男,61 岁,主因"发现胃体黏膜病变 1 个月余,拟行内镜下治疗"入院。患者 1 个月前于我院就诊,常规行电子胃镜检查提示:"胃体上段前壁可见一大小约 0.2cm×0.4cm 的扁平隆起,表面黏膜光滑,血管纹理增多,取材质软,胃窦后壁可见一直径约 1.0cm 的隆起,表面光滑";内镜诊断考虑:"胃黏膜下病变,不除外神经内分泌瘤";病理活检提示:"胃体嗜酸性腺体异型增生,考虑壁细胞分化腺瘤性改变,至少为肿瘤性改变,建议结合内镜表现评估";超声内镜检查提示:"胃体上段前壁病变多位于黏膜下层,呈均匀低回声改变,考虑有黏膜下层胃肠道间质瘤或神经内分泌肿瘤的可能";腹部增强 CT 检查未见明显异常。

---

* 病例编号 1876

术前筛查及术中精查(图 9-37-2)

部位:贲门下方前壁。

所见:小片黏膜退色性改变,表面黏膜正常(图 9-37-2A、B),考虑位于黏膜层深部改变。胃内环境较污浊,可见明显的黏液附着,图 9-37-2B 可见明显的点状发红,考虑存在 HP 现症感染。白光(图 9-37-2C)及 NBI(图 9-37-2D)下观察病变周围黏膜可见红白相间明显,NBI 下更为显著,考虑有萎缩背景存在。

术中内镜精查近景(图 9-37-2E 和 F)可见病变呈 0-Is 浅隆起,表面无明显微结构改变,微血管明显,但不是肿瘤性扩张迂曲样改变,而是似乎被从黏膜深层顶出来的感觉,故考虑上皮内较深处的病变,首先考虑胃底腺型胃癌,需要与神经内分泌肿瘤相鉴别,但后者多为多发,且血管表现不如此病例明显,多仅有顶部的少许改变。肛侧局部瘢痕样改变考虑与活检有关。

水下近焦观察能更明显地显示出表面微结构的改变(图 9-37-2G),可见黏膜已经由胃底腺黏膜向幽门腺黏膜形态转变,提示萎缩肠化背景的可能性。

术前富士内镜下的白光、BLI 和 LCI(图 9-37-2H、I、J)同样显示出病变的色调与周围黏膜的差异。

此病变考虑为胃底腺型胃癌,该类癌起源较深而且容易向下蔓延,需注意其深度多可达黏膜下层;但考虑到此病变较平坦,仍判断为黏膜内病变。

整体评价:
边界: 存在☑ 不存在☐
MV: 规则☑ 不规则☐ 消失☐
MS: 规则☑ 不规则☐ 消失☐
性质: 癌☑ 非癌☐ 不确定☐
分化: 分化型☑ 混合型☐ 未分化型☐
深度: 黏膜层☑ 黏膜下层☐

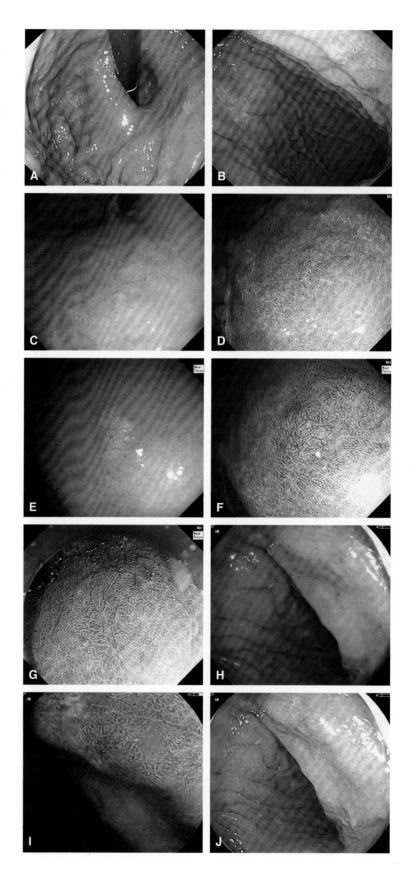

图 9-37-2 病例 37 的术前筛查及术中精查内镜下表现

术前活检及术后病理（图 9-37-3）

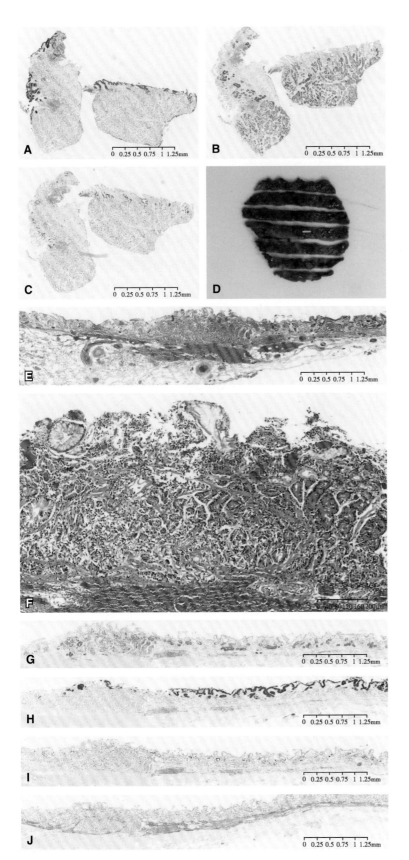

术前活检：（胃体）嗜酸性腺体异型增生，考虑壁细胞分化肿瘤性病变，至少为腺瘤性改变，建议结合内镜表现评估是否宜行 ESD。

活检标本可见黏膜层内嗜酸性腺体增生，免疫组化染色提示：MUC-5AC（-）、MUC-6（+）、Ki-67（散 在 +）（图 9-37-3A~C）。由于胃底腺病变属于低异型度肿瘤，因此活检判断较为困难，更多的是依靠对于腺体结构分支、扭曲的识别而与正常黏膜的鉴别。

术后病理诊断：（胃体）黏膜中度慢性炎症，轻度肠上皮化生，重度萎缩，局灶性腺体增生，结合前次活检标本，符合胃底腺腺瘤标准（绿色线标记，图 9-37-3D），口侧、肛侧切缘及基底部未查见瘤组织。

术后标本仅有一条组织显示原活检病变（图 9-37-3D），组织图可见病变呈丘样隆起，界限清楚、范围较小、周围黏膜萎缩（图 9-37-3E）。放大观察，与正常胃底腺相比，胞质嗜碱性，提示恶性可能。病理切片显示存在类似机械剪切破坏导致的细胞损伤，影响观察（图 9-37-3F）。

免 疫 组 化 染 色 提 示 MUC6（+）、MUC5AC（-）、Ki-67（散在 +）（图 9-37-3G~I）。Desmin 染色（图 9-37-3J）提示病变已经侵及黏膜肌层，以及存在侵袭性的生物学行为。

图 9-37-3 病例 37 的术前活检及术后病理表现

最后诊断

性质判断：癌☑ 非癌☐

分化程度：分化型☑ 混合型☐ 未分化型☐

深度判断：黏膜层☑ 黏膜下层☐

内镜治疗：适合☑ 不适合☐

小结

1. 胃底腺腺癌（日本）与胃底腺腺瘤（欧美地区）本质上相同，只是反映了不同病理科医生对于该病变的不同认识。该类病变生物学行为较为温和，侵袭性不显著。最新的病理分型将局限在黏膜层的病变划为腺瘤，浸润到黏膜下的病变称为腺癌。

2. 通常胃底腺腺瘤/癌发生在非萎缩性胃黏膜的背景上，本例病变发生在萎缩黏膜，有黏膜变薄，这可能也是其在较小的时候就呈现出略隆起形态的原因。

3. 通常胃底腺癌多出现在 HP 阴性的胃黏膜环境中，但这仅是指在胃底腺癌发生过程中，HP 并没有参与发病，两者并非互相排斥；本例病变出现于 HP 感染环境中，可能与我国 HP 感染率较高有关。

病例 38

残胃 0-IIc 型病变 *

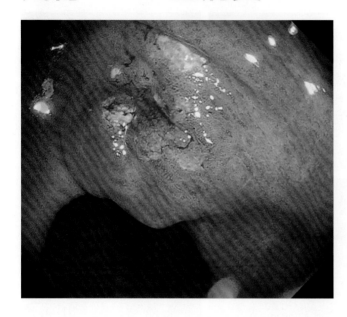

请初步判断

性质判断：癌□ 非癌□

分化程度：分化型□ 混合型□ 未分化型□

深度判断：黏膜层□ 黏膜下层□

内镜治疗：适合□ 不适合□

图 9-38-1　残胃 0-IIc 型病变

病史简介

男,60 岁,主因"贲门癌切除术后 7 年,发现残胃黏膜病变 7 个月余"入院。患者 2011 年因上腹部胀痛不适前往当地医院,行电子胃镜检查提示:"贲门癌",遂给予贲门癌胃大部切除术。术后病理提示:"贲门浸润型中分化腺癌,局部为黏液腺癌,癌组织浸润至黏膜下层,淋巴结未查见转移癌"。术后一般情况可,后给予 20 余次化疗(具体化疗方案、周期不详)。患者间断有反酸、烧心,偶有恶心、呕吐,呕吐物为胃内容物及黄色胆汁,无腹痛、腹泻,无黑便及便血等。2018-01-17 前往当地医院,复查电子胃镜提示:"残胃小弯侧可见直径约 1cm 的片状黏膜微隆起,表面覆白苔,水冲后可见渗血"。病理活检提示:"黏膜组织慢性炎症,局部腺上皮呈中 - 重度不典型增生,局部癌变"。后前往我院,复查胃镜提示:"距门齿 32cm 处可见食管胃吻合口,吻合口通畅,可见吻合钉;残胃小弯侧可见直径约 1.2cm 的片状黏膜微隆起,表面覆白苔,水冲后可见该处少量渗血,充血明显,NBI 观察病变边界清晰,表面结构紊乱消失,微血管结构紊乱,其余残胃黏膜未见明显异常"。内镜诊断考虑:"残胃癌"。胸腹部增强 CT 检查提示:"吻合口未见明显异常"。

---

* 病例编号 1849

术前精查（图 9-38-2）

部位：吻合口。

所见：贲门缺如，可见吻合口（图 9-38-2A），有吻合钉存在（图 9-38-2C），胃黏膜延伸至吻合口上方（图 9-38-2B），吻合口下方可见约 1cm 大小的局部白色覆苔区域（图 9-38-2C）。

近焦下观察贲门吻合口及上方胃黏膜延伸区域，见表面结构尚规则（图 9-38-2D），考虑良性改变；邻近鳞状上皮处可见血管增生，但没有明确棕色区域存在，考虑是胃食管反流造成的良性改变。

部位：病变周围背景黏膜。

所见：翻转观察胸腔胃，胃体上部呈萎缩变化，有黄色瘤存在（图 9-38-2E）。NBI放大背景黏膜显示结构规则，仍可见腺管开口，提示萎缩不明显（图 9-38-2F）。

部位：吻合口下方胃体下部。

所见：白色区域为苔（图 9-38-2G），冲洗后可见下方局部黏膜发红，有自发性出血（图 9-38-2H），NBI 下范围明确，约直径 1cm 大小，略呈 0-IIc 型改变。存在疑问的是边缘部可以看到明显增粗的血管（图 9-38-2I 蓝色虚线框和图 9-38-2J绿箭头处），因微结构和微血管都呈现不规则改变，边界线清晰，结合外院病理诊断，考虑为分化型早期胃癌。因病变大体呈非常浅表的 0-IIc 型改变，考虑仅局限于黏膜层病变。首先考虑异时性病变。

整体评价：

边界：存在☑ 不存在☐

MV：规则☐ 不规则☑ 消失☐

MS：规则☐ 不规则☑ 消失☐

性质：癌☐ 非癌☑ 不确定☐

分化：分化型☑ 混合型☐ 未分化型☐

深度：黏膜层☑ 黏膜下层☐

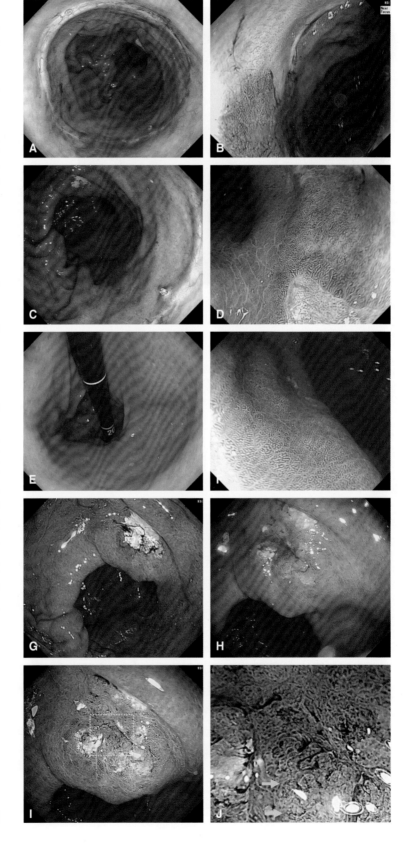

图 9-38-2　病例 38 的术前精查内镜下表现

术中精查（图 9-38-3）

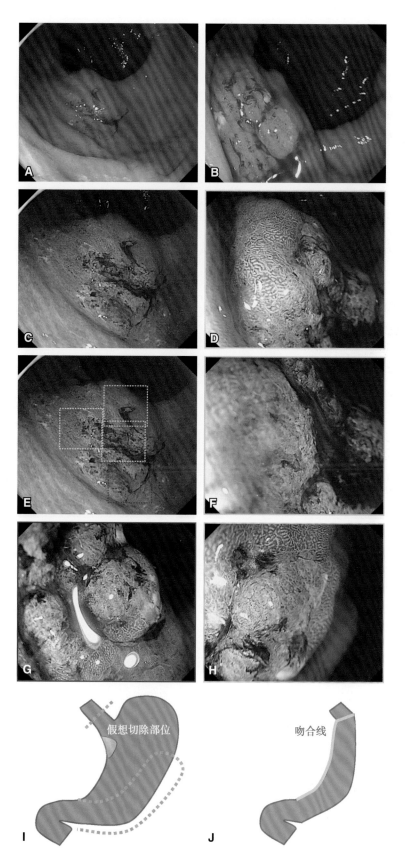

术中观察病变口侧可见吻合线（图9-38-3A），表明病变位于吻合线上，提示可能纤维化非常严重，但通过给气量的变化，病变柔软度尚可（图9-38-3B）。病变有明显的自发性出血（图9-38-3B~H）。

NBI放大观察病变全貌（图9-38-3C、E）及相应放大部位（图9-38-3D、F、G、H，相同颜色的框相对应），可见病变隆起部周边（图9-38-3D）MS及MV正常，需要警惕黏膜下浸润。

中央部位因出血难以观察（图9-38-3F），远端（图9-38-3H）可见病变中央隆起，MS缺失，MV呈树枝状改变，结合患者既往混合型胃癌病史，需要警惕低分化肿瘤。

因既往病理活检提示分化型肿瘤，尽管内镜检查高度怀疑是黏膜下深浸润的低分化癌，考虑到该病例为外科术后患者，二次手术困难，仍考虑行诊断性切除；但如果病变来自吻合口附近，由示意图可见，外科在切除贲门时小弯侧吻合是全层对缝（图9-38-3I、J），这部分结构在术后层次不清，治愈性切除的机会渺茫。

假想切除部位

吻合线

图 9-38-3　病例 38 的术中精查所见及吻合线示意图

ESD 操作(图 9-38-4)

Dual 刀标记病变范围(图 9-38-4A),黏膜下注射隆起困难,抬举不良,环周切开后,可见黏膜下层粘连显著,剥离困难(图 9-38-4B)。此外,该患者插管麻醉后,术中充气扩张胃腔困难,考虑为贲门切除后括约肌功能丧失所致。更换术中用气为空气、使用食管套管及环状软骨压迫[1]等多种方法联合使用后,略有改善。

由于病变纤维化严重,注射隆起不佳。采用钛夹联合圈套器对病变进行牵引(图 9-38-4C),可以较好地看到黏膜下显著纤维化的组织(图 9-38-4D),剥离过程中可以看到吻合钉的存在(图 9-38-4E),与术前预计病变位于吻合线上的判断一致。剥离大部分病变后,进行圈套器圈套切除(图 9-38-4F)。标本中央破裂(图 9-38-5A),剥离病变大小为 5.5cm×3.5cm。

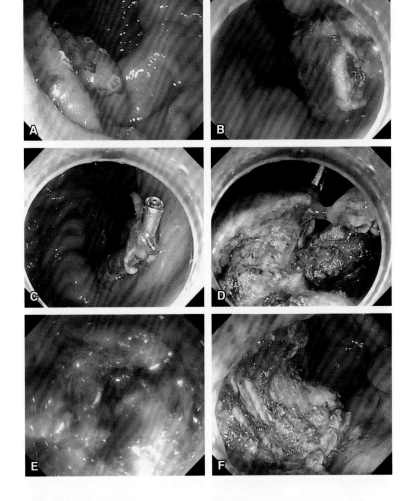

图 9-38-4　病例 38 的 ESD 切除过程

术后病理（图 9-38-5）

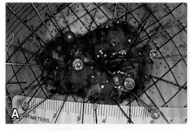
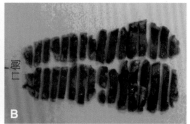

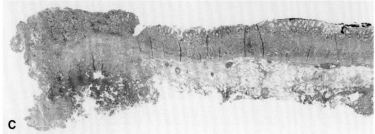

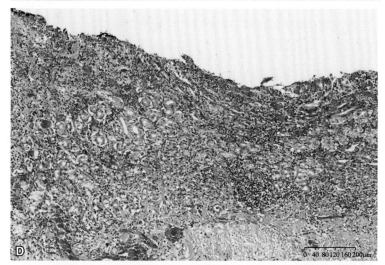

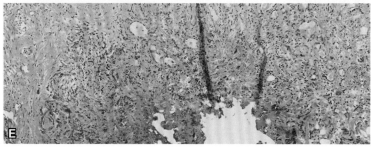

病理报告:(残胃)中 - 低分化腺癌(中分化 >
低分化,图 9-38-5B),侵及黏膜下层,切缘及
基底查见癌组织;黏膜中度慢性炎症,中度
急性活动;局部中度肠上皮化生,中 - 重度萎
缩;局部可见肉芽组织。
病理分期:AJCC pT1bNx。

免疫组化结果:CK(AE1/AE3)(+)提示上
皮细胞来源 ,Ki-67 提示低增殖指数。

注:本例组织结构欠佳,挤压较严重,观察受
限,癌组织侵及黏膜肌层以下 1 365.40μm。

离体标本(图 9-38-5A)和病理复原图
(图 9-38-5B)可见病变范围非常局限。唯
一可见肿瘤的位置如图 9-38-5C 所示,病变
中央处可见组织切缘处有烧灼的痕迹,但是
表面腺体结构正常,有非常严重的炎症及血
管增生,也许可解释内镜下为何有黏膜表面
的改变(图 9-38-5D)。病变主要位于黏膜
下方,癌组织主要为中 - 低分化,从下方向上
侵袭性生长,浸润至黏膜下较深处(图 9-38-
5E)。Ki-67 染色显示肿瘤组织增生不旺盛
(图 9-38-5F)。角蛋白(CK 染色)显示癌细
胞位置,侵犯深度较深(图 9-38-5G)。免疫
组化染色在基底部阴性可能是由于切除边
缘组织烧灼影响了组化着色。

图 9-38-5 病例 38 的离体标本及术后病理,病理提
示残留肿瘤复发

最后诊断

性质判断：癌☑ 非癌☐
分化程度：分化型☐ 混合型☑ 未分化型☐
深度判断：黏膜层☐ 黏膜下层☑
内镜治疗：适合☐ 不适合☑

小结

1. 残胃癌的 ESD 操作非常困难，经常有显著纤维化的存在，解决的主要策略是采用合适的牵引手段及前向切开的针型刀（如 Dual 刀）沿假想线进行切割，注意留出足够的边界，以便界定剥离层面。
2. 对于贲门癌患者，一般建议行全胃切除，因近端胃切除后会存在较重的术后反流，并且容易忽略多灶性病变，进而造成术后复发。
3. 由于二次外科手术较为困难，对于残胃再发癌的内镜切除指征可适当放宽，但若术后病理提示有高风险因素，则应与患者进行充分解释、沟通，考虑追加手术。

参考文献

[1] TOYONAGA H，MORITA S，INOKUMA T，et al. Cricoid pressure to prevent gastric deflation during esophagogastroduodenoscopy. VideoGIE，2018，3（3）：102-105.

若此病例考虑为异时性病变,则病变应主要位于黏膜表面,但此病例中肿瘤组织多位于黏膜下层,因此推测可能是同时性病变,在患者行贲门癌切除术时就已存在,经手术吻合后被埋入黏膜下。该病变范围较小,且与之前贲门病变存在一定距离,并且患者术后又进行了多次化疗,这些都造成了肿瘤组织增殖不活跃、进展较慢,但其对表面的黏膜仍有刺激作用,因而在黏膜面产生了炎性反应,促使自身在镜下被发现。

以上情况均对病变的发现、发展的准确判断造成了一定困扰,经综合判断我们认为该病变为残留后的复发,而非新发病变。

图 9-38-5(续)

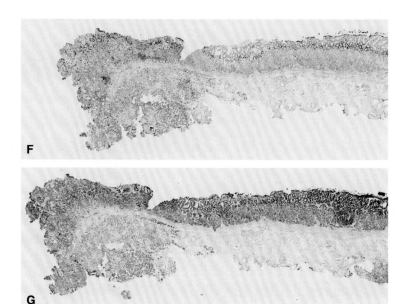

附录

病例速查思维导图

Tub. 管状腺瘤;LGA. 低级别腺瘤;Sig. 印戒细胞癌;IFP. 炎性纤维性息肉;m. 黏膜层;sm. 黏膜下层;antrum. 胃窦;cardia. 贲门;angulus. 胃角;body. 胃体;WOS. 白色不透光物质;WGA. 白色球样物;SMT. 黏膜下肿瘤;MANEC. 混合型腺 - 神经内分泌癌;HP. 幽门螺杆菌。

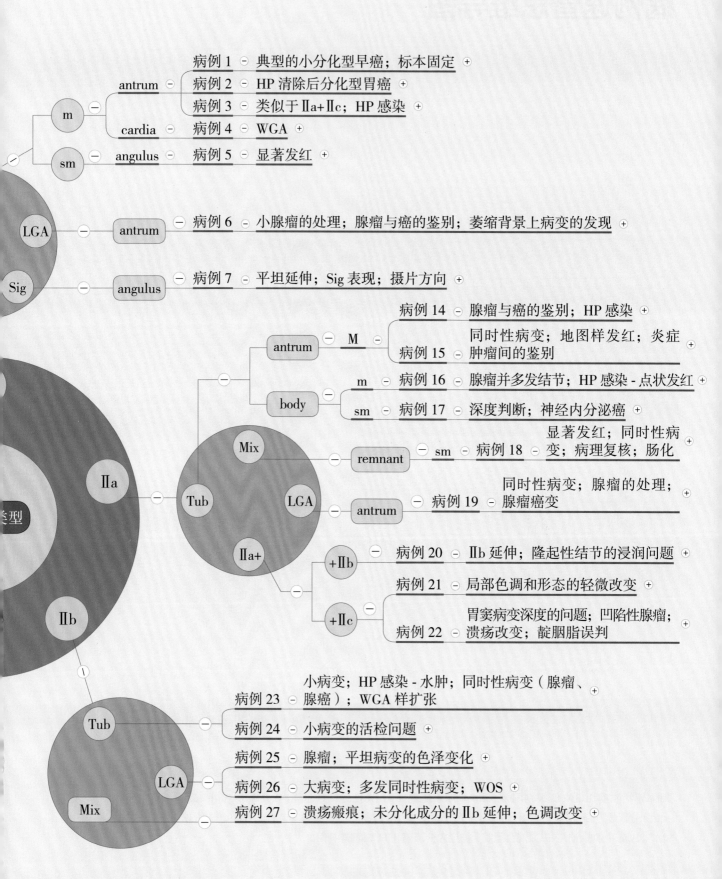

病例 1 － 典型的小分化型早癌；标本固定 ＋

antrum － 病例 2 － HP 清除后分化型胃癌 ＋

病例 3 － 类似于 Ⅱa+Ⅱc；HP 感染 ＋

m － cardia － 病例 4 － WGA ＋

sm － angulus － 病例 5 － 显著发红 ＋

LGA － antrum － 病例 6 － 小腺瘤的处理；腺瘤与癌的鉴别；萎缩背景上病变的发现 ＋

Sig － angulus － 病例 7 － 平坦延伸；Sig 表现；摄片方向 ＋

病例 14 － 腺瘤与癌的鉴别；HP 感染 ＋

antrum － M － 病例 15 － 同时性病变；地图样发红；炎症肿瘤间的鉴别 ＋

body － m － 病例 16 － 腺瘤并多发结节；HP 感染 - 点状发红 ＋

sm － 病例 17 － 深度判断；神经内分泌癌 ＋

Mix

Tub － remnant － sm － 病例 18 － 显著发红；同时性病变；病理复核；肠化 ＋

Ⅱa － LGA － antrum － 病例 19 － 同时性病变；腺瘤的处理；腺瘤癌变 ＋

Ⅱa+ － +Ⅱb － 病例 20 － Ⅱb 延伸；隆起性结节的浸润问题 ＋

病例 21 － 局部色调和形态的轻微改变 ＋

+Ⅱc － 病例 22 － 胃窦病变深度的问题；凹陷性腺瘤；溃疡改变；靛胭脂误判 ＋

Ⅱb

病例 23 － 小病变；HP 感染 - 水肿；同时性病变（腺瘤、腺癌）；WGA 样扩张 ＋

Tub － 病例 24 － 小病变的活检问题 ＋

病例 25 － 腺瘤；平坦病变的色泽变化 ＋

LGA － 病例 26 － 大病变；多发同时性病变；WOS ＋

Mix － 病例 27 － 溃疡瘢痕；未分化成分的 Ⅱb 延伸；色调改变 ＋

附录
病例速查思维导图

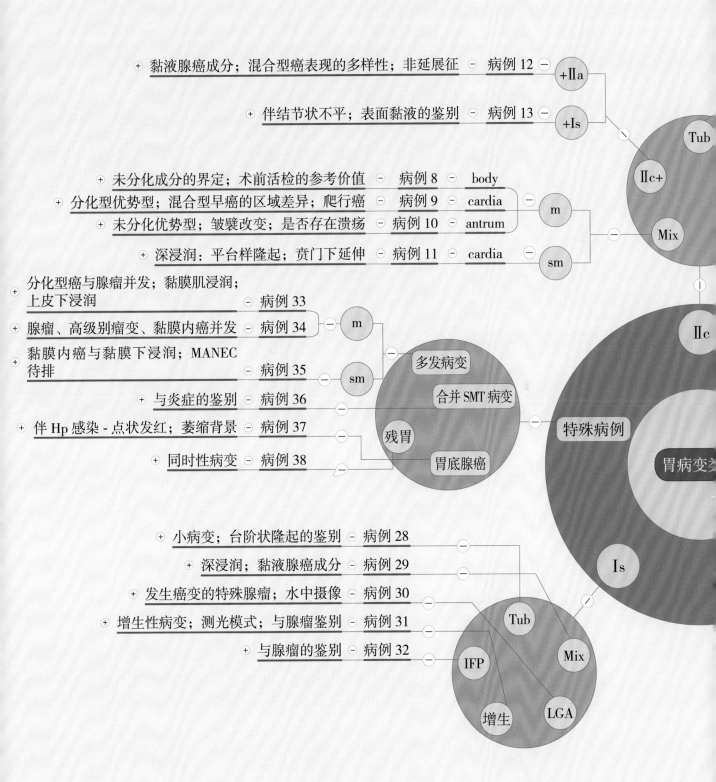

⊕ 黏液腺癌成分；混合型癌表现的多样性；非延展征 ⊖ 病例 12 ⊖ +IIa

⊕ 伴结节状不平；表面黏液的鉴别 ⊖ 病例 13 ⊖ +Is

⊕ 未分化成分的界定；术前活检的参考价值 ⊖ 病例 8 ⊖ body
⊕ 分化型优势型；混合型早癌的区域差异；爬行癌 ⊖ 病例 9 ⊖ cardia ⊖ m
⊕ 未分化优势型；皱襞改变；是否存在溃疡 ⊖ 病例 10 ⊖ antrum
⊕ 深浸润；平台样隆起；贲门下延伸 ⊖ 病例 11 ⊖ cardia ⊖ sm

⊕ 分化型癌与腺瘤并发；黏膜肌浸润；上皮下浸润 ⊖ 病例 33
⊕ 腺瘤、高级别瘤变、黏膜内癌并发 ⊖ 病例 34 ⊖ m
⊕ 黏膜内癌与黏膜下浸润；MANEC 待排 ⊖ 病例 35 ⊖ sm
⊕ 与炎症的鉴别 ⊖ 病例 36
⊕ 伴 Hp 感染 - 点状发红；萎缩背景 ⊖ 病例 37
⊕ 同时性病变 ⊖ 病例 38

多发病变
合并 SMT 病变
残胃
胃底腺癌

Tub
IIc+
Mix
m
sm
Mix

IIc

特殊病例

胃病变类

Is

⊕ 小病变；台阶状隆起的鉴别 ⊖ 病例 28
⊕ 深浸润；黏液腺癌成分 ⊖ 病例 29
⊕ 发生癌变的特殊腺瘤；水中摄像 ⊖ 病例 30
⊕ 增生性病变；测光模式；与腺瘤鉴别 ⊖ 病例 31
⊕ 与腺瘤的鉴别 ⊖ 病例 32

Tub
IFP
Mix
增生
LGA

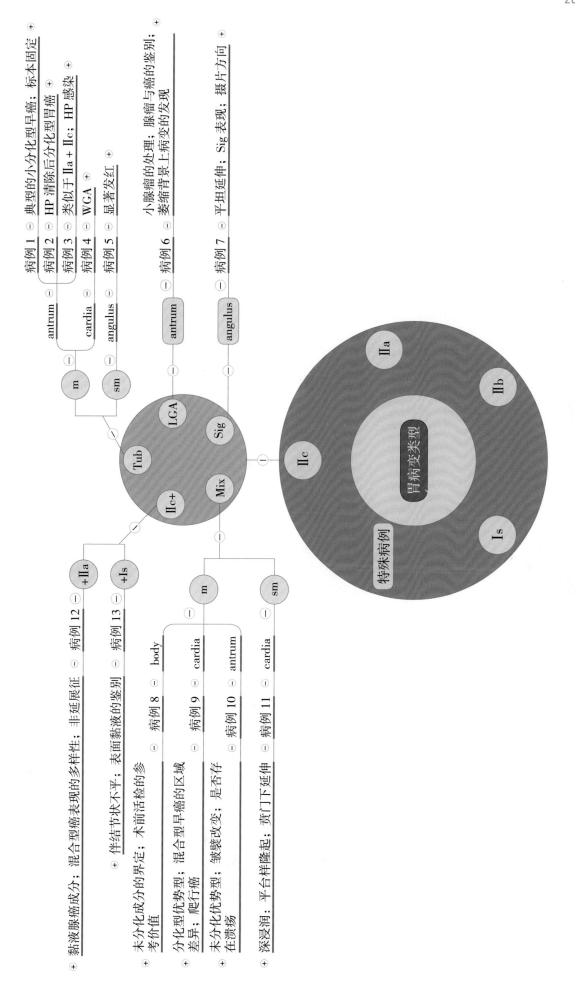

病例 1 ⊖ 典型的小分化型早癌；标本固定 ⊕

antrum ⊖ 病例 2 ⊖ HP 清除后分化型胃癌 ⊕

cardia ⊖ 病例 3 ⊖ 类似于 IIa + IIc；HP 感染 ⊕

m ⊖ 病例 4 ⊖ WGA ⊕

sm ⊖ angulus ⊖ 病例 5 ⊖ 显著发红 ⊕

Tub / LGA / IIc+ / Mix / Sig — ⊖

antrum ⊖ 病例 6 ⊖ 小腺瘤的处理；腺瘤与癌的鉴别；萎缩背景上病变的发现

angulus ⊖ 病例 7 ⊖ 平坦延伸；Sig 表现；摄片方向 ⊖

胃病变类型 — 特殊病例
IIa / IIb / IIc / Is

黏液腺癌成分；混合型癌表现的多样性；非延展征 ⊕ +IIa ⊖ 病例 12 ⊖
未分化成分的界定；表面黏液的鉴别 ⊕ +Is ⊖ 病例 13 ⊖

伴结节状不平；术前活检的参考价值 ⊕ body ⊖ 病例 8 ⊖
分化型优势型；混合型早癌的区域差异；爬行癌 ⊕ cardia ⊖ 病例 9 ⊖
未分化优势型；皱襞改变；是否存在溃疡 ⊕ antrum ⊖ 病例 10 ⊖
深浸润；平台样隆起；贲门下延伸 ⊕ cardia ⊖ 病例 11 ⊖

m ⊖
sm ⊖

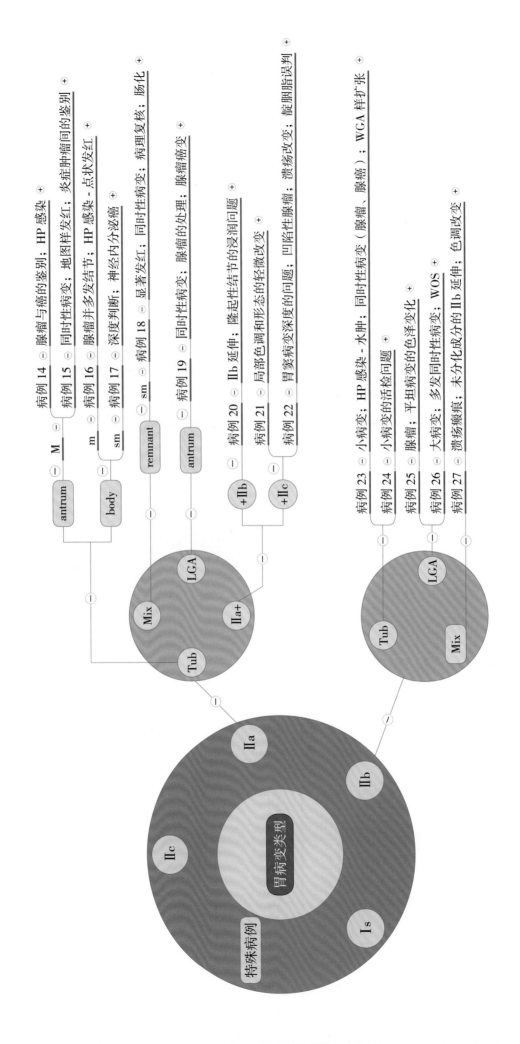

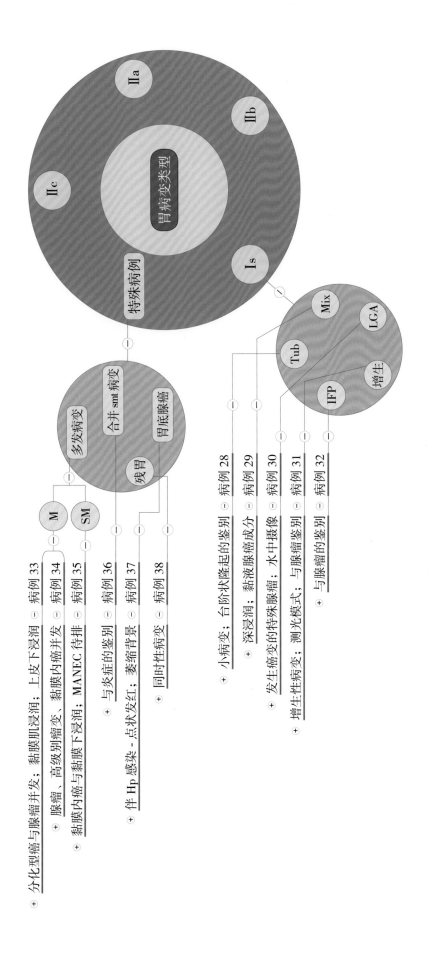

胃病变类型

特殊病例

IIa
IIb
IIc
Is

多发病变
合并 smt 病变
胃底腺癌
残胃

M
SM

Mix
LGA
Tub
IFP
增生

分化型癌与腺瘤并发；黏膜肌浸润；上皮下浸润 ⊙ 病例 33 ⊕

腺瘤，高级别瘤变，黏膜内癌并发 ⊙ 病例 34 ⊕

黏膜内癌与黏膜下浸润；MANEC 待排 ⊙ 病例 35 ⊕

与炎症的鉴别 ⊙ 病例 36 ⊕

伴 Hp 感染 - 点状发红；萎缩背景 ⊙ 病例 37 ⊕

同时性病变 ⊙ 病例 38 ⊕

小病变；台阶状隆起的鉴别 ⊙ 病例 28 ⊕

深浸润；黏液腺癌成分 ⊙ 病例 29 ⊕

发生癌变的特殊腺瘤；水中摄像 ⊙ 病例 30 ⊕

增生性病变；测光模式；与腺瘤鉴别 ⊙ 病例 31 ⊕

与腺瘤的鉴别 ⊙ 病例 32 ⊕